FAKTASTISCH

LIEBE

IMPRESSUM

LIEBE. Warum der Bart beim Sex schneller wächst.
Und weitere spannende Fakten und ihre Hintergründe.

FSC www.fsc.org MIX Papier aus verantwortungsvollen Quellen FSC® C106632

Weyerstr. 88-90
50676 Köln

Layout & Design: Kathrin Schüler
Satz: Annette Süß
Lektorat: Katrin Höller (writehouse)
Projektleitung: Sarah Völker
Redaktion: Angela Heider-Willms, Katrin Höller, Andrea Mesch, Holger Möhlmann, Nadja Sadeghin, Kristina Scherer, Christiane Steinwascher, Kerstin Thürnau

Gesamtherstellung: Community Editions GmbH

ISBN 978-3-96096-004-1

Printed in Poland

www.community-editions.de

Faktastisch® ist eine eingetragene Marke beim Deutschen Patent- und Markenamt

FAKTASTISCH

LIEBE

WARUM DER BART BEIM SEX SCHNELLER WÄCHST

Community EDITIONS

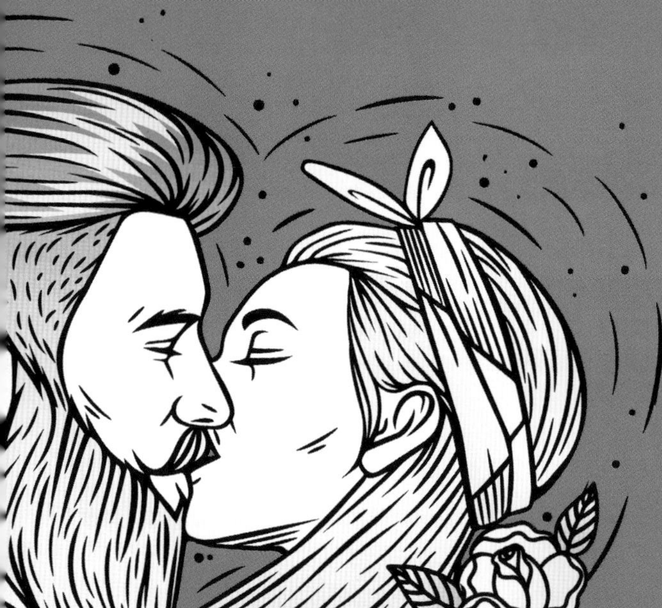

INHALT

Vielen Dank, dass du dir dieses Buch gekauft hast! Es ist Teil unserer Wissensreihe und du bekommst nicht nur Fakten rund um das Thema Liebe, sondern auch eine genaue Erklärung mit Quellenhinweisen, die du am Ende des Buches finden kannst.

Wenn dich ein Fakt besonders interessiert hat, dann kannst du ihn gerne als Foto oder Text mit deinen Freunden unter dem Hashtag #FaktastischBuch teilen und unsere Wissensreihe weiterempfehlen.

Und jetzt ganz viel Spaß!

Euer Faktastisch-Team

DEINE AUGENFARBE PASST SUPER ZU MEINER BETTWÄSCHE!

FLIRTEN

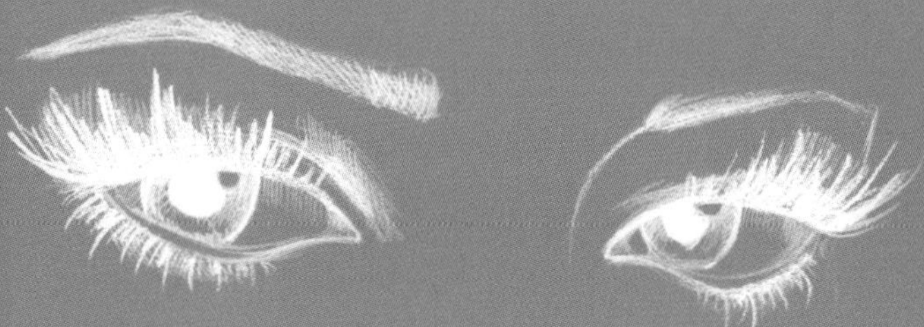

Warum gefallen mir manche Menschen auf Anhieb besser als andere? Wie bringe ich das Objekt meiner Begierde dazu, mich auch interessant zu finden? Und was muss ich beim Online-Dating beachten? Antworten auf diese und viele andere Fragen gibt dir dieses Kapitel.

BEIM FLIRTEN STEIGERT DAS RICHTIGE MASS AN EMOTIONALER DISTANZ DIE ATTRAKTIVITÄT.

Es ist eine alte Erkenntnis: Gerade das, was wir nicht einschätzen können, beschäftigt uns am meisten. Und das gilt auch, wenn es um das Kennenlernen möglicher Partner geht. Eine Studie der University of Virginia in Charlottesville ergab: Wer sein Gegenüber beim ersten Date über die eigenen Gefühle im Unklaren lässt, macht sich interessanter als jemand, der seine Emotionen klar zum Ausdruck bringt. Den 47 Studentinnen, die an dem Experiment in Charlottesville teilnahmen, wurde mitgeteilt, männliche Studenten hätten den Forschern gegenüber Angaben zur Attraktivität der jungen Damen gemacht. Einigen Teilnehmerinnen wurde gesagt, die Männer hätten sie sehr anziehend gefunden. Eine zweite Gruppe erhielt die Auskunft, sie habe eher mittelmäßig abgeschnitten. Den restlichen Studentinnen wurde verschwiegen, ob die Männer sie (angeblich) attraktiv gefunden hatten oder nicht. Bei der nun folgenden Frage, ob die Studentinnen sich eventuell mit einem der Männer verabreden würden, entschieden sich überdurchschnittlich viele Teilnehmerinnen aus der letzten Gruppe für ein Treffen – eben weil die fehlende Information sie besonders neugierig machte.

FRAUEN SOLLTEN ROT TRAGEN, WENN SIE EINEN MANN VERFÜHREN WOLLEN.

Rot ist eine Farbe mit hohem optischem Reizpotenzial, die im wahrsten Sinne des Wortes „ins Auge springt". Sie dient als Warnfarbe im Straßenverkehr, doch auch auf dem Gebiet der Erotik kommt dem aggressiven Rot eine wichtige Rolle zu: Für unser Unterbewusstsein ist diese Farbe gleichbedeutend mit der Bereitschaft zum Sex. An manchen Orten wird das offensichtlich – nicht umsonst heißen Stadtteile, in denen sexuelle Dienstleistungen angeboten werden, auch „Rotlichtviertel". Will also eine Frau einen Mann verführen, so sollte sie sich in eine „Lady in Red" verwandeln, wie Chris de Burgh sie einst besungen hat. Über die Reaktion ihrer Geschlechtsgenossinnen sollte sie sich dann aber nicht wundern, denn viele Frauen sehen rot, wenn andere Frauen Rot tragen. Im Verlauf einer Studie der Universität Rochester wurden Probandinnen Bilder von Frauen vorgelegt, die in unterschiedlichen Farben gekleidet waren. Das Ergebnis: Frauen in Rot wurden nicht nur als besonders sexuell interessiert eingeschätzt, sondern die Teilnehmerinnen würden eine Frau in roten Kleidern auch nur ungern mit ihrem Partner allein lassen!

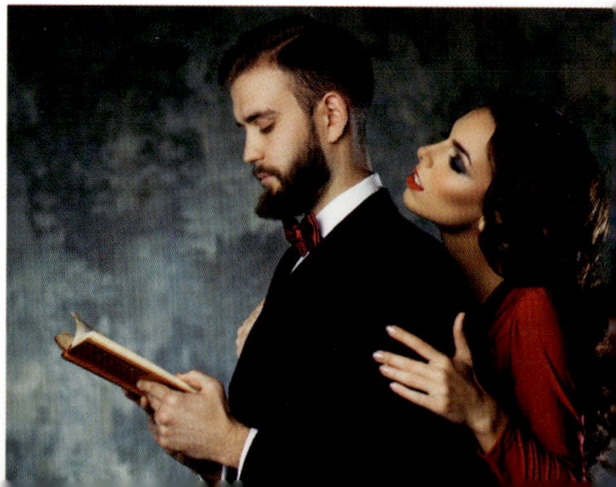

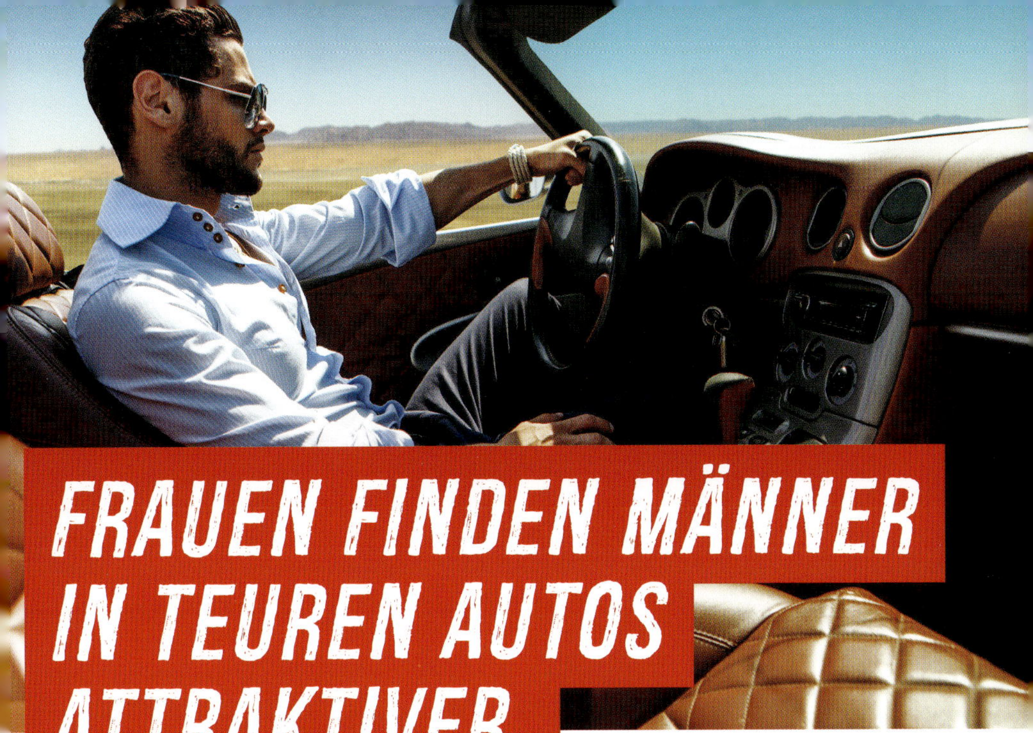

FRAUEN FINDEN MÄNNER IN TEUREN AUTOS ATTRAKTIVER.

BMW, Rolls Royce, Bentley und Mercedes machen sexy. Das fand ein Forscherteam um Dr. Michael Dunn von der University of Wales in Cardiff heraus. Den Testpersonen wurden die Fotos der immer gleichen Männer gezeigt, mal saßen diese in Luxusschlitten, mal in schon etwas abgenutzten Familienkutschen. Obwohl die Männer in den Autos nicht verändert wurden, fanden die 21 bis 40 Jahre alten Frauen die Ferrari-Fahrer attraktiver als die Ford-Fahrer. Laut Dr. Dunn legen Frauen Wert auf Status und Vermögen eines Mannes. Dies werde sich auch künftig, trotz Emanzipation, nicht ändern. Der Gerechtigkeit halber wurden auch Männer getestet: Interessanterweise bewerteten diese die Attraktivität der Frauen immer gleich, ganz egal in welchem Auto sie gezeigt wurden. Aus diesem überraschenden Ergebnis lassen sich viele Schlüsse ziehen. Auf jeden Fall suchen Frauen offensichtlich noch immer nach einem guten Versorger. Männer dagegen scheinen so auf Frauen fixiert zu sein, dass sie sogar die Autos drumherum nicht mehr wahrnehmen.

NACH EINER GEWISSEN GESPRÄCHSZEIT PASST MAN SICH AN DIE KÖRPERSPRACHE UND HALTUNG DES GEGENÜBERS AN.

Bei der Körpersprache spielen vor allem unbewusste Signale, die wir durch unsere Haltung, Gestik und Mimik aussenden, eine große Rolle. Unbewusst läuft auch das sogenannte „Spiegeln“ der Körperhaltung des anderen ab: In einer Unterhaltung beginnen die beiden Gesprächspartner automatisch, die Handlungen Ihres Gegenübers „nachzumachen“. Schlägt der eine die Beine übereinander oder fährt sich mit der Hand durchs Haar, tut dies nach kurzer Zeit auch der andere. Grundsätzlich bewirkt das beim Gegenüber eine positive Grundstimmung, denn durch diese Imitierung der eigenen Verhaltensweisen empfindet der Sprechende unbewusst Akzeptanz, Wohlwollen und gar Zuneigung: Flirten zwei Menschen miteinander und ist ihr Interesse gegenseitig, „synchronisieren“ sie sich binnen Kurzem. Es konnte sogar beobachtet werden, dass sich Sprechgeschwindigkeit und Atemfrequenz des Flirtpaares anpassten. Da ist es kein Wunder, dass Flirt- und Karriere-Coaches raten und lehren, sich diese unbewusste Reaktion zunutze zu machen: Die Spiegelung des Gegenübers kann als erfolgreicher Türöffner bei Traum- oder Geschäftspartnern eingesetzt werden. Aber Achtung: Wirkt das Spiegeln wie Nachäffen oder Lustigmachen, kann der Schuss auch ganz schnell nach hinten losgehen!

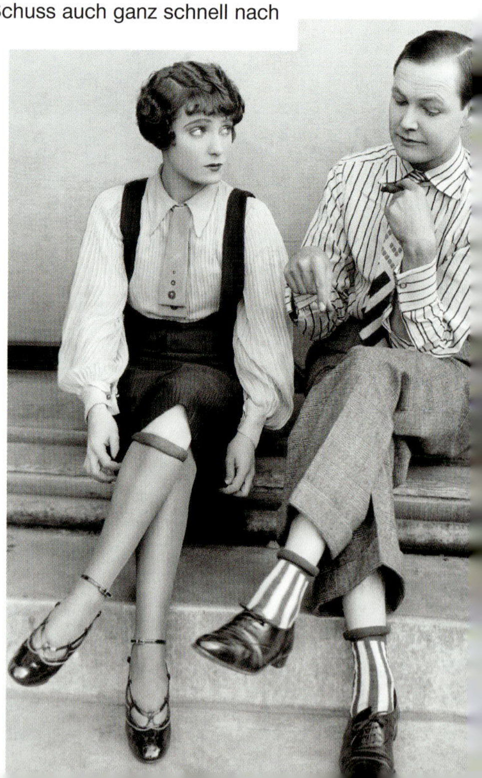

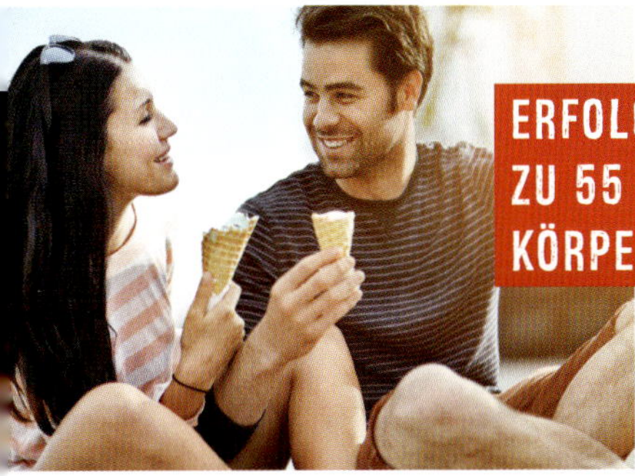

ERFOLGREICHES FLIRTEN HÄNGT ZU 55 PROZENT VON DER RICHTIGEN KÖRPERSPRACHE AB.

Wenn es um zwischenmenschliche Kommunikation geht, ist eine der bekanntesten Regeln die „7-38-55"-Regel. Sie geht zurück auf ein Experiment, das der amerikanische Psychologe Albert Mehrabian (* 1939) im Jahr 1967 durchführte. Demnach wird die Wirkung von etwas, das jemand anderes zu uns sagt, nur zu 7 Prozent vom Inhalt des Gesagten, aber zu 38 Prozent vom stimmlichen Ausdruck und zu 55 Prozent von der Körpersprache der Person bestimmt. Mehrabian warnt davor, daraus eine für alle Lebenslagen gültige Kommunikationsregel abzuleiten, aber für emotionale Momente – also auch das Flirten – gilt die Regel nach wie vor. Was die „richtige" Körpersprache ist, darüber gibt es im Internet ebenso viele Meinungen wie Anleitungen. Wenn es nach dem Großmeister der Körpersprache Samy Molcho geht, ist es wichtig, zu wissen, wann man ein bisschen zu weit gegangen ist, und wieder etwas zurückzuweichen, damit das Gegenüber sich entspannen kann. Außerdem sollte man, statt ernst zu schauen, lieber offen lächeln. Blickkontakt ist natürlich wichtig, aber zu starr darf man auch nicht schauen. Und natürlich: Die Körpersprache sollte nicht aufgesetzt wirken, sondern mit dem, was wir fühlen, übereinstimmen!

47 PROZENT DER MÄNNER UND 27 PROZENT DER FRAUEN, DIE ONLINE-DATING BETREIBEN, HABEN SICH SCHON EINMAL MIT EINEM ONLINE-KONTAKT GETROFFEN, DER SEINEM PROFILBILD GANZ UND GAR NICHT ÄHNLICH SAH.

Dies kam bei einer Umfrage heraus, die von der Fotobearbeitungs-App Meitu gestartet wurde. Demnach gibt es einen Unterschied beim Retuschieren von Profilfotos: 33 Prozent der Frauen und 20 Prozent der Männer sagen, dass sie ihr Profilfoto bei der Online-Dating-Seite bearbeitet hätten. Die meisten haben nur leichte Änderungen vorgenommen: Pickel wegretuschiert, ihre Hautfarbe dunkler, ihre Zähne weißer gemacht oder Ähnliches. 71 Prozent der Frauen und 65 Prozent der Männer sagen, das sei völlig okay. Hat jemand dagegen sein Bild bis zur Unkenntlichkeit verändert – zum Beispiel per Photoshop mal eben die Hälfte seines Gewichts abgenommen –, finden das 98 Prozent der Frauen und 91 Prozent der Männer gar nicht OK. Es ist ja auch ziemlich dämlich, denn wenn es dann zu einem Treffen kommt, wird es eine unangenehme Überraschung geben …

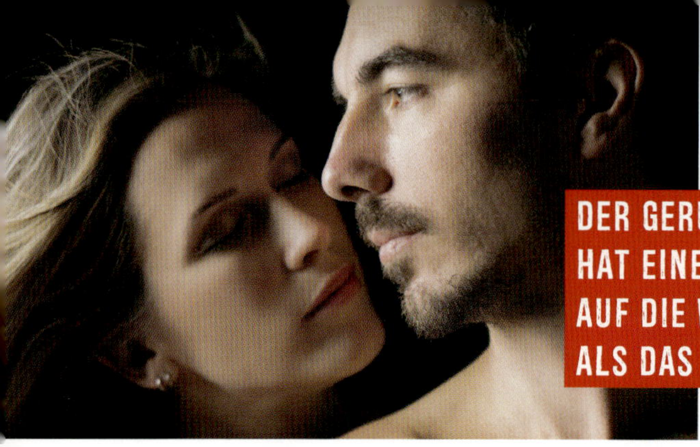

DER GERUCH EINES MANNES HAT EINEN GRÖSSEREN EINFLUSS AUF DIE WAHRNEHMUNG DER FRAU ALS DAS AUSSEHEN.

Der Geruchssinn ist einer der wichtigsten menschlichen Sinne, denn Düfte wirken im Gehirn direkt auf das limbische System, wo Emotionen verarbeitet und Triebe gelenkt werden. Wer denkt, dass Größe, Figur oder Haarfarbe die wichtigsten Faktoren bei der Partnerwahl sind, liegt falsch: Es ist die Nase, die entscheidet. Hierbei folgt der Mensch uralten Programmen, mit denen wir das genetische Profil des potenziellen Partners „erriechen" können. Besonders Frauen sind gut darin, zu erschnuppern, wer zu ihnen passt. In einer Studie des Biologen Claus Wedekind aus Bern mussten Frauen an durchgeschwitzten Männer-T-Shirts riechen. Das Ergebnis: Während ihrer fruchtbaren Tage bevorzugten die Damen den Geruch jener Männer, die eine ganz andere Genstruktur aufwiesen als sie selbst. Aus biologischer Sicht ist dies sinnvoll: denn je unterschiedlicher der Genpool der Eltern, desto höher die Wahrscheinlichkeit, dass die Kinder gesund sind. Außerdem soll diese Fähigkeit dazu dienen, Inzest zu vermeiden.

ES IST BEWIESEN, DASS FRAUEN ATTRAKTIVER WIRKEN, WENN SIE IN EINER GRUPPE SIND – DER SOGENANNTE CHEERLEADER-EFFEKT.

Fans der US-amerikanischen Fernsehserie *How I Met Your Mother* werden sich vielleicht erinnern: In der Folge „Der Nicht-Vatertag" erklärte Barney Stinson seinen Freunden diesen Effekt, als eine Frauengruppe in deren Stammkneipe eintrat, die zusammen irgendwie besser aussahen als einzeln unter die Lupe genommen. Auch wissenschaftlich ist der „Cheerleader-Effekt" untersucht worden: Drew Walker und Edward Vul von der University of California führten dazu Experimente durch. Zunächst sollten die Teilnehmer die Attraktivität von männlichen und weiblichen Gesichtern beurteilen, einmal anhand von Einzelfotos und einmal anhand von Gruppenfotos. Heraus kam, dass die Gesichter in der Gruppe als attraktiver bewertet wurden als auf den Einzelfotos. Selbst bei veränderter Betrachtungsdauer oder Änderung der Gruppengröße – immer wieder hat sich der Cheerleader-Effekt durchgesetzt. Doch aufgepasst: Dieser Effekt gilt nicht nur für die Gesichter von Frauen, sondern auch für die der Männer!

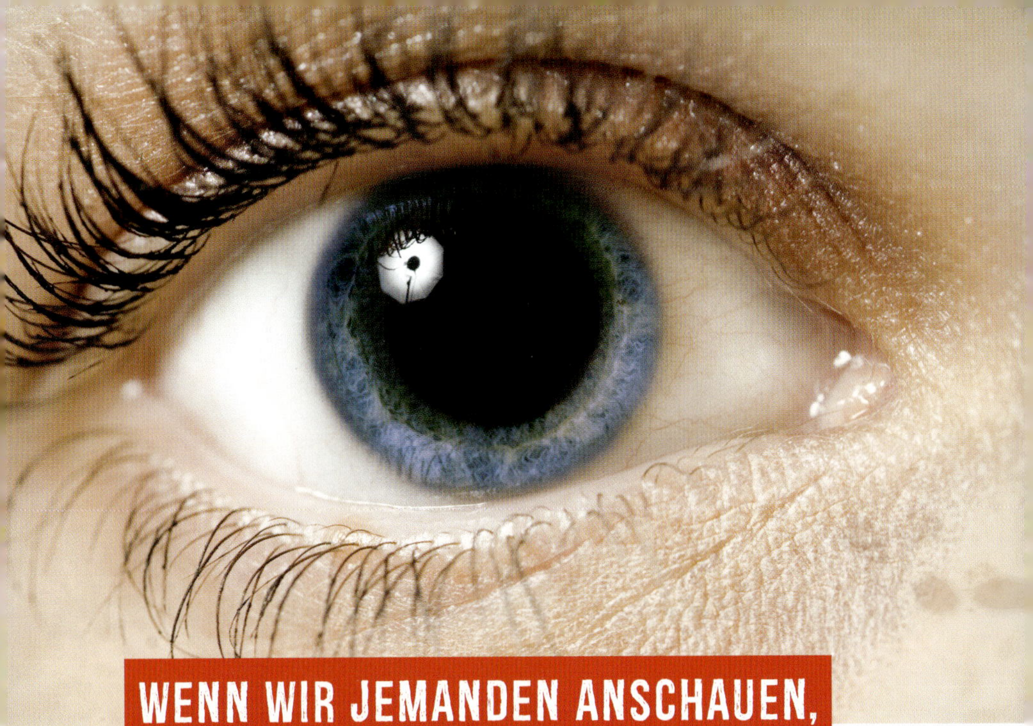

WENN WIR JEMANDEN ANSCHAUEN, DEN WIR ATTRAKTIV FINDEN, ERWEITERN SICH UNSERE PUPILLEN.

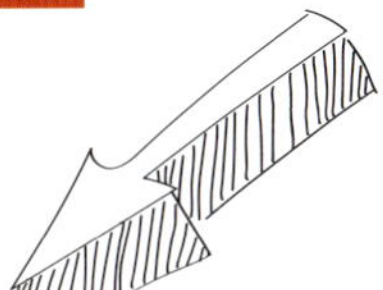

Die Pupille des Menschen kann uns so einiges verraten. Eine Studie im Fachmagazin *PLoS ONE* des US-Forschers Gerulf Rieger behauptet, an unseren Pupillen ließe sich erkennen, ob wir jemanden sexuell anziehend finden. Bei 325 Männern und Frauen wurde die Reaktion der Pupille gemessen, während sie sich erotische Filme ansahen. Das Ergebnis: Bei heterosexuellen Personen weiteten sich die Pupillen beim Anblick des anderen Geschlechts, bei Homosexuellen beim Anblick des gleichen Geschlechts. Somit sei anhand der Pupillenreaktion die sexuelle Orientierung eines Menschen ablesbar. Interessanterweise wurde dadurch auch aufgedeckt, dass manch einer, der sich als heterosexuell bezeichnet hatte, sich dennoch auch vom gleichen Geschlecht angezogen fühlte, was die strenge Trennung in hetero-, homo- und bisexuell infrage stellt. Andere Wissenschaftler äußern jedoch Kritik an dieser Studie und erklären, dass sich sexuelle Orientierung nicht allein an der Pupillenweitung festmachen lässt. Auch Faktoren wie die aktuelle Gefühlslage, Müdigkeit, die Einnahme von Medikamenten oder auch das Alter der Versuchspersonen könnten zur Veränderung der Pupillen beitragen. Fest steht jedoch, dass die emotionale Erregung gemessen werden kann.
Also nochmal Glück gehabt, dann sind wir beim nächsten Date doch nicht ganz so durchschaubar.

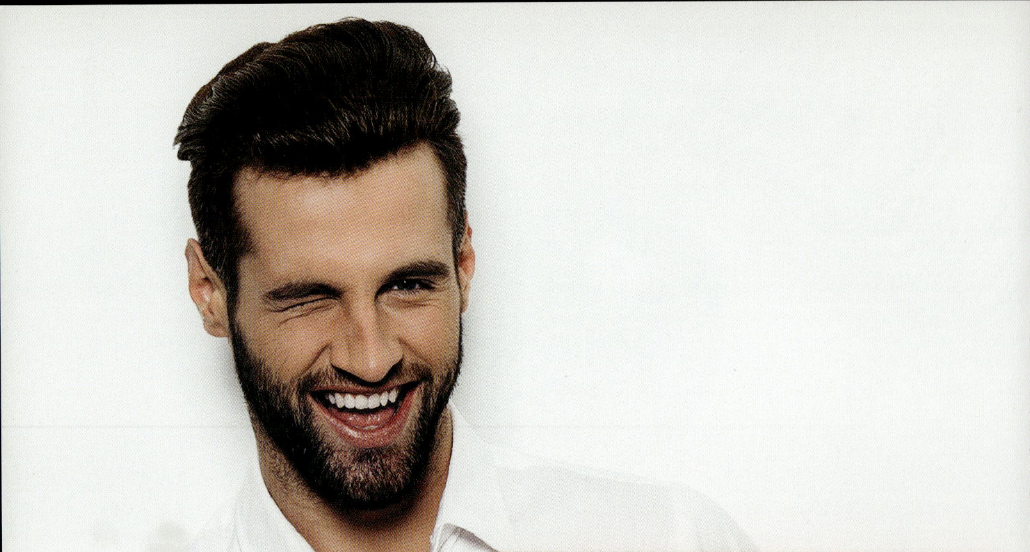

PROFESSIONELLE FLIRTER NENNEN SICH PICK-UP-ARTISTS (PUA).

Der Begriff stammt aus dem Buch *The Game* (deutsch: *Die Masche*), veröffentlicht 2005 von Neil Strauss. Darin lassen sich diverse Strategien nachlesen, mit denen man angeblich jede Frau kriegen kann. „Pick-Up-Artist" lässt sich gut mit „Aufreißer" übersetzen. Strauss erzählt, wie er sich in zwei Jahren vom Otto Normalverbraucher zu einem der größten Pick-Up-Artists und Dating Coaches verwandelte. Die Strauss-Methode besagt, dass der Zufall der Feind des Erfolgs ist, und gleicht einer mathematischen Formel: „EAAK" – Erfassen, Annähern, Anmachen, Klarmachen. Strauss empfiehlt u.a., ein Alphatier-Lächeln aufzusetzen, niemals zu eindeutig Interesse zu zeigen und sich an der „Wollfaden-Theorie" zu orientieren: Demnach wollen Frauen wie Katzen den Wollfaden, der unerreichbar vor ihnen baumelt, unbedingt fangen. Heute äußert sich Strauss – der zeitweise bis zu zehn Freundinnen gleichzeitig hatte – eher kritisch zu seinem Leben als Aufreißer. Seit er Ehemann und Vater ist, zieht er nun doch ein monogames Leben vor. Auf seiner Junggesellenparty bestattete er sogar offiziell sein Alter Ego als Pick-Up-Artist.

43 € ZAHLEN MÄNNER IM SCHNITT FÜRS ERSTE DATE, FRAUEN HINGEGEN NUR 23 €.

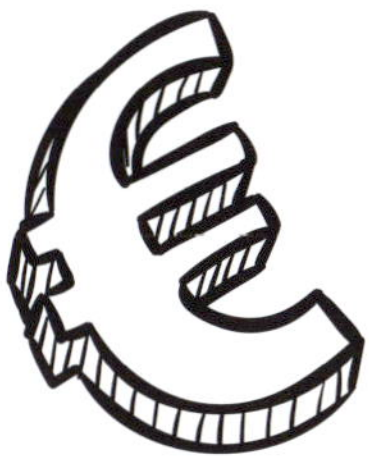

Männer sehen sich offenbar meistens in der Position, beim ersten Treffen die Kosten für Kino oder Essen zu übernehmen. Eine Untersuchung von Parship.de aus dem Jahr 2007 hat herausgefunden, dass sich nur 1 Prozent der Befragten vorstellen kann, dass die Frau bei der ersten Verabredung bezahlt. 61 Prozent der Männer und 46 Prozent der Frauen finden, der Mann müsse zahlen – eine sehr traditionelle Vorstellung. So kommt es, dass Single-Männer im Schnitt 43 € pro Date ausgeben, während Frauen nur ca. 23 € zahlen. Man könnte also folgern, dass Männer mehr in potenzielle Partnerschaften investieren. Die Deutschen würden typischerweise ganz gleichberechtigt die Rechnung teilen, sind damit aber in der Minderheit. Ein Parship-Coach erklärt jedoch, dass Emanzipation keine Frage des Geldes sei: Es gehe um Höflichkeit, Großzügigkeit und Entlastung. Indem der Mann die Rechnung zahlt, möchte er, dass sich die Frau entspannt. Doch das ist natürlich kein Freibrief - die Dame darf danach trotzdem einfach nach Hause gehen!

DIE MEISTEN PAARE KOMMEN IM AUGUST ZUSAMMEN.

Dies war jedenfalls das Ergebnis einer Umfrage, die die Kaffeefirma Jacobs Krönung 2012 beim renommierten Allensbach-Institut in Auftrag gegeben hatte. Es wurden 1600 Männer und Frauen ab 16 Jahren dazu befragt, in welchem Monat sie ihren derzeitigen Partner kennengelernt hätten. Es wurde ein Durchschnittswert aller Monate von 100 zugrunde gelegt, und der August landete mit einem Wert von 158 auf dem ersten Platz. Erklärt wurde dies damit, dass es im August besonders warm sei und man daher viel mehr Zeit außerhalb der vier Wände verbringe, was natürlich dazu führe, dass man mehr Menschen kennenlerne. Außerdem sei man wegen der Sonne und vielleicht auch, weil man Urlaub habe, besonders locker und aufgeschlossen – und möglicherweise hat man seinen Partner auch am Urlaubsort kennengelernt. Die letzten Plätze belegen übrigens der Januar (72) und der Dezember (74): Hier ist man offenbar mehr mit Auf-dem-Sofa-sitzen und seiner Schnupfennase beschäftigt, anstatt zu flirten. Ein bisschen erstaunt allerdings, dass all die Firmenweihnachtsfeiern und Glühweinrunden den Dezember nicht weiter nach vorn gebracht haben …

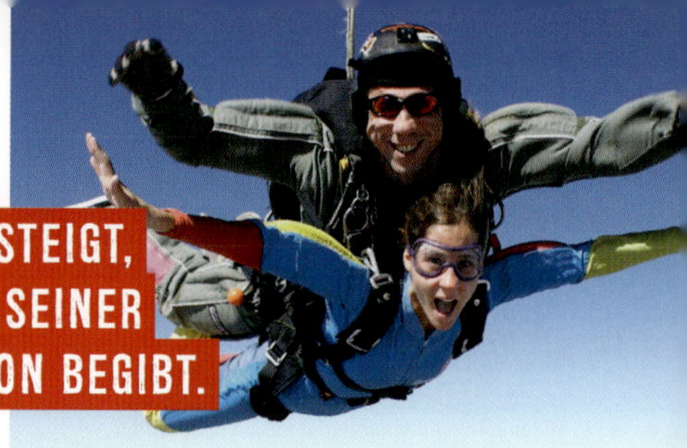

DIE CHANCE, SICH ZU VERLIEBEN, STEIGT, WENN MAN SICH MIT DEM OBJEKT SEINER BEGIERDE IN EINE EXTREMSITUATION BEGIBT.

Dieses Phänomen ist gut erforscht: So starteten die Psychologen Donald Dutton und Arthur Aaron 1974 ihr berühmtes „Brückenexperiment“, bei dem sie jede Menge Männer über zwei verschiedene Brücken gehen ließen, in deren Mitte jeweils eine junge hübsche Frau stand. Diese füllte mit den Männern Fragebögen aus und gab ihnen für eventuelle Rückfragen ihre Telefonnummer. Nun war die eine Brücke eine ganz gewöhnliche, die andere aber eine wacklige Hängebrücke über dem Abgrund. Von den Männern, die diese Brücke überquerten, meldeten sich über 50 Prozent später bei der Frau, weil sie sich sehr von ihr angezogen fühlten. Die Männer von der anderen Brücke riefen dagegen kaum an. Es zeigte sich, dass in Extremsituationen, in denen wir starke Gefühle wie Angst oder Nervenkitzel haben (was heutzutage ja nicht mehr jeden Tag vorkommt …) eine Art „Erregungstransfer“ stattfindet, durch den wir generell emotional empfänglicher sind. Manchmal werden die starken Gefühle dann automatisch mit Verliebtheit verwechselt; manchmal sehen wir die Person aber auch als eine Art Retterin, die mit uns eine aufregende Situation durchsteht und über deren Anwesenheit wir uns freuen. Auf jeden Fall funktioniert es! Probiert es aus und lasst das nächste Date auf der Achterbahn oder bei einer Klettertour stattfinden!

MENSCHEN SUCHEN SICH ALS PARTNER JEMANDEN, DER ÄHNLICH ATTRAKTIV IST WIE SIE SELBST.

Dieses Phänomen wurde als „Matching-Hypothese“ bekannt. 1969 wurde dazu erstmals eine Untersuchung durchgeführt. Als Ergebnis kam heraus, dass attraktive Menschen sich in Datenbanken gleichermaßen attraktive und beliebte potenzielle Partner aussuchten, während Menschen, die nicht ganz so attraktiv waren, sich selbst realistisch einschätzten und Partner wählten, die eine ähnlich geringe Attraktivität aufwiesen. Diese Hypothese ist seit damals immer wieder bestätigt worden, aber es gibt auch Zweifel: So ist es durchaus nicht unüblich, dass auch die unattraktiveren Menschen sich am meisten für die super-attraktiven interessieren. Außerdem bezog sich das „Auswählen“ eines Partners oft nur auf eine Art resignierte Erwartung: „So einer könnte sich wohl für mich interessieren“, und nicht auf die tatsächliche Partnerwahl. Übrigens lassen sich einzelne Unterschiede zwischen Partnern offenbar ausgleichen: Ist der eine attraktiver als der andere, hat er vielleicht andere herausragende Qualitäten wie mehr Geld.

Auf die Japaner ist Verlass, wenn es um abgefahrene Beauty-Trends oder Sexvorlieben geht. Oft hängt beides auch zusammen, wie bei dem typisch japanischen Bild der erwachsenen Frau, die sich mit Zöpfchen, Kniestrümpfen und Minirock als Schulmädchen „verkleidet", weil japanische Männer das offenbar attraktiv finden. Dazu passt auch ein weiterer japanischer Schönheitstrend: schiefe Zähne. Auch das soll die Frau wieder zum Kind machen, denn schiefe Zähne – besonders nach vorn stehende Eckzähne – erinnern an die Zeit, in der einem die Milchzähne ausfallen und man ein noch lückenhaftes, leicht schiefes neues Gebiss bekommt. Das gilt als sehr niedlich. Wer nicht von vornherein solche Zähne hat (*yaeba,* außer der Reihe stehend, genannt), kann sich für umgerechnet ca. 500 Euro in einer *yaeba tsuke* genannten Prozedur künstliche vorstehende Eckzähne ankleben lassen.

IN JAPAN GELTEN SCHIEFE ZÄHNE BEI FRAUEN ALS SEHR ATTRAKTIV.

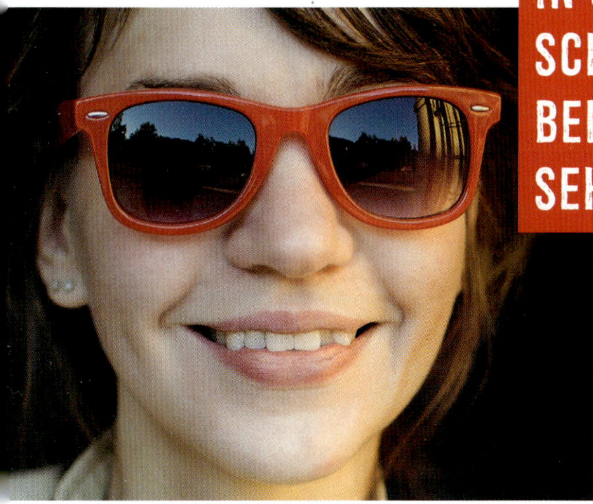

?! SCHON GEWUSST? In Japan funktioniert Flirten ein wenig anders als in westlichen Gesellschaften. Lockere Sprüche kommen eher nicht so gut an; alles verläuft eher schüchtern und subtil. Meist ist man sich sicher, dass die andere Person auch interessiert ist, bevor man wagt, den ersten Schritt zu machen. Gefühle oder Bedürfnisse offen auszusprechen, ist verpönt, denn man könnte ja sich oder den anderen beschämen. Beim Sex gelten – wie auch sonst in Beziehungen – eher noch die traditionellen Rollen: Die Frau ist komplett passiv; der Mann ist dagegen für alles zuständig. Daher fühlen sich japanische Männer vom Sex auch eher gestresst als westliche – und selbst in den Dreißigern ist jeder vierte japanische Mann noch Jungfrau.

UM INTIMITÄT HERZUSTELLEN, MUSS MAN SICH GEGENSEITIG 36 FRAGEN STELLEN.

Die Liebe ist ein großes Rätsel. Wie verlieben wir uns? Welche Faktoren spielen dabei eine Rolle? Sind wie lediglich Opfer biochemischer Prozesse, entscheiden die Hormone oder die Gene über die Auswahl unseres Partners? Der amerikanische Psychologe Arthur Aaron beschäftigt sich bereits seit Jahrzehnten mit diesen Fragen und glaubt, dass man Liebe steuern und durch gezielte Fragen hervorrufen kann. Das Verfahren von Dr. Aaron basiert überhaupt nicht auf romantischen Situationen, sondern zwei Menschen sollen sich abwechselnd 36 festgelegte Fragen stellen. Die beginnen ganz unschuldig, aber werden sehr schnell ziemlich intim. Am Ende der Fragen sehen die beiden Teilnehmer sich vier Minuten lang still in die Augen. Mandy Len Catron, Universitätsdozentin, hat im Selbstversuch mit einem flüchtigen Bekannten getestet, ob die experimentelle Erzeugung zwischenmenschlicher Nähe funktioniert. Im Fall von Catron hat sie: Aus einer flüchtigen Bekanntschaft wurde Liebe. Was die Methode so zuverlässig macht, ist die Tatsache, dass sie Liebe als Tätigkeit auffasst und nicht als Emotion. Mit dieser Herangehensweise werden Pheromone und Hormone in ihre Schranken verwiesen und das Liebesglück wieder ein bisschen rational steuerbarer.

Es gibt viele wissenschaftliche Studien über das unterschiedliche Sprechverhalten von Männern und Frauen. Ein Großteil ist sich darin einig, dass Frauen generell mehr sprechen als Männer – von bis zu dreimal mehr ist die Rede. Manche Kommunikationsforscher stellen das allerdings in Frage und sagen nur, dass Frauen anders kommunizieren als Männer. Jedenfalls sprechen sie untereinander mehr über Männer, als diese über Frauen sprechen. Vielleicht liegt es daran, dass Frauen generell mehr intime, persönliche Dinge miteinander besprechen, wozu natürlich auch die Männer gehören. Oder auch daran, dass Frauen häufig kritischer sind, was momentane oder potenzielle Partner betrifft, und dessen Eigenschaften ausführlich mit Freundinnen diskutieren müssen. Eine Studie hat herausgefunden, dass dies auch für Twitter gilt: In 300 Millionen ausgewerteten Tweets schrieben die Frauen viel mehr über Männer als umgekehrt. Und dann gibt es noch den sogenannten Bechdel-Test (benannt nach Comiczeichnerin Alison Bechdel), der unter anderem prüft, ob Frauen in Hollywoodfilmen sich auch mal über was anderes unterhalten als über Männer. Ergebnis: Die meisten Filme fallen durch.

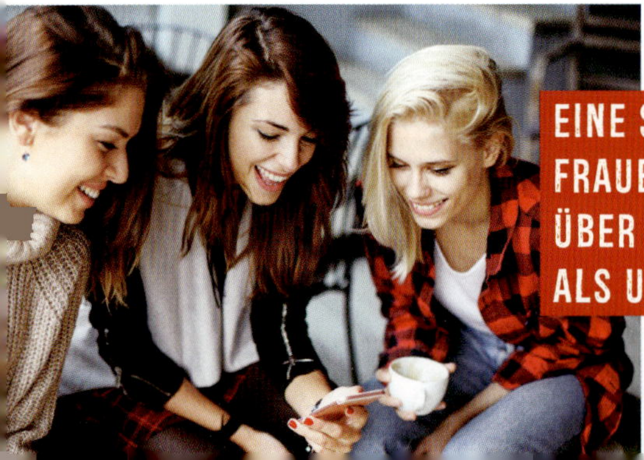

EINE STUDIE HAT GEZEIGT, DASS FRAUEN SICH DREIMAL MEHR ÜBER MÄNNER UNTERHALTEN ALS UMGEKEHRT.

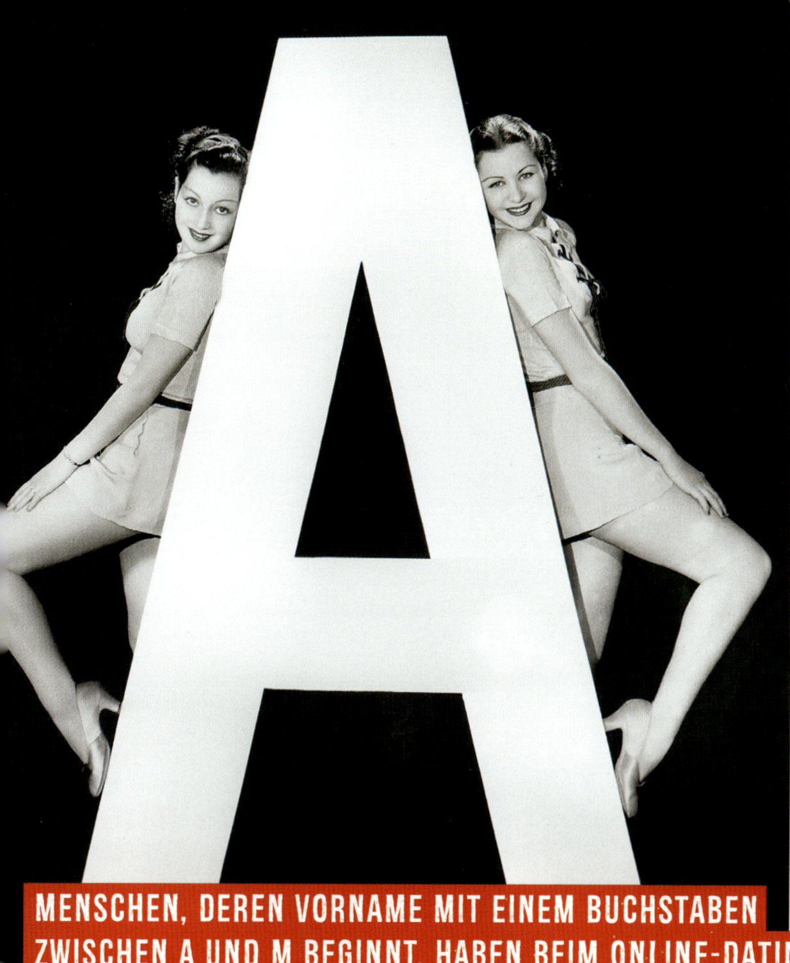

MENSCHEN, DEREN VORNAME MIT EINEM BUCHSTABEN ZWISCHEN A UND M BEGINNT, HABEN BEIM ONLINE-DATING GRÖSSERE CHANCEN AUF ERFOLG.

Die meisten halten Aussehen, Einkommen, Beruf und Humor für die entscheidenden Faktoren bei der Partnersuche im Internet. Eine neue Studie sagt allerdings, dass der Name über Erfolg oder Misserfolg bei der Partnerwahl entscheidet. Das fanden Wissenschaftler der Queen-Mary-Universität in London heraus. Ein Profil mit einem Namen aus der ersten Hälfte des Alphabets, also von A bis M, wird viel öfter angesehen als eines mit einem Namen von N bis Z. Ein ganz banaler Grund für diese Präferenzen liegt daran, dass Suchmaschinen die Namen alphabetisch sortieren und Menschen spätestens beim M keine Geduld mehr haben, sich weiter durchzuklicken. Aber das ist nicht der einzige Grund. Gutes Aussehen, Erfolg und Humor wird Menschen, die Alexander oder Manuela heißen, offensichtlich eher zugesprochen als einem Norbert oder einer Susanne. Aber nicht nur die Position im Alphabet ist bei der Namenswahl wichtig: Traditionellen Namen wird wesentlich mehr Bildung und Prestige zugetraut als modernen Namen wie Chantal oder Kevin.

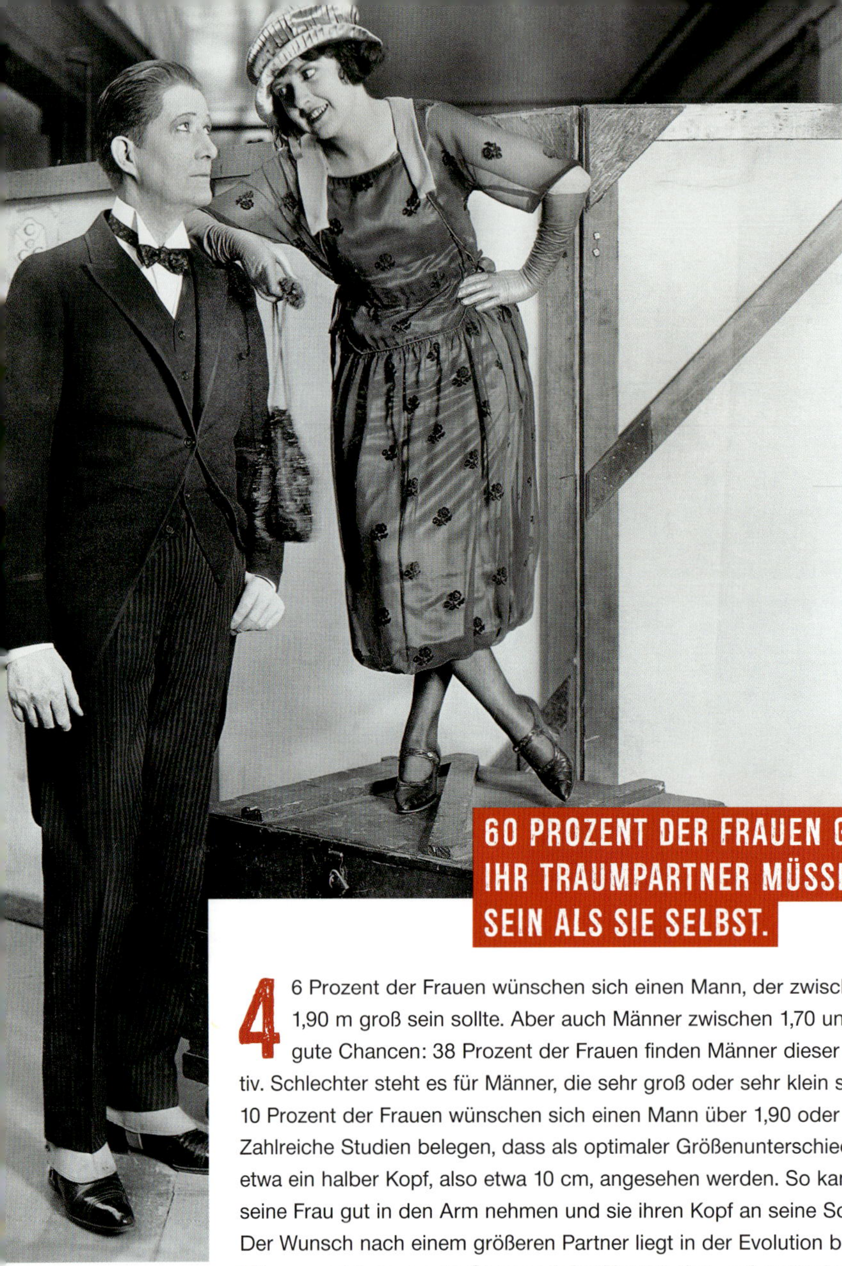

60 PROZENT DER FRAUEN GABEN AN, IHR TRAUMPARTNER MÜSSE GRÖSSER SEIN ALS SIE SELBST.

46 Prozent der Frauen wünschen sich einen Mann, der zwischen 1,80 m und 1,90 m groß sein sollte. Aber auch Männer zwischen 1,70 und 1,80 m haben gute Chancen: 38 Prozent der Frauen finden Männer dieser Größe attraktiv. Schlechter steht es für Männer, die sehr groß oder sehr klein sind. Nur unter 10 Prozent der Frauen wünschen sich einen Mann über 1,90 oder unter 1,70 m. Zahlreiche Studien belegen, dass als optimaler Größenunterschied eines Paares etwa ein halber Kopf, also etwa 10 cm, angesehen werden. So kann der Partner seine Frau gut in den Arm nehmen und sie ihren Kopf an seine Schulter legen. Der Wunsch nach einem größeren Partner liegt in der Evolution begründet: Große Männer verkörpern gute Gene und das Versprechen auf gesunden Nachwuchs. Auch sollen die gemeinsamen Kinder eine attraktive Größe erhalten. Laut Untersuchungen der Universität Breslau lässt sich der Wunsch nach einem größeren Mann sogar in einer Formel berechnen. Diese lautet: Größe des Mannes dividiert durch die Größe der Frau gleich 1,09. Einzig sehr große Frauen weichen von dieser Regel ab: Damit der Nachwuchs nicht alle anderen weit überragt, suchen sie eher nach kleineren Männern.

STUDIEN SAGEN, DASS MITTWOCH DER BESTE TAG FÜR EIN DATE IST.

Rein statistisch gesehen, ist der Mittwoch der beste Tag für ein Date: Die Anstrengungen langer Clubnächte am Wochenende sind verdaut, Körper und Geist haben sich erholt und sind bereit für neue Abenteuer. An einem Mittwoch sind viele Menschen besonders vital und offen für neue Begegnungen. Außerdem ist den meisten in der Wochenmitte eine Unterbrechung vom Trott der langen Arbeitswoche sehr willkommen. Viele Singles verspüren am Wochenende den Druck, ein sexuelles Abenteuer erleben zu müssen. Das hemmt mehr, als dass es Dates möglich macht. An einem Mittwoch dagegen kann man ganz entspannt und ohne große Erwartungen ausgehen. Die Chancen, dann jemanden zu treffen, der auch ganz spontan Lust hat, zu sehen, wo die Neugier ihn hintreibt, sind sehr groß.

WENN MAN VERLIEBT IST, SCHMECKT MAN SAURES UND SALZIGES STÄRKER, SÜSSES DAGEGEN WENIGER STARK.

Forscher aus Bremerhaven fanden in einem Test mit 70 Probanden heraus, dass frisch verliebte Frauen und Männer Süßes und Bitteres weniger deutlich schmeckten als Menschen, die schon lange in einer Beziehung lebten. Saures und Salziges traten dagegen bei den frisch Verliebten deutlicher hervor. Das liegt daran, dass das Hormon Serotonin am Geschmacksempfinden beteiligt ist, und dieses Hormon ist – obwohl es doch das vielbeschworene „Glückshormon" ist, das auch in Schokolade enthalten ist – bei Verliebten zeitweise in geringerer Konzentration im Blut vorzufinden als bei anderen Menschen. Vielleicht kennt ihr das auch, wenn ihr verliebt seid: Statt euch gelassen und ruhig zu fühlen (wofür Serotonin sorgen würde), seid ihr total aufgeregt und könnt kaum etwas essen. Jetzt könnt ihr ja mal etwas Süßes essen. Na? Je weniger Serotonin, desto weniger schmeckt man Süßes und Bitteres. Depressive, die ja häufig zu wenig Serotonin im Blut haben, klagen häufig darüber, dass ihnen nichts mehr schmecke. Anders als bei diesen geht dieser Zustand bei den Verliebten jedoch relativ schnell vorbei. Und wenn euer neuer Schatz die Suppe versalzt, liegt das wahrscheinlich eher daran, dass er oder sie mit den Gedanken eher bei euch ist …

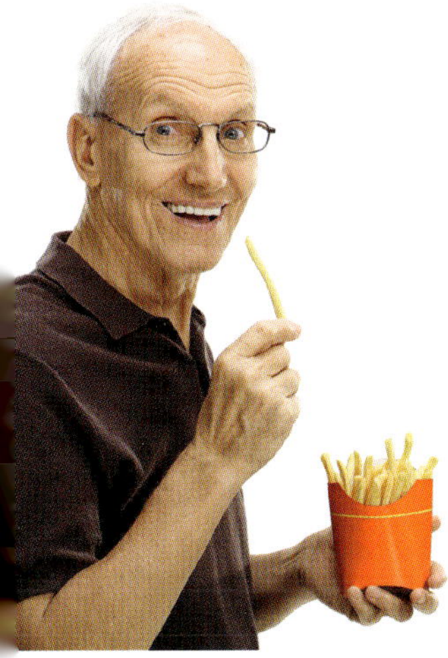

MÄNNER FINDEN FRAUEN ATTRAKTIVER, WENN DIESE WENIGER MAKE-UP TRAGEN.

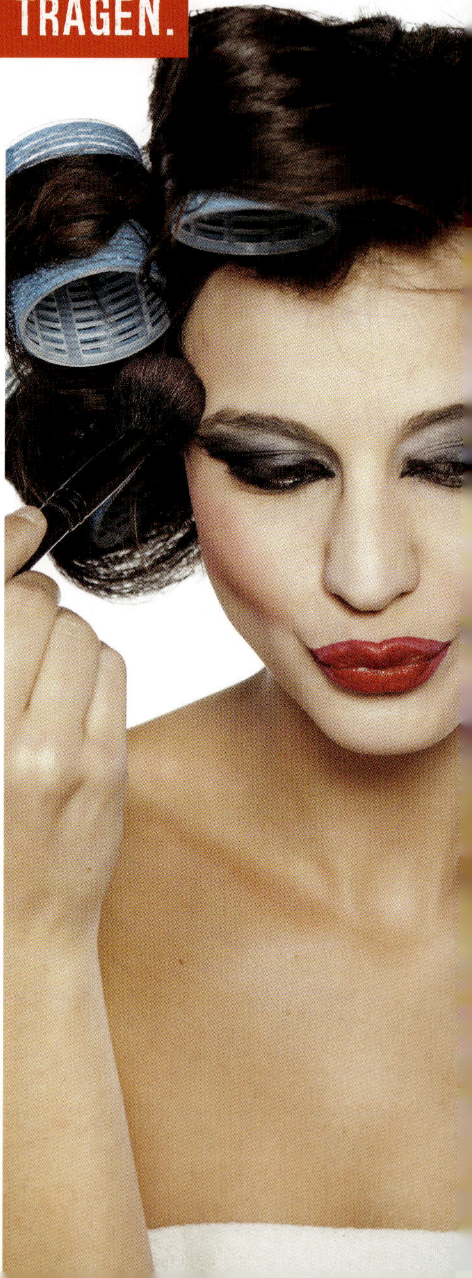

Weniger ist mehr – dass dieser Grundsatz auch für Lippenstift, Lidschatten und Eyeliner gilt, ist das Ergebnis einer Untersuchung, die im *Quarterly Journal of Experimental Psychology* veröffentlicht wurde. Im Rahmen eines Experiments an der Universität Bangor in Wales sollten 44 Studentinnen Make-up auflegen. Dabei wurden die jungen Frauen jeweils vor und nach dem Schminken fotografiert. Am Computer wurden dann verschiedene Zwischenstufen erstellt, bis am Ende von jeder Teilnehmerin 21 Bilder vorlagen – von ungeschminkt bis voll geschminkt. Verschiedene Studentinnen und Studenten bekamen die Fotos zu sehen und waren aufgefordert zu wählen: das Foto, das ihnen am besten gefiel, das Bild, von dem sie glaubten, dass Frauen es am attraktivsten finden würden, und das Foto, von dem sie annahmen, dass Männer es besonders anziehend finden würden. Das Ergebnis war verblüffend: Fast alle Studierenden nahmen an, dass Frauen wie Männer stark geschminkte Gesichter bevorzugen würden – und waren sich zugleich darin einig, dass ihnen selbst Gesichter mit deutlich weniger Make-up am besten gefielen!

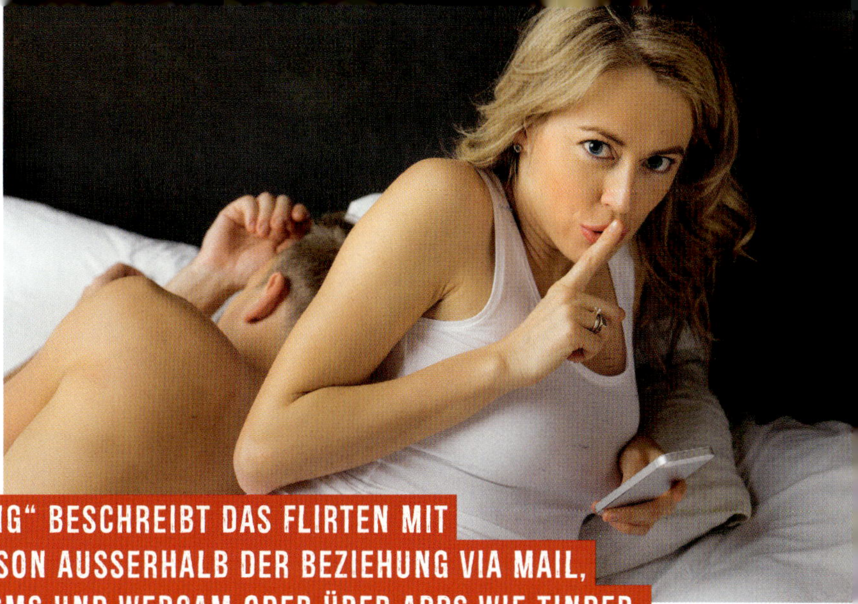

„CHWEETING" BESCHREIBT DAS FLIRTEN MIT EINER PERSON AUSSERHALB DER BEZIEHUNG VIA MAIL, TWITTER, SMS UND WEBCAM ODER ÜBER APPS WIE TINDER.

Die noch junge Wortschöpfung „Chweeting" setzt sich aus den englischen Ausdrücken *to cheat* (= betrügen) und *to tweet* (= twittern) zusammen. Wer also chweetet, versendet Flirtnachrichten oder heiße Fotos über das Internet, ohne dass der Partner oder die Partnerin etwas davon merkt. Entstanden ist der Ausdruck durch einen Skandal: Der amerikanische Kongressabgeordnete Anthony Weiner wollte 2011 ein freizügiges Foto an eine junge Bekannte schicken. Doch es landete auf seiner Twitterseite, wo 56.000 Follower es sehen konnten, darunter auch seine Frau. In den Wochen danach kam ans Licht, dass der Politiker auch mit anderen Frauen erotische Bilder, SMS und Chatnachrichten getauscht hatte. Weiner musste zurücktreten und der Ausdruck „Chweeting" war geboren. Der Ehe des Abgeordneten mit einer bekannten Politikberaterin konnte die Affäre übrigens nichts anhaben: Seine Frau hat ihm die erotischen Ausflüge in die virtuelle Welt längst verziehen. Bleibt die Frage: Ist Chweeting nun die kleine Schwester des „echten" Seitensprungs oder nur ein bisschen prickelndes Kopfkino? Das muss letztlich jeder selbst entscheiden.

WENN EINE FRAU AN EINEM MANN INTERESSIERT IST, SPRICHT SIE IN EINER ANDEREN STIMMLAGE.

Um femininer und damit begehrenswerter auf attraktive Männer zu wirken, sprechen Frauen mit ihnen in einer höheren Stimmlage als gewöhnlich. So zumindest lautet das Forschungsergebnis des Psychologen Paul Fraccaro von der Universität Aberdeen. In einem Experiment zeigte er 45 Frauen verschiedene Männergesichter und bat sie dann, diesen Männern eine fiktive Nachricht auf dem Anrufbeantworter zu hinterlassen. Ergebnis: Fast alle Frauen sprachen unwillkürlich mit höherer Stimme, wenn sie eines der Gesichter besonders anziehend gefunden hatten. Allerdings steht dieses Resultat im direkten Gegensatz zu den Untersuchungsergebnissen von Susan Hughes vom Albright College in Pennsylvania: Sie kam zu dem Schluss, dass sowohl Männer als auch Frauen ihre Stimme senken, wenn sie mit einem attraktiven Gegenüber sprechen – vielleicht weil tiefere Stimmen oft besonders interessant klingen. Klar ist jedenfalls: Ein Mensch, den wir interessant finden, lässt uns nicht gleichgültig. Wir wollen ihm gefallen und uns auch stimmlich von unserer besten Seite zeigen.

LAUT EINER STUDIE SIND BRÜNETTE MÄNNER ERFOLGREICHER BEIM DATEN.

Blondinen bevorzugt? Was Frauen angeht, ist das sicherlich der Fall, doch für Männer gilt das nicht: Hier sind es die Dunkelhaarigen, die beim anderen Geschlecht punkten! Auf einer Dating-Plattform wurde über einen längeren Zeitraum beobachtet, welche Männer bei Frauen besonders gut ankommen. Und das waren nicht die blonden: Die erhielten pro Monat im Durchschnitt nur drei Angebote für ein Treffen außerhalb der virtuellen Welt, während grauhaarige Männer auf sechs und schwarzhaarige auf sieben Dating-Anfragen kamen. Am besten schnitten jedoch diejenigen Herren der Schöpfung ab, deren Haupthaar einen brünetten Farbton aufwies: Durchschnittlich zehn Frauen wollten sich mit einem solchen Mann treffen. Über das Erfolgsgeheimnis der Dunkelhaarigen lassen sich nur Vermutungen anstellen: Blondes Haar gilt seit jeher als besonders „weiblich" und mag vielleicht auf heterosexuell veranlagte Frauen weniger anziehend wirken als die dunklen Töne, die zu den dunklen Stimmen der Männer passen, nach denen sie suchen – egal ob sie selbst nun blond sind oder nicht.

DIE ENGLISCHEN SCHWULEN ERFANDEN EINE EIGENE SPRACHE.

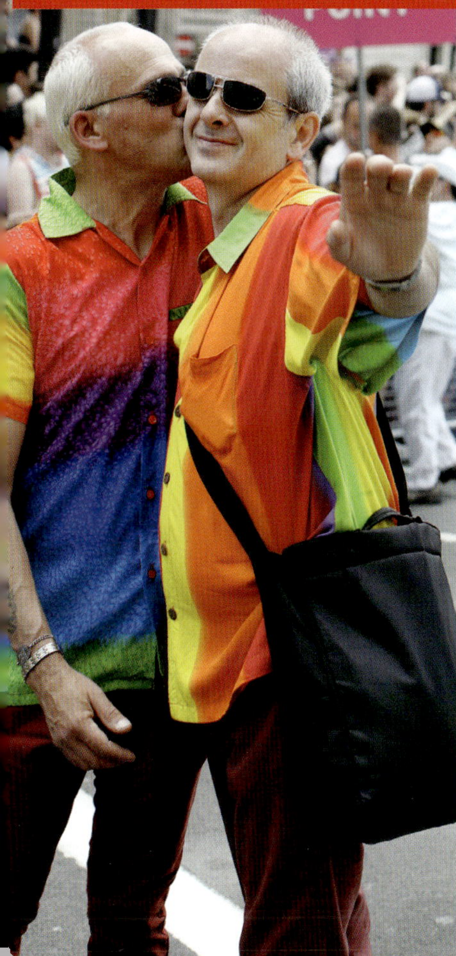

Zu Zeiten der Diskriminierung und Verfolgung männlicher Homosexueller war es wichtig, dass diese nicht von jedem verstanden wurden – vor allem nicht von der Polizei und möglichen Denunzianten. Die Londoner Schwulen sprachen daher untereinander Polari, eine Art Geheimcode, der sich im Hafen, im Jahrmarktsmilieu und am Theater entwickelt hatte; er wurde auch von Kriminellen und Prostituierten benutzt. Seine genauen Ursprünge liegen im Dunkeln, doch sicher ist, dass dieser spezielle Slang viele Wörter aus dem Italienischen, dem Jiddischen, der Sprache der Roma und dem Londoner Cockney-Dialekt enthielt. Die Schwulen der britischen Hauptstadt entwickelten im Laufe der Zeit ihre eigene Form des Polari mit noch heute bekannten Wörtern aus der Homosexuellenszene wie „Drag“ oder „Butch“. Mit der Emanzipation der Homosexuellen im späten 20. Jahrhundert und der damit einhergehenden Liberalisierung der Gesetze war eine schwule Geheimsprache obsolet. Dennoch gibt es bis heute Versuche, Polari wiederzubeleben, und noch auf dem 2016 erschienenen letzten Album von David Bowie findet sich ein Song, in dem einige Wörter auf Polari vorkommen.

Dies fand 2014 eine wissenschaftliche Studie heraus. Verschiedene Experimente mit Frauen in verschieden hohen Absatzschuhen wurden durchgeführt. So baten die weiblichen Lockvögel auf der Straße Passanten zu einer Meinungsumfrage oder gingen vor Passanten her und „verloren" dann einen Handschuh. In allen Fällen zeigte sich, dass es Frauen total egal war, was für Schuhe die weiblichen Lockvögel trugen, Männer aber sehr deutlich viel stärker auf Frauen reagierten, die

TRÄGT EINE FRAU HOHE ABSÄTZE, TRAUEN MÄNNER SICH EHER, SIE ANZUSPRECHEN.

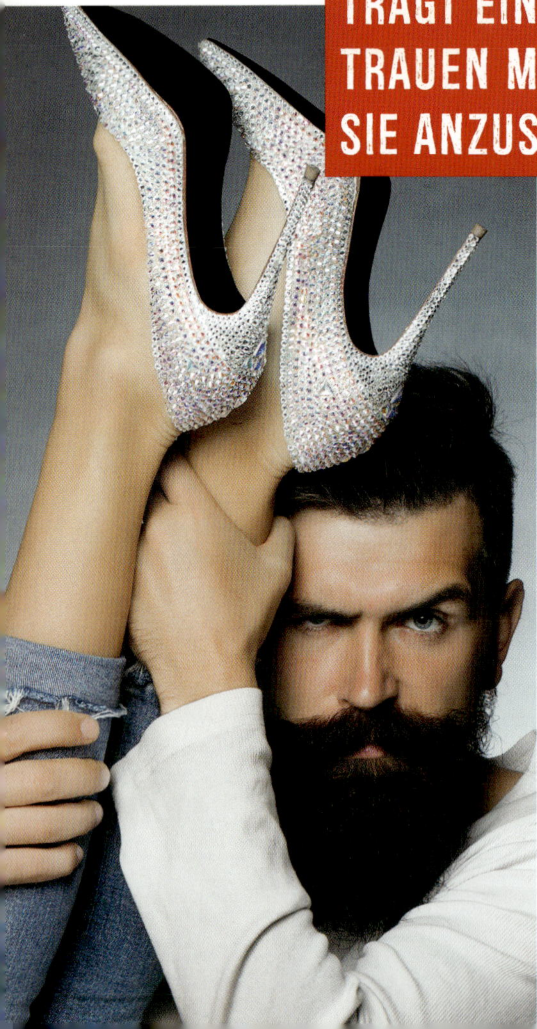

hohe Absätze trugen – je höher die Absätze, desto häufiger zeigten sich die Männer sofort zum Helfen bereit; sie beantworteten gern die Meinungsumfrage und hoben sofort den heruntergefallenen Handschuh auf (82 bis 83 Prozent Erfolgsquote gegenüber 42 bis 47 Prozent bei flachen Schuhen). Wurden die Lockvogel-Frauen in eine Bar geschickt, ergab sich das gleiche Bild: Die Frauen mit den höheren Absätzen wurden nach durchschnittlich acht Minuten von einem Mann angesprochen, die mit niedrigen Absätzen erst nach 14 Minuten. Die Männer sagten später, bei einer Frau mit hohen Absätzen sei die Schwelle, sie anzusprechen, niedriger.

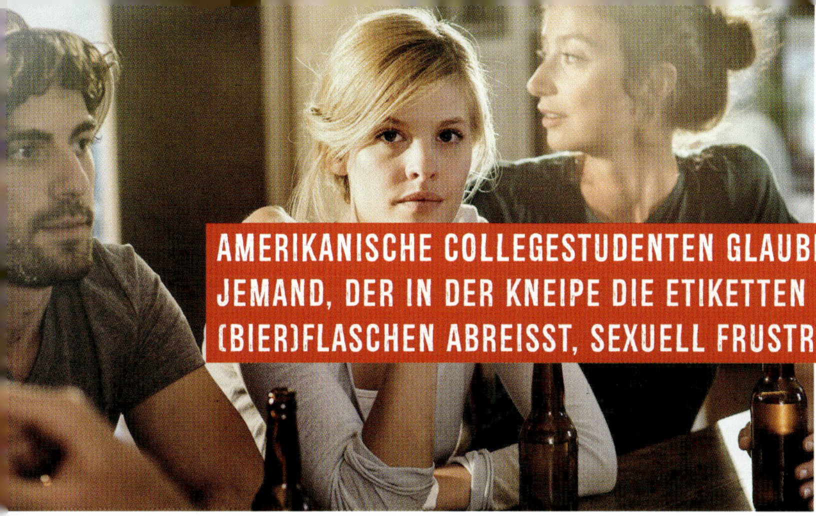

AMERIKANISCHE COLLEGESTUDENTEN GLAUBEN, DASS JEMAND, DER IN DER KNEIPE DIE ETIKETTEN SEINER (BIER)FLASCHEN ABREISST, SEXUELL FRUSTRIERT IST.

Dies ist ein sehr alter Collegemythos, der sogar in Gedichten und Songs vorkommt (z.B. in Sheryl Crows *All I Wanna Do*). Jeder, der in den USA anfängt zu studieren, bekommt diesen Mythos früher oder später erzählt. Aber kann da was dran sein? Schließlich hat jeder schon mal irgendwelche Flaschenetiketten abgeknibbelt. Die meisten sagen, dass sie das tun, weil sie sonst nicht wissen, was sie mit ihren Händen machen sollen – jetzt, da man in Kneipen nicht mehr rauchen darf. Dies könnte durchaus ein Zeichen für Unsicherheit oder eine gewisse Anspannung sein, aber daraus gleich sexuelle Frustration abzuleiten, ist vielleicht ein bisschen weit hergeholt. Da Frauen es häufiger tun als Männer, könnte es vielmehr sein, dass sich Männer diese Geschichte ausgedacht haben, um bei den knibbelnden Frauen einen weiteren blöden Spruch anbringen zu können. Es geht nämlich noch weiter: Man sagt, wer das kleine Etikett am Hals einer Flasche abreißt, ohne es zu beschädigen, wird noch am selben Abend Oralsex bekommen. Wer das große Etikett unten an der Flasche unbeschädigt abreißt, wird mit jemandem nach Hause gehen und/oder ist noch Jungfrau. Wer's glaubt … Ähnliches wird auch über das Kauen an Eiswürfeln oder Strohhalmen, das Zerrupfen von Servietten und das Spielen mit Bierdeckeln gesagt.

?! **SCHON GEWUSST?** In Büchern wie Tom Wolfes *Ich bin Charlotte Simmons* und Filmen wie *American Pie* werden sehr anschaulich die wilden Partys an amerikanischen Colleges beschrieben. Die Sitten sind dort tatsächlich rauer als in Europa. Vielleicht liegt es daran, dass amerikanische Studienanfänger jünger sind als europäische und zum ersten Mal von ihren gottesfürchtigen Eltern weg – jedenfalls lassen sie es so richtig krachen. Berüchtigt sind besonders die Partys in den Fraternities, den Burschenschaften: In deren schicken Häusern gehört Komasaufen zum guten Ton; Frauen werden je nach Aussehen hereingelassen oder nicht; es gibt „Toga-Partys" und Annäherungsversuche, die hierzulande eher als „billig" oder „eklig" eingestuft würden. So verschwimmt dann auch manchmal die Grenze dessen, was noch geht und was nicht: Vergewaltigungen sind an vielen Colleges ein Problem.

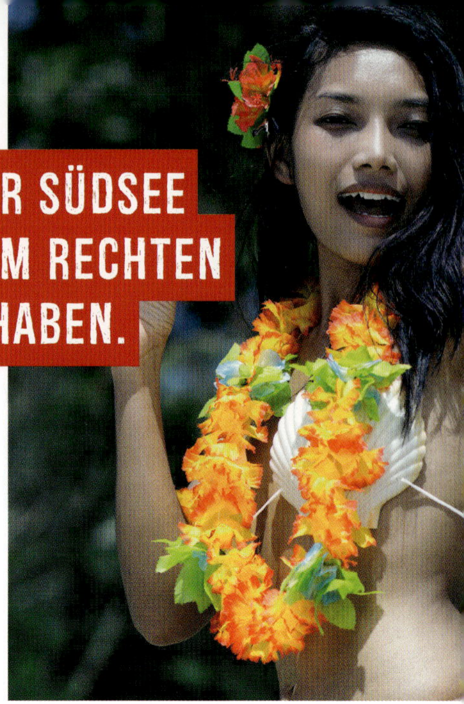

TRÄGT EINE FRAU IN DER SÜDSEE EINE BLUME HINTER DEM RECHTEN OHR, IST SIE NOCH ZU HABEN.

Auf den Inseln der Südsee (zu denen z.B. Tahiti, Bora-Bora, die Fidschi-Inseln, aber auch, als nördlichste Spitze, Hawaii gehören) haben Blumenketten und Blumen im Haar immer eine Bedeutung, zumindest bei Frauen. Trägt eine Frau eine Blüte hinter ihrem linken Ohr, ist sie schon vergeben. Rechts getragen bedeutet die Blüte: Ich bin noch frei. Man nimmt dafür aber nur abgefallene Blüten, keine gepflückten. Zu zeigen, dass man vergeben ist, kann wichtig sein: Erstens muss sich dann keiner mehr vergebliche Hoffnungen machen, und zweitens wird man in manchen Kulturen anders behandelt, wenn man verheiratet ist. Meistens ist es die Frau, die in irgendeiner Form ihren Status zeigt: So tragen Hindufrauen Armreifen aus Glas, die so lange getragen werden, bis der Ehemann stirbt, und dann zerschlagen werden. Beim bayrischen Dirndl muss Mann auf die Schleife achten: Sitzt sie vorn rechts, ist die Frau schon vergeben; sitzt sie links, ist sie für einen Flirt offen. Sitzt sie vorn in der Mitte, ist das Mädchen noch Jungfrau. Bei den traditionellen Bollenhüten des Schwarzwalds sind die Bollen bei unverheirateten Frauen rot, bei verheirateten schwarz.

?! **SCHON GEWUSST?** Wer nach Hawaii reist, wird dort mit Sicherheit jemanden Hula tanzen sehen – natürlich bei großen touristischen Vorführungen wie einem *luau,* einem Festessen, aber auch vielleicht ganz spontan auf einer Privatparty oder in der Kneipe. Zu romantisch klingenden Liedern, die in Hawaii jeder kennt, führen Frauen und Männer in Grasröcken und *leis,* Blumenkränzen, anmutige, geschmeidige Bewegungen aus. Dabei hat jede (Arm-)Bewegung, jeder Schritt etwas zu bedeuten; manchmal sieht man das auch gleich, wie bei der „sich im Wind wiegenden Palme“. Ganze Geschichten werden erzählt – von den Göttern, vom Meer, von der Sonne oder von der Sehnsucht nach dem Liebsten.

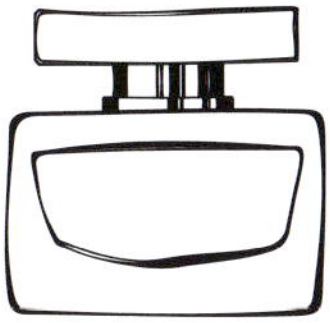

ES GIBT KEIN EINZIGES FRAUENPARFÜM, DAS MÄNNER ABTÖRNT.

Die „Smell and Taste Treatment and Research Foundation of Chicago" wollte wissen, welcher Geruch am ehesten eine sexuelle Reaktion bei Männern hervorruft. Dazu wurden 31 Probanden an eine Maschine angeschlossen, die den Blutfluss misst, welcher durch sexuelle Erregung hervorgerufen wird. Dann wurden ihnen Atemmasken mit verschiedenen Düften (nur positiv besetzte: Parfüms, Blumen- und Essensdüfte) vorgehalten. Das Ergebnis war, dass die stärkste Erregung bei allen Männern durch Düfte entstand, die etwas mit Essen und möglicherweise mit der Kindheit der Probanden zu tun hatten. Da es amerikanische Männer waren, reagierten sie am stärksten auf den Geruch von Kürbisauflauf und auf den von Donuts. Vielleicht sähe das bei deutschen Männern anders aus … Ein schönes Nebenergebnis der Studie war aber, dass die Männer bei jedem Duft, den sie zu riechen bekamen, eine sexuelle Reaktion zeigten – mal stärker, mal schwächer. Das bedeutet: Egal, welches Parfüm ihr tragt, die Männer finden es super …

58,8 PROZENT DER FRAUEN IST ES EGAL, WIEVIEL GELD DER MANN AUF DEM KONTO HAT.

Auch wenn ein Sprichwort sagt: „Geld macht schön", so zählt doch für 64 Prozent der Bundesbürger allein die Liebe und nicht das Einkommen ihrer Partner. Das fand das Meinungsforschungsinstitut EMNID im Jahr 2005 heraus. Laut der Studie wünschten sich nur 21 Prozent der Befragten, dass der Partner etwa gleich viel verdient wie sie selbst, und lediglich für 12 Prozent war ein Partner wichtig, der wesentlich mehr verdient als sie selbst. Bei den Ergebnissen gab es große Unterschiede zwischen den Geschlechtern: Dreimal so viele Frauen wie Männer wünschten sich einen Partner, der deutlich höhere Einkünfte erzielt als sie selbst. Was zunächst wie eine Sehnsucht nach klassischen Rollenverteilungen klingt, wird schnell zu einer eher traurigen Notwendigkeit, wenn man bedenkt, dass Frauen immer noch weniger verdienen als gleich oder gar schlechter qualifizierte Männer. So lässt sich erklären, dass 71 Prozent der Männer angeben, dass ihnen das Einkommen der Partnerin egal ist, aber nur 58 Prozent der Frauen. Auch innerhalb der Altersgruppen gibt es große Unterschiede. Bei Frauen zwischen 50 und 59 Jahren wünschten sich 21 Prozent einen Partner, der deutlich mehr verdient als sie selbst. Bei den 14- bis 29-Jährigen waren es nur 5,9 Prozent.

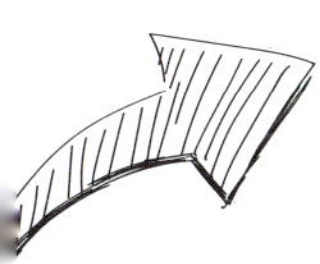

CHINESISCHE PAARE SCHICKEN SICH BEIM CHATTEN ZAHLENCODES ZU, WOBEI 520 FÜR „ICH LIEBE DICH" STEHT.

Zahlen haben in China seit jeher große symbolische Kraft. Ausgehend von Homofonen, also gleichlautenden Wörtern bzw. Silben, ist jeder Zahl eine symbolische Bedeutung zugeordnet. So gilt die 8 in China geradezu als eine Superzahl, da sie so ähnlich klingt wie die Begriffe für „Reichtum" und „Wachstum", und auch die 6 ist mit Glück konnotiert. Die 4 wird dagegen gemieden und fehlt sogar in manchem chinesischen Aufzug, da sie ausgesprochen wie das Wort für „Tod" klingt. Diese Tradition hat nun im Internet-Zeitalter eine wunderbare und teils wundersame Antwort auf die Notwendigkeiten moderner Kommunikation geliefert: Die Verwendung der chinesischen Schriftzeichen im Internet ist zeitaufwendig und international nicht kompatibel und selbst die Pinyin-Umschrift auf Basis des lateinischen Alphabets ist für viele Chinesen schwieriger zu nutzen als die Zahlencodes, die sich im Mailing- und Chatverkehr inzwischen zu einer Art Parallelsprache entwickelt haben. So klingt die Zahl 5 ausgesprochen ähnlich wie „ich", die 0 wie „du", womit wir bei dem bekanntesten Beispiel wären: 520 heißt „Ich liebe dich". 065 heißt „Verzeih mir" – ob das der älteren Generation gelingen wird, die bereits den Niedergang der chinesischen Schriftsprache voraussieht, bleibt offen.

520

EINANDER TIEF IN DIE AUGEN ZU SCHAUEN ERHÖHT DIE WAHRSCHEINLICHKEIT, SICH INEINANDER ZU VERLIEBEN.

Ich schau dir in die Augen, Kleines! Was im Filmklassiker Casablanca eine lässige Liebeserklärung ist, funktioniert offenbar auch im richtigen Leben. Eine Studie untersuchte die Auswirkung von ausgiebigem Blickkontakt zwischen völlig fremden Menschen. Jeweils ein Mann und eine Frau sollten sich zuerst über ihr Privatleben unterhalten und danach einfach nur gegenseitig in die Augen schauen. Hinterher berichteten viele Teilnehmer, dass sie starke Gefühle für den jeweiligen Testpartner entwickelt hatten. Zwei der Paare heirateten nur wenige Monate später. Dabei kannten die Teilnehmer sich vor der Studie nicht einmal. Woher die plötzliche Zuneigung? Psychologisch betrachtet ist Blickkontakt zunächst eine Herausforderung. Schaut uns jemand tief in die Augen, empfinden wir das als potenzielle Bedrohung. Deshalb gilt es in vielen Kulturen als unhöflich, jemandem ins Gesicht zu starren. Wenn wir aber den Blickkontakt mit jemandem länger aushalten, ist das ein Zeichen von Vertrauen. Und daraus kann offenbar leicht Liebe werden.

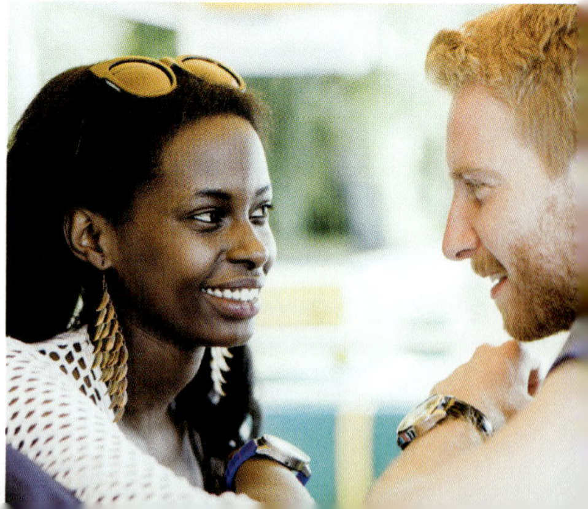

LAUT EINER STUDIE FINDEN FRAUEN MÄNNER IN ANZUG UND KRAWATTE DREIMAL ATTRAKTIVER ALS MÄNNER IN SHORTS UND T-SHIRT.

Kleider machen Leute, heißt es im Volksmund. Und deshalb machen die meisten Leute ziemlich viel Aufhebens um ihre Kleider. Denn die Kleidung eines Menschen bedeckt nicht nur seinen Körper, sondern sendet Signale an seine Umwelt, lässt Rückschlüsse auf seinen finanziellen Status, seine soziale Zugehörigkeit, seinen Geschmack und seine persönlichen Ansichten zu. Zahlreiche Kleidungsstücke sind symbolisch aufgeladen und vermitteln eine klare Botschaft: So stehen Anzug und Krawatte für Seriosität und Tradition, für Stärke und Männlichkeit, für einen soliden Charakter und ein höheres Einkommen. Vielleicht sind es genau diese halb bewussten Attribute und Konnotationen, die Frauen besonders attraktiv finden: Die Umfrage eines kalifornischen Herrenausstatters ergab, dass von 387 befragten Frauen knapp 20 Prozent sich beim ersten Date von einem Mann in Anzug und Krawatte besonders angezogen fühlen würden, während nur etwas über 5 Prozent einem Mann in Shorts und T-Shirt den Vorzug geben würden. Schlechte Karten also für Krawattenmuffel – und höchste Zeit, den guten alten „Kulturstrick“ mal wieder anzulegen.

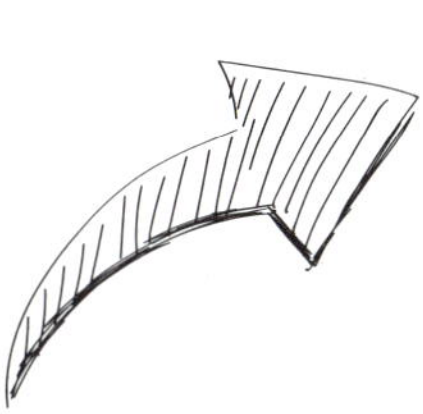

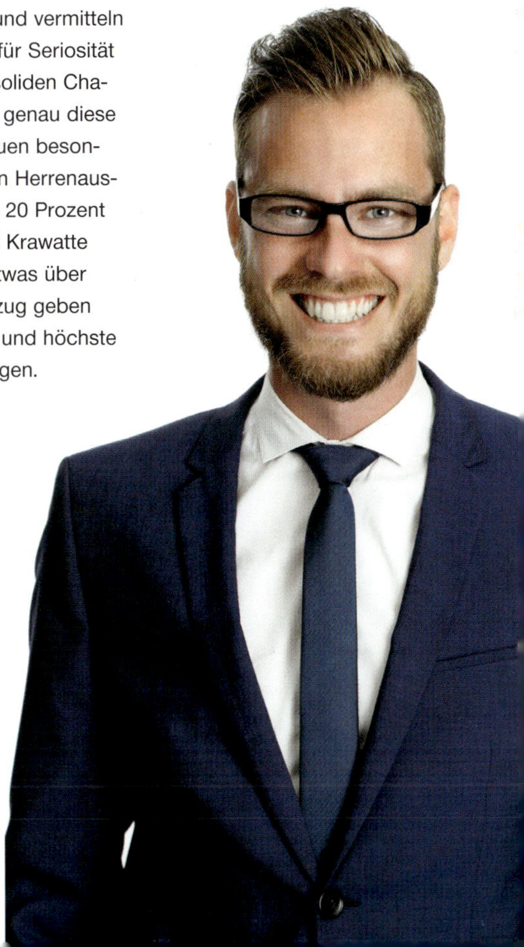

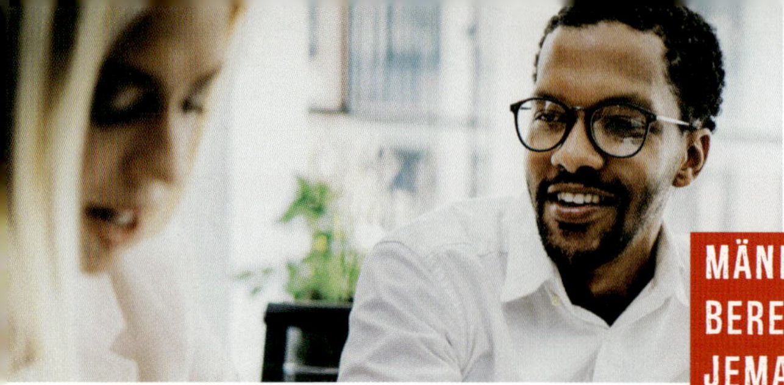

MÄNNER SIND GENERELL EHER BEREIT ALS FRAUEN, SICH MIT JEMANDEM MIT ANDERER HAUTFARBE ZU VERABREDEN.

Gleich mehrere beim Speed- und Online-Dating durchgeführte Studien – alle aus den USA – bestätigen das übereinstimmend: Männer aller Hautfarben sind generell aufgeschlossener gegenüber Frauen anderer Hautfarben als Frauen. Hellhäutige Männer, die in der sozialen Hierarchie immer noch ganz oben stehen, sind am wenigsten wählerisch. Sowohl europäische als auch asiatische, hispanische und afroamerikanische Frauen sehen zwar genau, wenn ein Mann gleich welchen Aussehens sehr attraktiv und/oder nett ist, nehmen aber im Zweifel lieber jemanden aus dem eigenen Kulturkreis. Europäische, hispanische und asiatische Frauen lagen dabei etwa gleichauf, während afroamerikanische Frauen sich in auffällig großer Zahl ausschließlich auf afroamerikanische Männer konzentrierten. Generell wird dieses Phänomen damit erklärt, dass wir immer noch dem altbekannten Urzeitschema folgen: Männer wollen sich so viel wie möglich fortpflanzen (und da macht es wegen der genetischen Vielfalt sogar richtig Sinn, möglichst eine Partnerin zu wählen, die sich von einem selbst deutlich unterscheidet); Frauen suchen für die Aufzucht ihrer Kinder Sicherheit, und die – so glauben sie – ist am ehesten bei jemandem zu finden, der einem irgendwie ähnlich oder vertraut ist, also auch die gleiche Hautfarbe hat. Ausnahmen bestätigen natürlich die Regel. Schlechte Nachrichten für asiatische Männer: Sie waren bei den Frauen dieser Studie am unbeliebtesten …

EIN GLAS WEIN ZU TRINKEN, MACHT ATTRAKTIVER – ZWEI GLÄSER MACHEN UNATTRAKTIVER.

In einem psychologischen Experiment der University of Bristol wurden 40 männliche und weibliche Probanden in drei verschiedenen Stadien fotografiert: einmal nüchtern, einmal nach dem Genuss eines großen (250 ml) Glas Weins, und einmal nach dem Genuss von 500 ml Wein. Beim anschließenden Foto-Check fanden die meisten Probanden die Menschen am attraktivsten, die das eine Glas Wein getrunken hatten, gefolgt von den nüchternen. Als weniger attraktiv wurden die eingestuft, die schon 500 ml Wein intus hatten. Die Forscher erklärten das damit, dass ein Glas Wein zum einen für eine belebte Gesichtsfarbe sorgt, was als gesund und hübsch wahrgenommen wird, und zum anderen eine relaxte Grundstimmung herstellt: Körper- und Gesichtsmuskeln entspannen sich, man wirkt offener und lacht mehr. Und das ist natürlich attraktiv! Je mehr man allerdings danach noch weitertrinkt, desto mehr überwiegen die unangenehmen Aspekte des Angetrunkenseins die positiven. Also: Wer auf Flirterfolge aus ist, sollte sich beschränken!

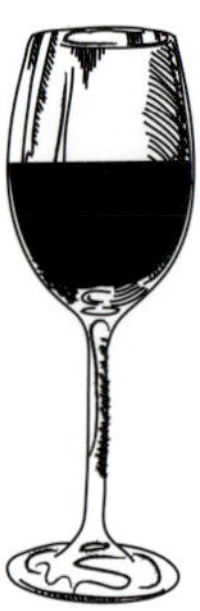

Dating-Apps, Online-Partnerbörsen und Chat-Dienste sind allgegenwärtig – da entsteht der Eindruck, wer niemanden kennen und vielleicht auch lieben lernt, der ist irgendwie selbst schuld. Doch was tun, wenn es geklappt hat und man den anderen wieder loswerden möchte? Gemäß zweier neuer Dating-Trends geht das ebenso einfach wie das Kennenlernen: Beim „Ghosting" schaltet man sich selbst, nach mehreren Dates oder gar einer Beziehung, einfach auf stumm und lässt alle Kontaktversuche des Eben-noch-Liebsten ins Leere laufen. Nach einer Studie des britischen Markt- und Meinungsforschungsinstituts YouGov und der *Huffington Post* haben über 10 Prozent aller Amerikaner Erfahrungen mit Ghosting. Besonders betroffen: die Altersgruppe der 18- bis 29-Jährigen, also die Generation der „Digital Natives". Neu ist das Phänomen allerdings nicht: Radikale Abfuhren gab es schon immer, ebenso wie die Folgen für den Betroffenen: Verunsicherung und Misstrauen bei der nächsten Beziehung bis hin zu tiefen Krisen. Einig ist man sich aber auch, dass diese Art des Schlussmachens durch die moderne Kommunikation verstärkt wird. Auch das „Benching" ist alles andere als neu: „festhalten und weiterschauen" hieß das schon, als das Internet noch Stoff für SciFi-Thriller war. Dabei wird der vermeintliche Partner umschmeichelt, weitere Treffen werden aber „auf die lange Bank" geschoben – es könnte sich ja eine attraktivere Option ergeben, und zwar schon mit dem nächsten Klick.

„GHOSTING" BESAGT, DASS MAN SICH BEI JEMANDEM NICHT MEHR ZURÜCKMELDET. „BENCHEN" BEDEUTET, DASS MAN JEMANDEN BEIM KENNENLERNEN HINHÄLT.

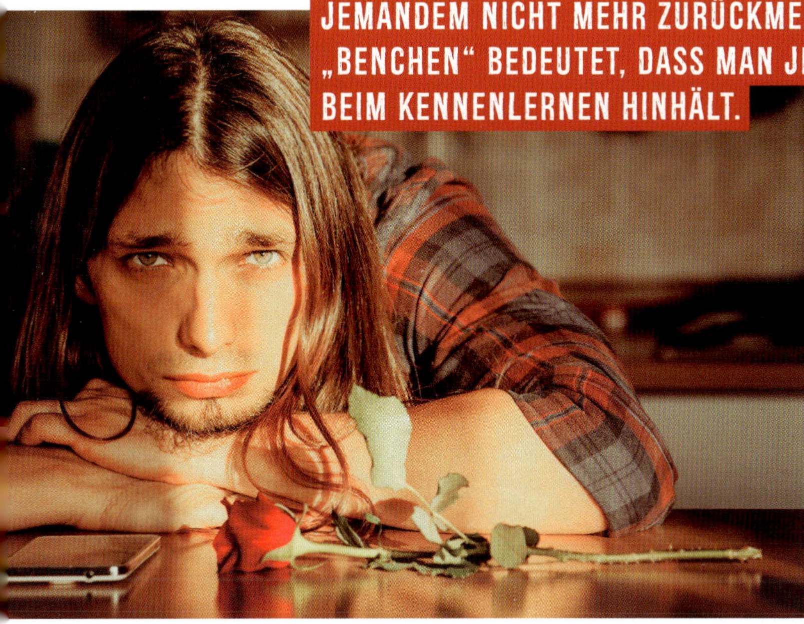

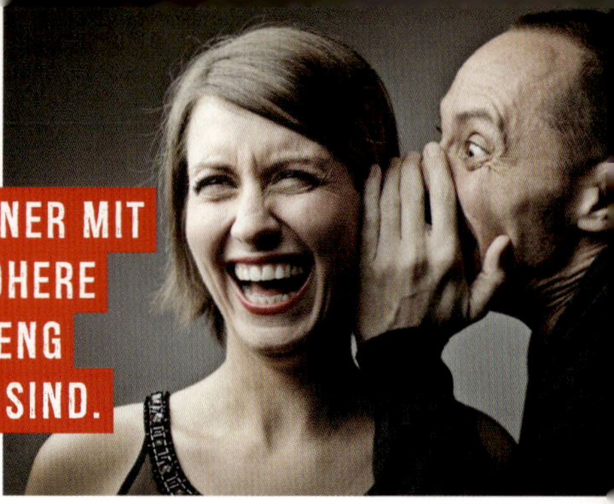

FRAUEN BEVORZUGEN MÄNNER MIT SINN FÜR HUMOR, WEIL HÖHERE INTELLIGENZ UND HUMOR ENG MITEINANDER VERBUNDEN SIND.

Dass humorvolle Männer beim anderen Geschlecht so gut ankommen, hat mit der menschlichen Evolution zu tun: Wer witzig ist, kann gut denken, und wer gut denken kann, kommt in der Außenwelt besser zurecht. Wählt also eine Frau einen humorvollen Mann als Sexual- und Lebenspartner, so verschafft sie ihren Nachkommen gute Gene und hat zugleich einen intelligenten und damit besonders lebenstüchtigen Unterstützer an ihrer Seite. „Humor ist ein sehr guter und verlässlicher Weg, um hohe Intelligenz und kreative Fähigkeiten zu zeigen", sagt Geoffrey Miller, Psychologe an der University of New Mexico in Albuquerque. Übrigens: Während Frauen sich von Männern angezogen fühlen, die Humor verbreiten, sucht der durchschnittliche Mann eher eine Frau, die über seine Witze lacht. Laut Miller ist auch diese Vorliebe ein geschickter Schachzug der Natur: Männer setzen Humor als ein Mittel ein, um ihre Klugheit zu demonstrieren und bei den Frauen ihre Chancen zu erhöhen. Gleichzeitig werden männliche Konkurrenten durch Humor auf elegante Weise mattgesetzt.

AN DEN FRUCHTBAREN TAGEN INTERESSIEREN SICH FRAUEN EHER FÜR MÄNNER, DIE EINE MACHO-AUSSTRAHLUNG HABEN.

Die weibliche Suche nach dem Super-Macho ist ein Relikt aus der Evolution: Um ihren Nachwuchs mit guten Genen auszustatten, halten Frauen an den Tagen rund um ihren Eisprung intuitiv nach großen und dominanten Sexualpartnern Ausschau. Das weibliche Gehirn interpretiert männliches Dominanzgebaren in dieser Zyklusphase als Zeichen von Stärke und Gesundheit – und gerade diese Eigenschaften sind für den Homo sapiens entwicklungsgeschichtlich schon immer von entscheidender Wichtigkeit gewesen. Verschiedene Experimente haben das bewiesen: So ließ zum Beispiel der Psychologe Steven Gangestad von der Universität in Albuquerque 230 junge Frauen die Attraktivität von Männern bewerten und errechnete zugleich, in welcher Zyklusphase sich jede einzelne Teilnehmerin gerade befand. Die Ergebnisse waren eindeutig. Doch die Machos sollten sich nicht zu früh freuen: Wenn es um die Gründung einer Familie geht, ziehen die meisten Damen einen sensiblen und verlässlichen Partner vor, der nicht unbedingt ein Supermann sein muss!

MÜNDLICHE PRÜFUNG
KÜSSEN

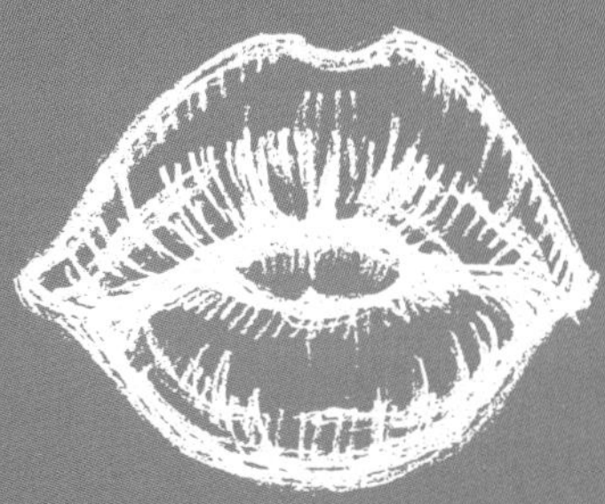

Mit dem ersten Kuss fängt es zwischen zwei Menschen an, interessant zu werden. Hier erfährst du unter anderem, was Männer und Frauen beim Küssen besonders mögen, welche Filmküsse Geschichte schrieben und welche Küsse gesund sind – jedenfalls nicht der Knutschfleck, an dem jemand gestorben ist …

BEI JEDEM KUSS WERDEN CA. 250 BAKTERIEN AUSGETAUSCHT.

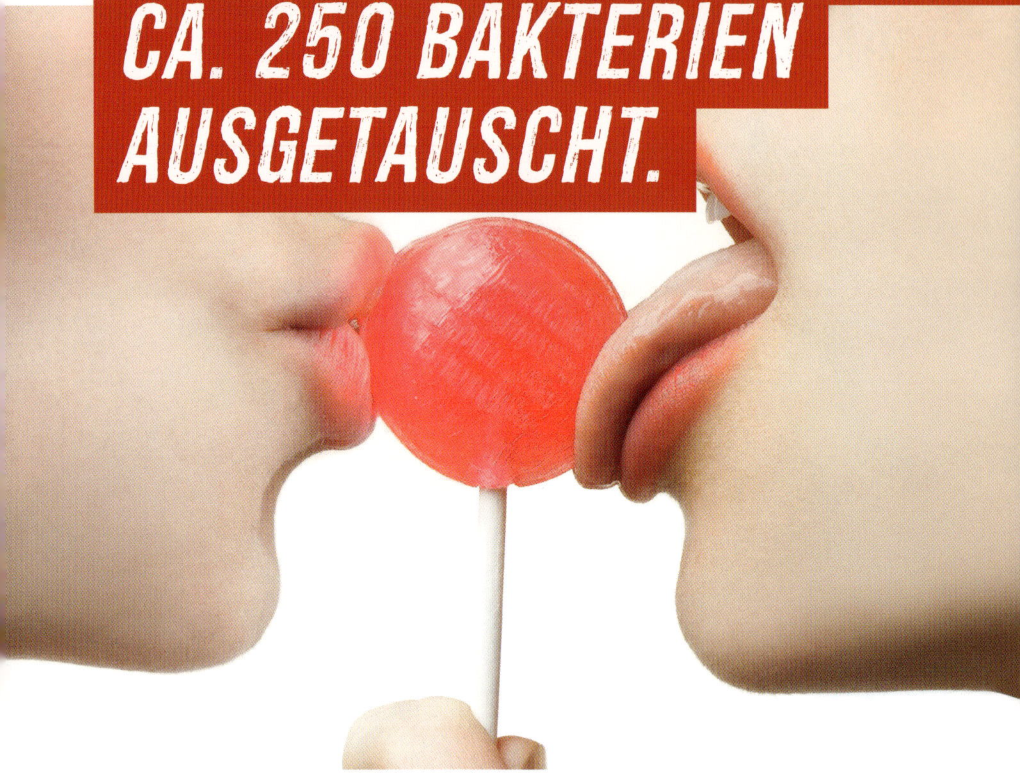

Der schwedische Apothekerverband vermeldet: Bei einem Zungenkuss werden etwa 250 verschiedene Bakterienarten ausgetauscht, außerdem 40.000 weitere Keime, 0,7 Gramm Albumin, 0,45 Gramm Fett und 0,18 Gramm „Sonstiges". Doch bevor sich jetzt alle das Küssen abgewöhnen, gibt es auch direkt Entwarnung: Nicht alle Bakterien sind böse. Manche sind harmlos, andere haben sogar nützliche Funktionen. Sie helfen etwa beim Aufspalten von Nahrung. In kleinen Mengen dienen selbst Krankheitserreger als Gesundheits-Booster: Sie aktivieren die Abwehr und können so zur Immunisierung beitragen. Britische Forscher haben sogar die Theorie aufgestellt, dass sich der Zungenkuss in der Menschheitsgeschichte ursprünglich als primitive Impfung entwickelte. Dadurch konnten sich die Immunsysteme von Sexualpartnern aneinander angleichen. Die so aufgebaute Immunität konnte in der Schwangerschaft lebensrettend sein. Aufs Küssen verzichten muss man also nur bei Herpes oder bei ansteckenden Krankheiten, die auch durch das Niesen übertragen werden können. In allen anderen Fällen überwiegen die Vorteile.

96 PROZENT DER FRAUEN, ABER NUR 10 PROZENT DER MÄNNER STEHEN AUF NACKENKÜSSE.

Im alten Japan galt ein anmutiger Nacken als attraktivster Teil des weiblichen Körpers. Die Gewänder der Geishas ließen deshalb den weiß gepuderten Nacken frei – der Gipfel der Erotik. Auch heutzutage sollte man diesen vermeintlich harmlosen Körperteil beim Liebesspiel nicht vernachlässigen. Denn 96 Prozent der Frauen, die Kuss-Experte William Cane für sein Buch *The Art of Kissing* befragte, wurden gern im Nacken geküsst. Dort ist die Haut dünn, die Nervenenden sind dicht gebündelt. Zärtliche Berührungen und warme Küsse werden deshalb als besonders intensiv empfunden. Auch das sanfte Kribbeln, das viele Menschen bei leisen Geräuschen oder angenehmen, entspannenden Tätigkeiten empfinden, geht oft vom Nacken aus. Leider listeten nur 10 Prozent der Männer den Nackenkuss unter ihren Lieblingsküssen. Kommt der eigene Partner also nicht von selbst auf die Idee, den Nacken zu liebkosen, weiß er vielleicht einfach nichts vom prickelnden Genuss, den ein Kuss auf diesen gar nicht so unschuldigen Körperteil bereiten kann. Es sei denn, er ist Samurai.

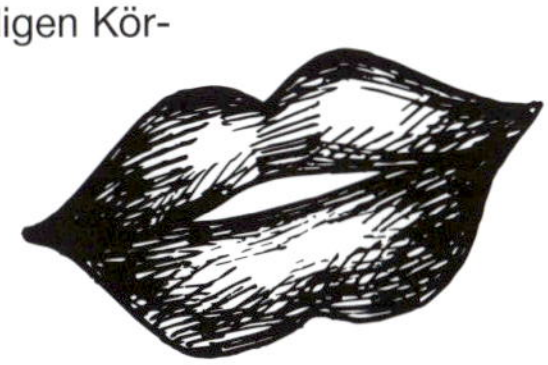

ES GIBT EINEN STUDIENGANG NAMENS PHILEMATOLOGIE, BEI DEM MAN KÜSSEN WISSENSCHAFTLICH ERFORSCHEN KANN.

Die Philematologie gibt es wirklich – und sie ist tatsächlich die Wissenschaft vom Küssen. Der Name leitet sich vom griechischen *philema* her, was „Kuss“ bedeutet. Ein eigenes Studienfach ist die Philematologie allerdings nicht, eher eine akademische Spezialisierung. Ein interdisziplinäres Forschungsfeld irgendwo zwischen Biologie und Ethnologie, Psychologie und Soziologie. Kussforschung eben! Denn auch wenn man keinen Studienabschluss in Philematologie erwerben kann, so lässt sich das Küssen doch sehr gut wissenschaftlich untersuchen. Kussforscher interessieren sich für alles, was mit Knutschen, Bützen und Poussieren zusammenhängt: Für den körperlichen Vorgang des Küssens und seine Wirkung, für die Geschichte des Kusses, für seine vielfältigen Funktionen im Laufe der Zeit und in unterschiedlichen Kulturkreisen, für den Hand-, Fuß- und Nasenkuss und vieles, vieles mehr. Natürlich lernt man gerade beim Küssen am besten durch die Praxis, doch dümmer wird man auf keinen Fall, wenn man sich auch theoretisch mit einer der ältesten, vielseitigsten und schönsten Kulturtechniken der Welt beschäftigt!

HEUTZUTAGE KANN MAN KÜSSE PER USB UND INTERNETVERBINDUNG ÜBERTRAGEN.

Früher hieß es „A kiss is still a kiss“. Aber gilt das auch im 21. Jahrhundert? Dr. Hooman Samani aus Singapur ist einer der Mitbegründer einer neuen wissenschaftlichen Disziplin, die die menschliche Liebe zu Robotern erkundet: Lovotics. Eine seiner Erfindungen ist der „Kissenger“. Der Name setzt sich aus den Begriffen „Kiss“ und „Messenger“ zusammen. Dieses kleine Gerät, das ein wenig wie ein Sparschwein anmutet, soll zum Beispiel Paaren in einer Fernbeziehung beim Erhalt der körperlichen Nähe helfen. Der Kissenger verfügt über einen USB-Anschluss, Bluetooth-Funktion und jede Menge Drucksensoren unter den großen Silikonlippen. Die Kussbewegung an einem Gerät wird über ein Chatprogramm an die Sensoren des Empfängergerätes übertragen. So können Küsse „live“ via Internet übermittelt werden. Aber der Kissenger kann auch ohne Verbindung zu einem zweiten Gerät genutzt werden. Manch einer kann so die eigene Kusstechnik verfeinern. Übung macht ja bekanntlich den Meister.

EIN WANGENKUSS WIRD IM KNIGGE „AKKOLADE“ GENANNT.

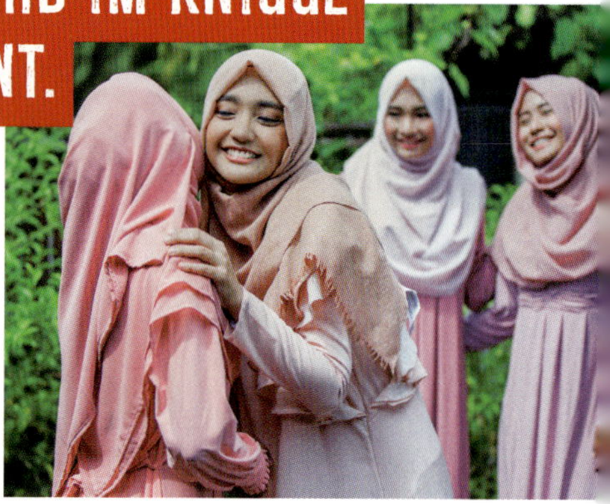

Ein Brauch, der über Frankreich zu uns gefunden hat, ist der Austausch von wechselseitigen Begrüßungsküsschen auf die Wange. Dieses Bussi-Bussi hat auch einen vornehmen Namen: Akkolade. Der Begriff leitet sich von den lateinischen Wörtern *ad* und *collum* ab und bedeutet so viel wie „Umhalsung“. Die Küsschen werden dabei normalerweise nur angedeutet. Echte Wangenschmatzer gelten als schlechter Stil, Berührungen zwischen Lippe und Wange sollten vermieden werden. Allerdings kann sich das je nach Region, Familie oder Freundeskreis unterscheiden. Auch die Anzahl der Luftküsse unterliegt den jeweiligen Regeln der Gruppe. Mit Liebesküssen hat die Akkolade jedenfalls nichts zu tun. Der Begriff bezieht sich ausschließlich auf Kussrituale. So gelten die höflichen Küsse, die Politiker bei Staatsbesuchen austauschen, ebenfalls als Akkoladen. Auch auf den Ritterschlag folgte meistens eine Akkolade. Vielleicht tröstet das alle, die diese Form der Begrüßung albern finden und sich trotzdem herzen lassen müssen.

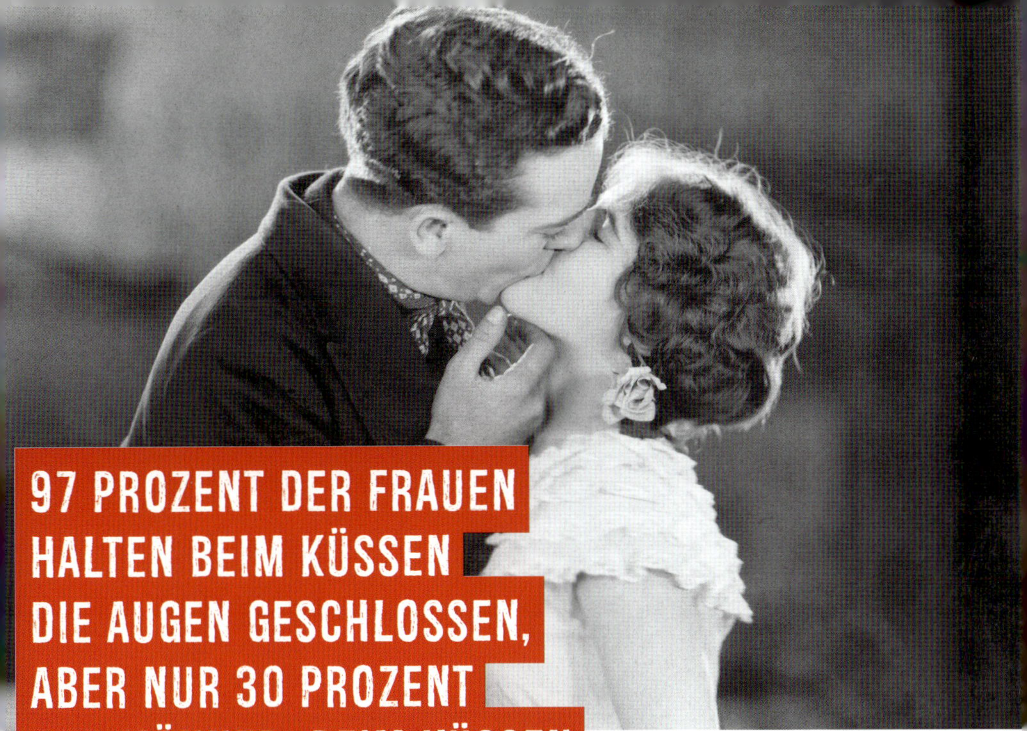

97 PROZENT DER FRAUEN HALTEN BEIM KÜSSEN DIE AUGEN GESCHLOSSEN, ABER NUR 30 PROZENT DER MÄNNER. BEIM KÜSSEN DREHEN DIE MEISTEN PAARE IHREN KOPF NACH RECHTS.

Die großen und kleinen Unterschiede zwischen Männern und Frauen sind so mannigfaltig, dass man ganze Bücher darüber schreiben könnte. Und auch der Vorgang des Küssens stellt hier keine Ausnahme dar. So küssen nur drei Prozent der Frauen mit geöffneten Augen, während ganze 70 Prozent der Männer ihre Partnerinnen mit offenen Augen küssen oder sie sogar direkt dabei anschauen. Wie so oft bei der Analyse des menschlichen Paarungsverhaltens liegt die Ursache in unserer Evolutionsgeschichte. Der Mann musste in grauer Vorzeit auch während des Küssens die Umgebung im Auge behalten, um sicherzustellen, dass keine Angreifer oder anderen Gefahren lauerten. Dass es nur selten zu unangenehmen Zusammenstößen der Nasen kommt, liegt übrigens daran, dass die meisten Menschen ihren Kopf automatisch zum Küssen nach rechts drehen. Dies wird schon früh im Gehirn festgelegt, ganz ähnlich wie die Einteilung in Rechtshänder oder Rechtsfüßer.

ES GIBT WELTWEIT GESETZE, DIE DAS KÜSSEN REGLEMENTIEREN SOLLEN.

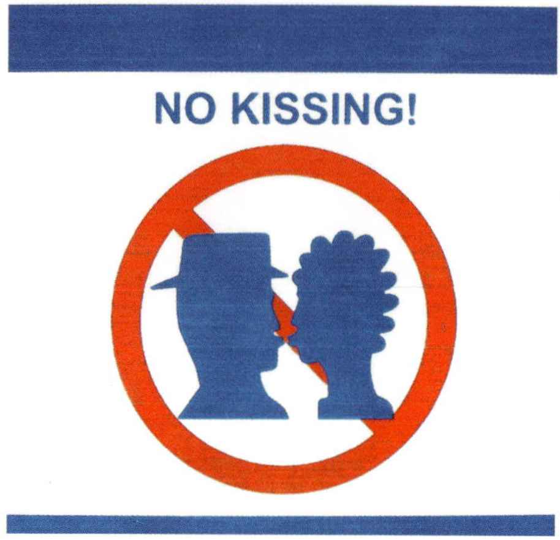

Was gibt es für ein frisch verliebtes Paar Schöneres, als gemeinsam auf Reisen zu gehen. Wenn Pässe, Visa und Landkarten verstaut sind, sollten aber auch die Gesetze und Gepflogenheiten des Gastlandes studiert werden. So verbieten gleich zwei US-Staaten (Michigan und Connecticut) den Männern, ihre Frauen an einem Sonntag zu küssen. In der Stadt Eureka im Bundesstaat Nevada ist es Männern, die einen Schnurrbart tragen, untersagt, in der Öffentlichkeit ihre Liebsten zu küssen. (Ob dieses Gesetz von einer Frau gemacht wurde, ist nicht bekannt.) Aber Vorsicht: Wer jetzt alles auf die verrückten Amerikaner schieben will, liegt falsch. In Frankreich ist aus Sicherheitsgründen das Küssen an Bahnübergängen verboten und sogar die heißblütigen Italiener meinen, die Leidenschaft junger Liebender kontrollieren zu müssen. So ist es in dem Ort Eboli verboten, in Autos „Küsse oder andere Zärtlichkeiten auszutauschen“ und im sizilianischen Dorf Monreale ist das Küssen in allen öffentlichen Parks untersagt.

?! **SCHON GEWUSST?** In Indien (wie auch in etlichen anderen Ländern) wurde und wird Küssen eher als etwas Privates angesehen, das man ausschließlich in den eigenen vier Wänden tun sollte. Dies zeigte sich auch lange in den Bollywoodfilmen: Es gab Filmküsse, doch die waren eher selten, denn ein Kuss kam selten an der strengen indischen Zensurbehörde vorbei, und kein Regisseur wollte, dass sein Film erst ab 18 freigegeben wurde. So entwickelte sich eine ganz eigene, poetische Filmsprache: Es kommt fast zum Kuss, doch dann entwischt die Frau und kichert; Blumen berühren sich; die Frau wird mit einer Feder gestreichelt; oder man sieht das Paar im Wasser gespiegelt, das sich im entscheidenden Moment kräuselt. Sogar Bollywood-Superstar Shah Rukh Khan hatte seinen ersten Leinwandkuss erst im Jahr 2012.

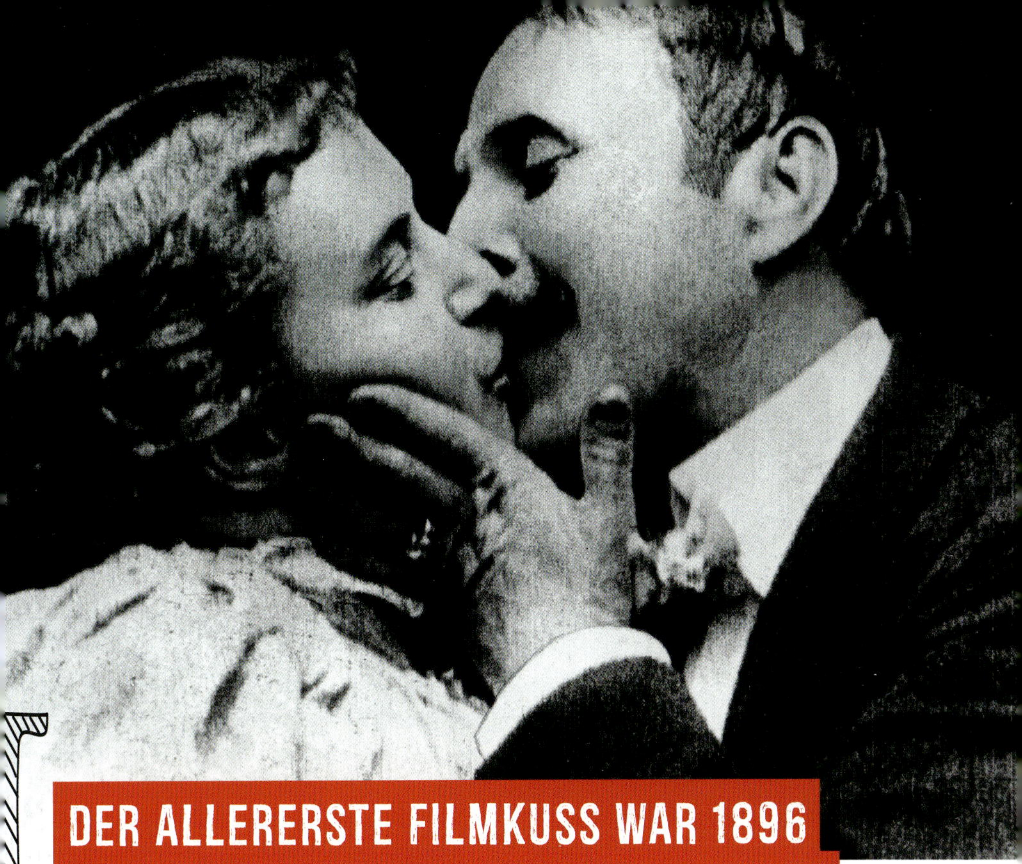

DER ALLERERSTE FILMKUSS WAR 1896 IN „DER KUSS" ZU SEHEN UND WAR EIN RIESIGER SKANDAL.

Wie so oft in der Geschichte der Kunst bedarf es nur ein paar Sekunden, um die Moralapostel auf den Plan zu rufen. Der Film *Der Kuss* (Original: *The Kiss* oder auch *The May Irwin Kiss*) aus dem Jahr 1896 ist lediglich 35 Sekunden lang. Thomas Edison reagierte auf die Erfolge der Brüder Lumière und gab diesen kurzen Film in Auftrag. Er zeigt die Schauspieler John C. Rice und May Irwin, wie sie den Höhepunkt des Bühnenstücks *The Widow Jones* nachspielen. Der Zuschauer sieht die beiden in einer engen Umarmung. Dabei unterhalten sie sich. Dann streicht sich Rice den Schnurrbart glatt und nimmt das Gesicht seiner Herzensdame in beide Hände. Erst im letzten Moment erfolgt der Kuss. Edisons eigenen Aufzeichnungen zufolge brach das Publikum bei jeder Vorstellung in Begeisterungsstürme aus. Aber es soll auch die ersten Rufe nach Zensur gegeben haben, da die offene Darstellung des Kusses als unmoralisch und verkommen angesehen wurde.

KÜSSEN IST HYGIENISCHER UND GESÜNDER ALS HÄNDESCHÜTTELN.

Wer Freunde oder Gäste mit Bussi-Bussi statt mit einem Händedruck grüßt, senkt dadurch das Risiko, sich mit Krankheitskeimen anzustecken. Das haben Forscher der London School of Hygiene and Tropical Medicine herausgefunden. Im Rahmen einer Übersichtsstudie stellten sie fest, dass durch Küssen kaum Erkältungs- und Grippeviren übertragen werden. Für Magen-Darm-Keime lag die Übertragungsrate sogar noch niedriger. Mit den Händen hingegen würden viele Menschen Krankheitskeime über Türklinken, Treppengeländer oder Tastaturen aufnehmen. Wenn sie sich das nächste Mal ins Gesicht fassen, etwa beim Niesen oder Augenreiben, gelangen die Keime dann über die Schleimhäute in den Körper. Beim Händeschütteln wiederum geben sie die Erreger an andere Menschen weiter. Was aber ist mit Kollegen, dem Chef und anderen Leuten, die man nicht küssen möchte? Wenn sich das Händeschütteln nicht vermeiden lässt, raten die Forscher dazu, sich häufig die Hände mit Seife zu waschen. Unterwegs helfen Handreiniger auf Alkoholbasis.

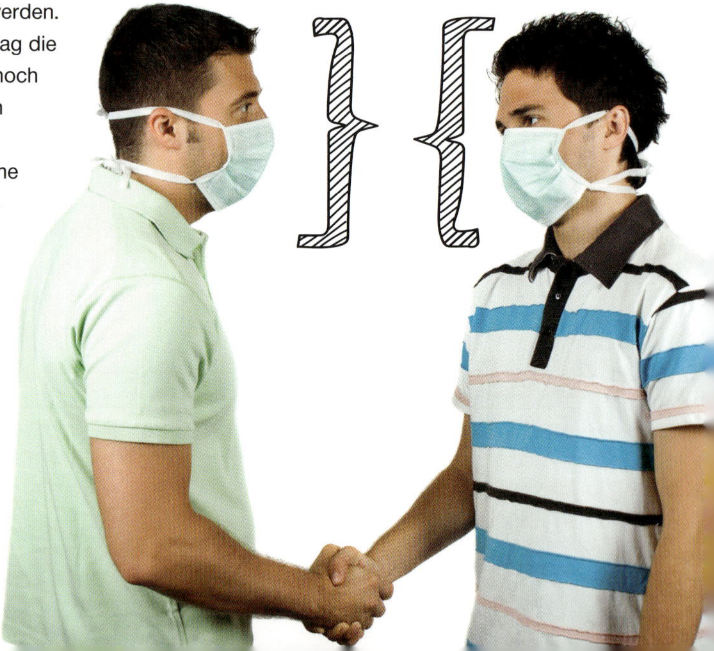

FRANZOSEN KÜSSEN ZWEIMAL MEHR UND AUCH BESSER ALS DEUTSCHE.

Das Internetportal friendscout24 ließ 2008 in ganz Europa eine Umfrage zum Thema „Küssen“ durchführen, deren Ergebnisse dann doch etwas überrascht haben: Zunächst einmal küssen die Deutschen viel seltener als andere Europäer: 37 Prozent tun es weniger als dreimal täglich, nur 19 Prozent zehnmal. Bei den Spaniern und Franzosen lag diese Zahl immerhin bei 33 Prozent, bei den Italienern küssen 36 Prozent immerhin fünfmal täglich. Noch frappierender war allerdings, dass sich 85 Prozent der befragten Franzosen, 81 Prozent der Italiener und 79 Prozent der Spanier selbst für die europaweit besten Küsser hielten, aber nur 30 Prozent der Deutschen. Das sahen auch die anderen so: Nur zwei Prozent der Spanier, ein Prozent der Italiener und null Prozent der Franzosen hielten die Deutschen für die besten Küsser, wohingegen die Deutschen mit 34 Prozent meinten, den Franzosen gebühre der europäische Platz Eins. Wie diese Ergebnisse zustandekommen, ist nicht bekannt – irgendwie scheinen die anderen Länder eine andere Kusskultur zu haben als wir. In Frankreich gibt man sich ja schon (Luft-)Küsse, wenn man sich noch kaum kennt … vielleicht hat es damit irgendwas zu tun.

NUR ACHT PROZENT DER MÄNNER KÜSSEN GERNE GESCHMINKTE LIPPEN.

Rote Lippen soll man küssen, heißt es in einem Schlager aus den 1960er Jahren. Der amerikanische Soziologe William Cane würde dem widersprechen. Denn seinen Nachforschungen zufolge mögen mehr als 90 Prozent der Männer es nicht, geschminkte Lippen zu küssen. Die Gründe dafür sind vielfältig. Manche Männer gaben zu Protokoll, ihnen sei der Geschmack von Lippenstift zuwider. Andere fanden das „klebrige“ oder „künstliche“ Gefühl auf den Lippen unangenehm oder empfanden Lippenstiftrückstände auf ihrer Haut als Stempel. Eine Umfrage an der Brigham-Young-Universität in den USA legt sogar nahe, dass eine knappe Mehrheit der Männer sogar beim Anschauen ungeschminkte Lippen bevorzugt – zumindest, wenn sie den direkten Vergleich haben. Schlechte Nachrichten für Lippenstifthersteller? Eher nicht. Frauen, die gern Lippenstift tragen oder sich mit geschminkten Lippen besser gefallen, werden sicher weiterhin zur Schminke greifen. Doch diejenigen, die Lippenstift nur auftragen, um die Herrenwelt zu beeindrucken, können sich das in Zukunft sparen.

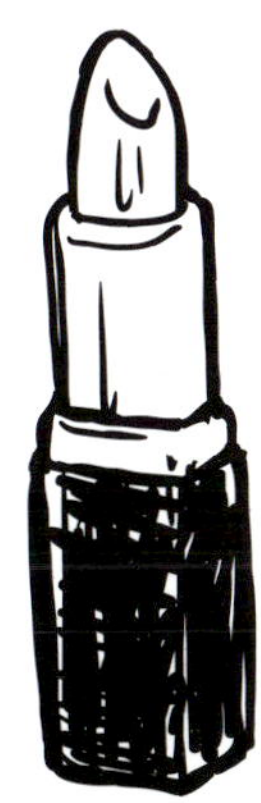

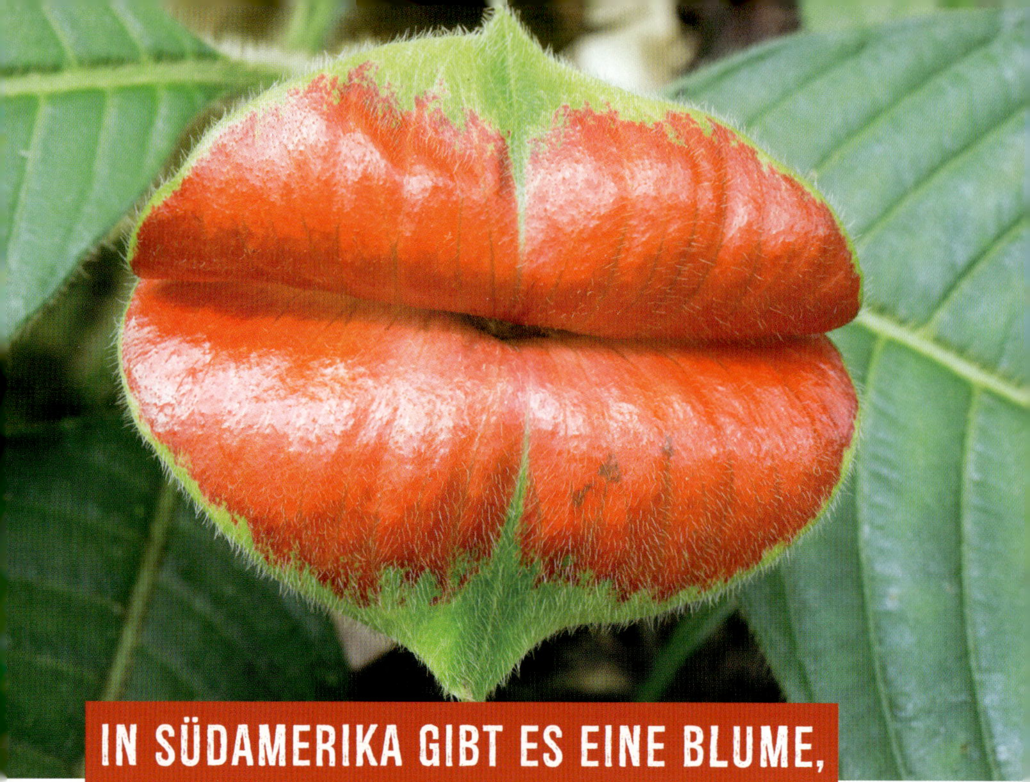

IN SÜDAMERIKA GIBT ES EINE BLUME, DIE SO AUSSIEHT, ALS WOLLE SIE DEN BETRACHTER KÜSSEN.

Die in den tropischen Regenwäldern Süd- und Mittelamerikas wachsende Baumpflanze heißt *Psychotria elata* und ist eine von bis zu 1800 Arten der Gattung Psychotria, Brechsträucher. Auf Englisch wird sie meist „Hooker's Lips", also „Nuttenlippen", genannt. Ihre auffällige und einladende Blütenform soll vermutlich Bestäuber wie Schmetterlinge oder Kolibris anlocken. Wie ein Kussmund sieht die Blüte nur für kurze Zeit aus; danach öffnen sich die Deckblätter und enthüllen innen liegende, gewöhnlicher aussehende Blüten und später bläuliche Beerenfrüchte. Die Pflanze soll auch psychoaktive Substanzen enthalten. Falls ihr sie zuhause – vielleicht als Geschenk zum Valentinstag – anpflanzen wollt, müsstet ihr allerdings ihr gewohntes Regenwaldklima simulieren … nicht ganz so einfach!

IM LAUFE UNSERES LEBENS KÜSSEN WIR BIS ZU 100.000 MAL BEI EINER DAUER VON DURCHSCHNITTLICH 12 SEKUNDEN.

Küssen ist nicht nur schön, sondern auch ganz schön anstrengend. Bis zu 38 Muskeln werden beim Küssen in Bewegung gesetzt. Dabei werden nicht nur die Muskeln trainiert, sondern auch die Haut und die Faszien gedehnt und elastisch gehalten. Dadurch kann Küssen so manche Anti-Aging-Creme ersetzen. Beim Küssen entstehen sehr intensive Gefühle. Das liegt daran, dass in den Lippen extrem viele Nerven verlaufen, so dass der Mund etwas 200 Mal sensibler ist als die Fingerspitzen. Und weil das Küssen so schön ist, können wir auch gar nicht genug davon bekommen. Wir küssen etwa 100.000 Mal im Laufe unseres Lebens, und das immer länger. Während in den 1980er Jahren ein Kuss gerade mal 5,5 Sekunden dauerte, kommen wir heute im Schnitt auf 12 Sekunden. Und das ist auch gut so, denn Küssen erhöht sogar die Lebenserwartung um bis zu fünf Jahre.

HINTER DER „KUSSKRANKHEIT“ STECKT DAS PFEIFFERSCHE DRÜSENFIEBER, DAS HAUPTSÄCHLICH ÜBER DEN SPEICHEL ÜBERTRAGEN WIRD.

Das Pfeiffersche Drüsenfieber (so benannt nach dem Arzt Emil Pfeiffer), auch Mononukleose genannt, wird durch das Epstein-Barr-Virus, ein Herpesvirus, hervorgerufen. Da sich die meisten Menschen infizieren, wenn sie noch unter 30 sind, und man sich durch „normalen“ Kontakt nicht ansteckt, wohl aber durch das Küssen, wird die Krankheit auch „Kusskrankheit“ (engl. *kissing diesease*) genannt. Auch als „Studentenkrankheit“ ist sie bekannt – an manchen Universitäten kommt es zeitweise zu regelrechten Epidemien. Die Krankheit ist relativ harmlos und verläuft grippeähnlich; man ist nur meistens gleich mehrere Wochen außer Gefecht gesetzt und fühlt sich sehr schlapp. Hat man es einmal durchgemacht, kann man das Drüsenfieber nicht noch einmal bekommen. Leider gibt es keinerlei Medikamente oder Impfungen dagegen. Übertragen kann man die Krankheit auch noch Wochen, nachdem man schon wieder gesund ist. Also: Auch wenn es dir schon besser geht – vielleicht erstmal nicht so viel rumknutschen …

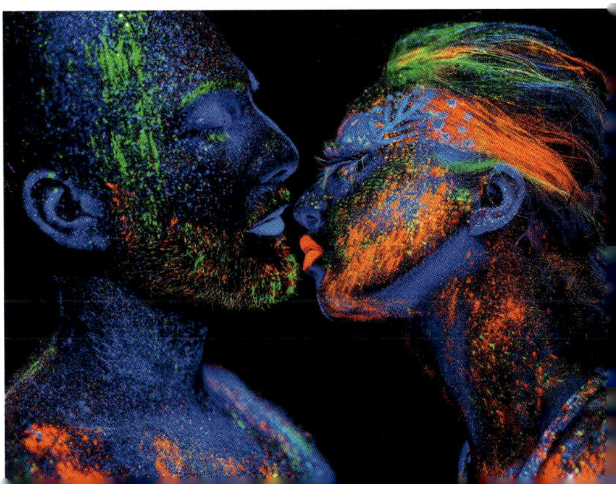

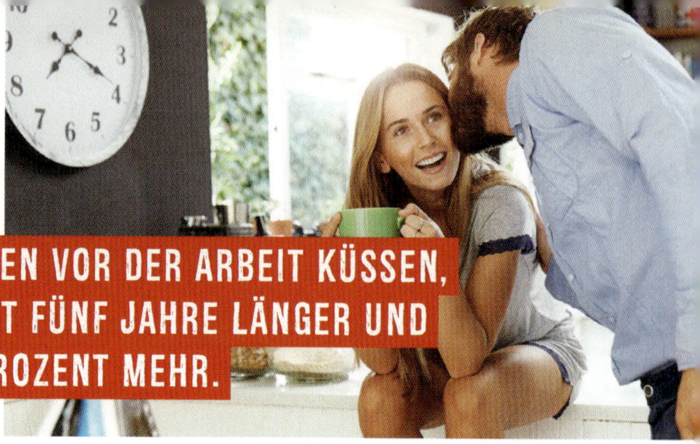

MÄNNER, DIE IHRE FRAUEN VOR DER ARBEIT KÜSSEN, LEBEN IM DURCHSCHNITT FÜNF JAHRE LÄNGER UND VERDIENEN 20 BIS 30 PROZENT MEHR.

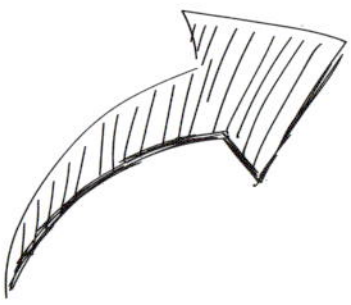

Der deutsche Psychologe Dr. Arthur Szabo fand in einer Langzeitstudie heraus, dass Männer, die ihrer Partnerin morgens einen Abschiedskuss geben, im Schnitt fünf Jahre länger leben als Männer, die morgens grußlos das Haus verlassen. Außerdem sind diese Männer seltener krank, haben seltener Unfälle auf dem Weg zur Arbeit und verdienen sogar 20 bis 30 Prozent mehr Geld. Der Grund für das längere und erfolgreichere Leben besteht laut Dr. Szabo darin, dass der morgendliche Abschiedskuss für eine positive Grundstimmung sorgt und dass diejenigen, die sich kusslos verabschieden, mit weniger Selbstvertrauen aus dem Haus gehen.

KÜSSEN LINDERT SCHMERZEN.

Der Beweis liegt vor – Küssen ist gesund! Beim Küssen schüttet der Körper Endorphine aus, im Volksmund auch „Glückshormone“ genannt. Dadurch erweitern sich die Blutgefäße, und der Schmerz lässt nach. Vor allem bei Entzündungen ist Küssen von Vorteil – es hilft bei Arthritis und Fibromyalgie, aber auch bei anderen Beschwerden wie Muskelkater, chronischer Erschöpfung oder Kopfweh. Und das Knutschen, Busserln und Liebkosen hat noch viele weitere positive Effekte: Bei Depressionen wirkt ein Kuss wie ein natürlicher Stimmungsaufheller, der Bakterienaustausch beim Küssen stärkt die körpereigene Immunabwehr, und da beim Küssen jede Menge Stress abgebaut wird, übt der Austausch von Zärtlichkeiten auch eine segensreiche Wirkung auf den Blutdruck und das gesamte Herz-Kreislauf-System aus. Apropos Herz: Beim Küssen beschleunigt sich der Herzschlag, was zu einem höheren Kalorienverbrauch führt. Küssen ist also gut für die schlanke Linie! Es gibt nur wenige Dinge auf der Welt, die gleichzeitig Spaß machen, nicht anstrengen und auch noch gesund sind – doch das Küssen gehört auf jeden Fall dazu!

DER ERSTE FERNSEHKUSS ZWISCHEN ZWEI MENSCHEN VERSCHIEDENER HAUTFARBE WAR 1968 IN DER SCIENCE-FICTION-SERIE RAUMSCHIFF ENTERPRISE ZU SEHEN.

Streng genommen ist das so nicht ganz richtig. Bereits 1967 wurde im amerikanischen Fernsehen eine Show ausgestrahlt, in der Sammy Davis Jr. seine Künstlerkollegin Nancy Sinatra am Ende einer Tanz- und Gesangsnummer kurz auf die Wange küsste. Doch es stimmt, dass in der am 22. November 1968 erstmals gesendeten Enterprise-Episode „Platons Stiefkinder" ein Kuss zwischen Captain Kirk (William Shatner) und Lieutenant Uhura (Nichelle Nichols) zu sehen ist, der als der erste US-Fernsehkuss zwischen zwei Menschen verschiedener Hautfarbe gilt, welcher von Anfang an im Drehbuch stand. Es war das Jahr der Studentenrevolte und der Bürgerrechtsbewegungen, und eine Serie wie *Raumschiff Enterprise,* die in der Zukunft spielte und in der afroamerikanische Frauen Führungspositionen bekleideten, bot sich für ein solches Mediendebüt in besonderer Weise an. Doch so ganz trauten die Verantwortlichen ihrer eigenen Courage nicht: Laut Drehbuch war der Kuss zwischen Kirk und Uhura durch Telekinese und nicht durch echte Leidenschaft motiviert. Wie auch immer – das Tabu war gebrochen, und die Zeit ließ sich nicht mehr zurückdrehen.

DIE ANGST VORM KÜSSEN HEISST PHILEMAPHOBIE.

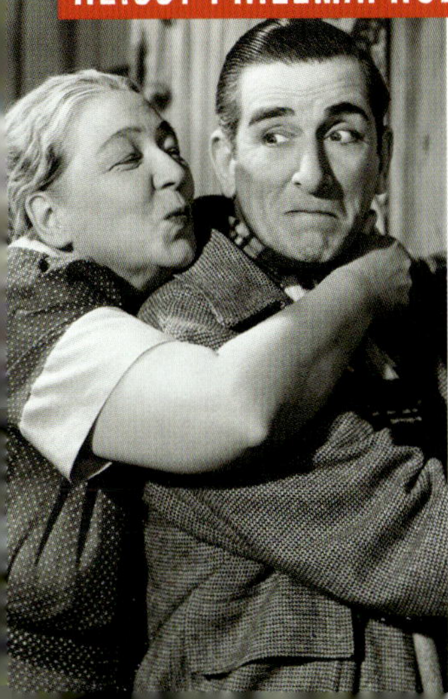

So wie es eine Wissenschaft vom Küssen gibt (siehe S. 37), so gibt es auch die Angst vor dem Küssen. Wieder kommt das Wort aus dem Altgriechischen – von *philema* (= Kuss) und *phobia* (= Furcht). Die Philemaphobie gehört zu den isolierten, also ausschließlich auf etwas ganz Spezielles bezogenen Angststörungen, zu denen beispielsweise auch die Angst vor engen Räumen (Klaustrophobie), vor Dunkelheit (Achluophobie) oder vor dem Zahnarzt (Dentophobie) gehören. Bei der Philemaphobie leiden Betroffene unter der krankhaften Furcht, von fremden Lippen berührt oder gar auf den Mund geküsst zu werden. Häufig geht mit dieser Störung ein übersteigertes Hygienebedürfnis einher, das die Phobie verschlimmern kann. Wodurch eine Angst vor dem Küssen ausgelöst werden kann, ist unklar. Vermutet werden kindliche Kusserlebnisse, die als unangenehm und übergriffig empfunden werden, beispielsweise wenn Erwachsene kleine Kinder küssen, ohne dass diese es wollen. Zur Häufigkeit von Philemaphobie gibt es keine Statistiken. So bleibt nur zu hoffen, dass es nicht allzu viele sind, bei denen heiße Küsse kalte Angst auslösen.

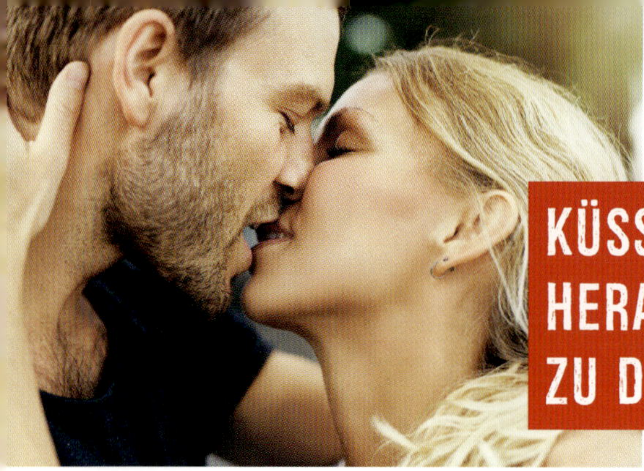

KÜSSEN HILFT DABEI, HERAUSZUFINDEN, OB MAN ZU DEM PARTNER PASST.

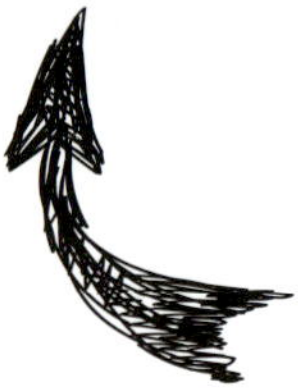

Für die meisten Menschen ist Küssen einfach nur die schönste Nebensache der Welt. Aber was wäre, wenn wir in diesen Momenten der innigen Zweisamkeit mehr über den anderen herausfinden könnten als in stundenlangen Gesprächen? Sarah Woodley von der Duqesne Universität in den USA hat sich in ihrer Studie dem Thema von einem evolutionären Standpunkt aus genähert. Sie geht davon aus, dass beim Küssen Botenstoffe aus dem Speichel und der Mundschleimhaut ausgetauscht werden, die wir riechen und schmecken können. Anhand dieser Botenstoffe erkennt das Gehirn, ob Krankheiten oder Gendefekte im Erbgut vorliegen. Das Küssen würde daher in diesem Fall vor allem der Erhaltung der Art dienen. Wir können also mit einem Kuss nicht feststellen, ob wir mit dem anderen unsere Vorliebe für chinesisches Essen oder Superheldenfilme teilen. Aber wenn die Ergebnisse der Studie stimmen, entscheiden wir vielleicht schon beim ersten Kuss, ob wir mit dem neuen Partner unsere Nachkommenschaft sichern können.

EIN 17-JÄHRIGER JUNGE AUS MEXIKO IST AN EINEM SCHLAGANFALL, DER DURCH EINEN KNUTSCHFLECK VERURSACHT WORDEN SEIN SOLL, GESTORBEN.

Es war nur eine kleine Meldung unter „Vermischtes" am 31. August 2016: In Mexiko City hatte der 17-jährige Julio Macias Gonzalez den Tag mit seiner Freundin verbracht, die ihm offenbar einen Knutschfleck verpasste. Soweit nichts Besonderes. Doch abends, beim Essengehen mit seinen Eltern, brach Julio plötzlich mit Krämpfen zusammen: Der Knutschfleck hatte ein Blutgerinnsel ausgelöst, das ins Gehirn gelangt war. Der Junge konnte nicht wiederbelebt werden. Obwohl so etwas schon einmal vorgekommen sein soll, halten Ärzte das Phänomen für sehr selten. Bei einem normalen Knutschfleck werden durch das Saugen lediglich kleine Blutgefäße beschädigt, die dann in die umliegende Haut „ausbluten", wie bei einem Bluterguss. In seltenen Fällen – und bei einer extremen Sogwirkung – können sich in der Halsschlagader Gerinnsel bilden, die dann, wie bei dem armen Mexikaner, einen Schlaganfall auslösen. Also vielleicht beim nächsten Mal nicht ganz so kräftig saugen …

EIN KUSS VERBRAUCHT CA. 6,4 KALORIEN PRO MINUTE.

Die Angaben über den genauen Kalorienverbrauch variieren genauso wie die Vorlieben der Menschen, die dazu untersucht werden. Wer von einem Mittelwert von 6,4 Kalorien pro Minute bei einem guten Kuss ausgeht, liegt aber sicher nicht falsch. Bis zu 12 Kalorien verbrennen wir bei einem intensiven Zungenkuss. Das ersetzt natürlich nicht das tägliche Training im Fitnessstudio, aber beim Küssen kann man noch mehr für seine Gesundheit tun als nur abnehmen. Während des Küssens werden im Gehirn eine Menge Neurotransmitter gebildet, was uns dabei hilft, Stress abzubauen. Darüber hinaus kann man mit ein paar leidenschaftlichen Küssen am Tag seinen Lungen etwas Gutes tun. Normalerweise tätigen wir ca. 20 Atemzüge pro Minute. Bei einem leidenschaftlichen Kuss werden daraus in der Minute schnell 60 Atemzüge. Dadurch erhöht sich die Sauerstoffzufuhr im Blut und die Atemwege werden gestärkt. Vielleicht lässt sich so an verregneten Herbsttagen doch der ein oder andere Waldlauf umgehen.

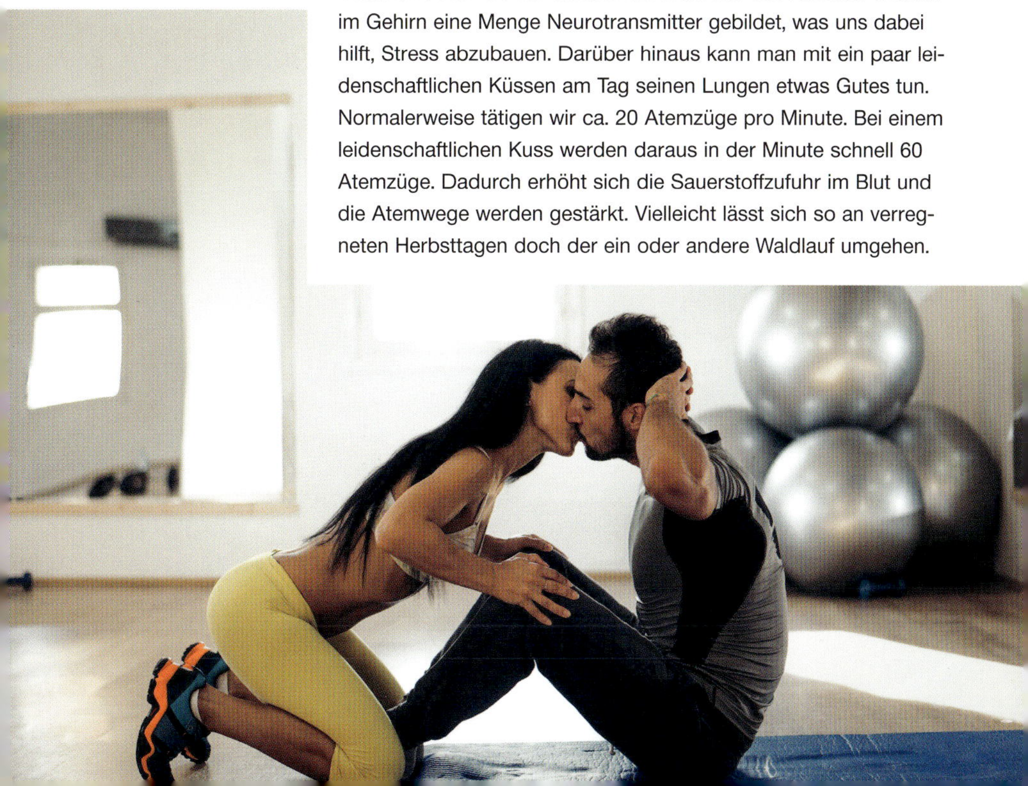

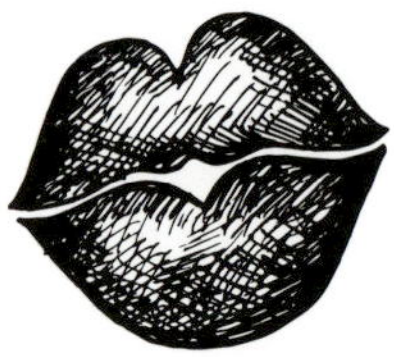

DER REKORD FÜR DEN LÄNGSTEN KUSS DER WELT LIEGT BEI 58 STUNDEN, 35 MINUTEN UND 58 SEKUNDEN.

Was für ein Rekord! 2013 stellten Ekkachai und Laksana Tiranarat, ein Ehepaar aus Thailand, mit 58 Stunden, 35 Minuten und 58 Sekunden einen neuen Rekord im Dauerküssen auf. Das Paar war bereits zwei Jahre zuvor zum Sieger eines Kusswettbewerbs gekrönt worden. Damals küssten sie sich 46 Stunden, 24 Minuten und 9 Sekunden lang. Wer solch einen Rekord aufstellen oder brechen will, muss strikte Regeln befolgen. Selbstverständlich müssen sich die Lippen der beiden Partner die ganze Zeit über berühren. Auch beim Trinken durch einen Strohhalm oder dem gemeinsamen Toilettengang gibt es keine Ausnahmen. Darüber hinaus sehen die Regularien des Wettbewerbs vor, dass die Paare während der gesamten Dauer des Kusses wach bleiben müssen und sich weder setzen noch hinlegen dürfen. Als Preisgeld winken dafür ein Diamantring und eine Geldprämie von ca. 2500 Euro. Damit die Romantik nicht zu kurz kommt, begann der Siegerkuss am 12. Februar und endete zwei Tage später am Valentinstag.

MEHR ALS 50 AMERIKANISCHE KINDER HABEN SICH NACH DEM DISNEY-FILM KÜSS DEN FROSCH MIT KRANKHEITEN INFIZIERT, ALS SIE DEN FROSCHKUSS NACHMACHEN WOLLTEN.

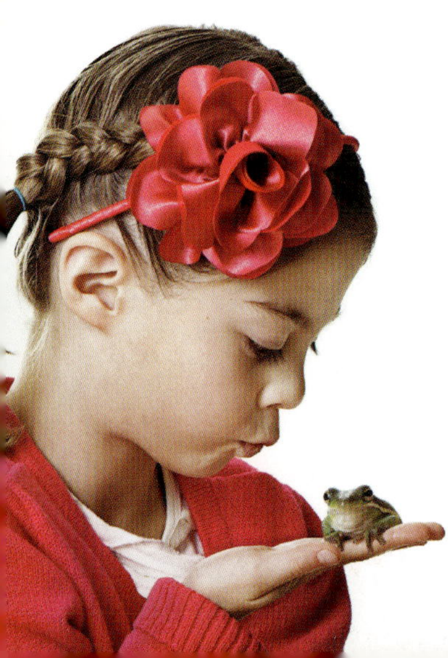

Schon als *Findet Nemo* in die Kinos kam, mussten Kinder darauf aufmerksam gemacht werden, dass Tiere in Filmen anders zu behandeln sind als ihre realen Artgenossen. Sogar der WWF wies damals darauf hin, dass Fische, die in der Toilette heruntergespült werden, nicht in die Freiheit, sondern in den sicheren Tod entlassen werden. Sechs Jahre später, nach Erscheinen des Disney-Films *Küss den Frosch,* waren es die menschlichen Zuschauer, die bei der Nachahmung des Films Schaden nahmen. Die Kinder (hauptsächlich Mädchen unter zehn Jahren) wollten es der Heldin gleichtun und küssten einen Frosch. Daraufhin sollen über 50 von ihnen so krank geworden sein, dass sie im Krankenhaus versorgt werden mussten. Tatsächlich ist es nicht ratsam, einen Frosch zu küssen. Selbst heimische Tiere können Salmonellen übertragen, und küsst man eine tropische Art, wie zum Beispiel den Giftpfeilfrosch, kann das sogar tödlich enden.

ZU DIR ODER ZU MIR?
SEX

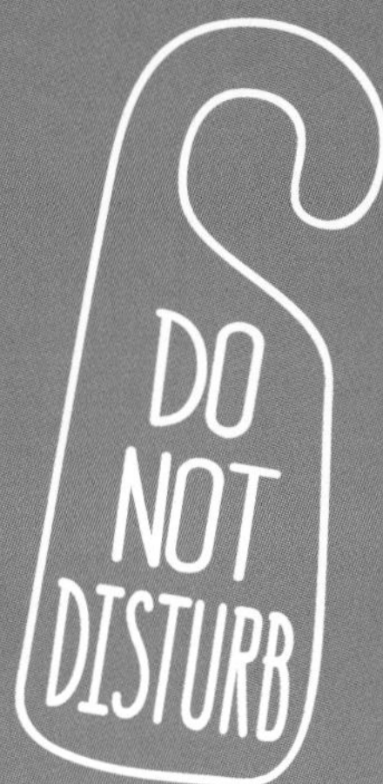

Dieses Kapitel ist nicht ohne Grund das längste. Sex ist eben ein sehr vielfältiges Thema, und viele Kuriositäten warten darauf, von dir beiläufig ins Gespräch eingestreut zu werden: Was ist das für ein Pilz, der Orgasmen auslöst? Wie geht Sex im Weltall? Und was bitte haben Cornflakes mit Masturbation zu tun?

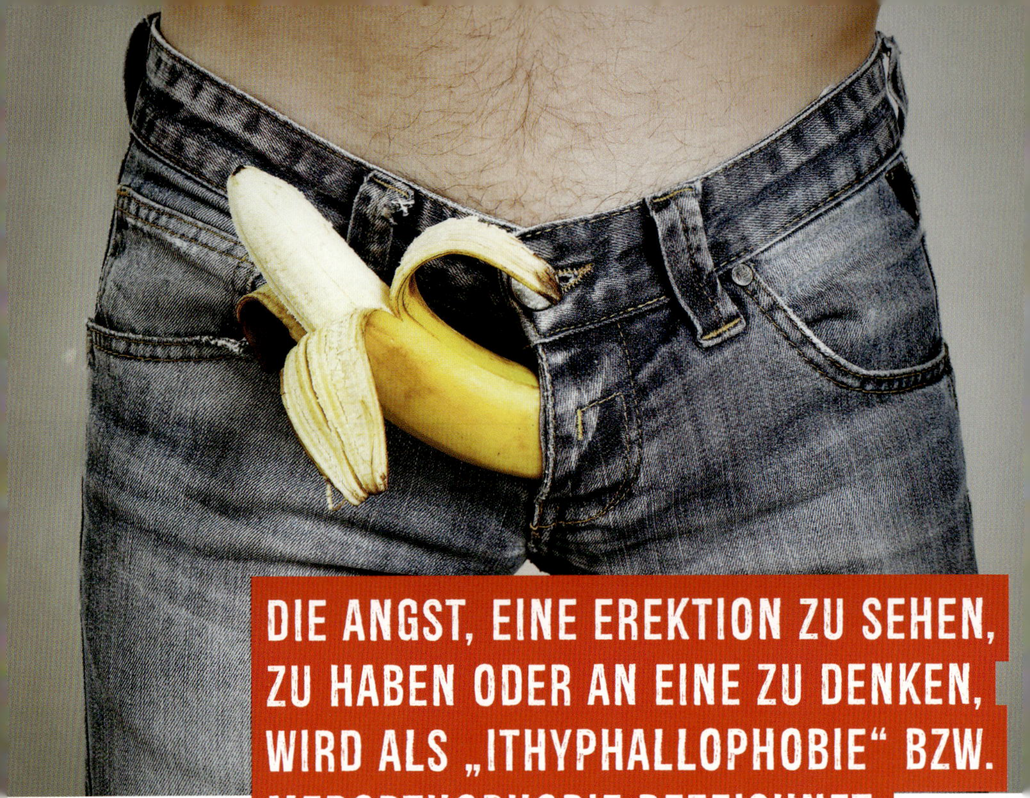

DIE ANGST, EINE EREKTION ZU SEHEN, ZU HABEN ODER AN EINE ZU DENKEN, WIRD ALS „ITHYPHALLOPHOBIE“ BZW. MEDORTHOPHOBIE BEZEICHNET.

Es gibt weltweit etwa 650 von der Wissenschaft anerkannte Phobien, Tendenz steigend. Sehr viele der Angststörungen betreffen den Bereich der Sexualität und belasten damit zwischenmenschliche Beziehungen. Weiter verbreitet, als man glauben möchte, ist die Angst vor Erektionen. Hier unterscheidet man zwischen der eigenen Erektion und der Begegnung mit dem erigierten Penis eines anderen (das kann auch auf einem Bild sein). Letzteres bezeichnet man als Medorthophobie (von griech. *orthós,* aufrecht). Sie ist sicherlich das kleinere Übel der beiden Störungen, weil sich der Auslöser immerhin vermeiden lässt. Bei der Ithyphallophobie (griech. *ithyphallos,* das erigierte Glied), also der Angst vor der eigenen Erektion, gibt es kein Entkommen, denn der Versuch der Vermeidung einer Erektion entzieht sich der Kontrolle des betroffenen Mannes. Glücklicherweise lassen sich alle Formen von Phobien behandeln: Am wirkungsvollsten sind Entspannungsübungen, aber auch Verhaltens- und Konfrontationstherapien.

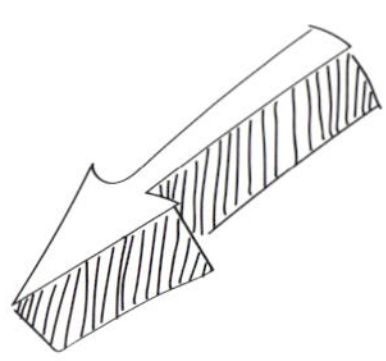

MENSCHEN, DIE „VERSAUTEN" SEX HABEN, HABEN EINE GESÜNDERE PSYCHE ALS DIEJENIGEN, DIE NUR „NORMALEN" SEX HABEN.

Guter Sex wirkt positiv auf Körper und Psyche. Gesundheitlich bringt Sex sogar mehr als Sport und es gilt: je mehr Orgasmen, desto besser. Denn der Orgasmus bringt Schwung in unseren Hormonhaushalt, der Testosteron- und Östrogenspiegel steigen an und das stärkt das Immunsystem. Endorphine erhöhen das Wohlbefinden und senken den Stresslevel. Das ist gut für unser Seelenleben. Je freier wir über unsere sexuellen Vorlieben sprechen können, umso besser wird unser Sex sein. Das will geübt sein – gerade Frauen tun sich anfangs schwer damit, ihre sexuellen Wünsche zu äußern, besonders dann, wenn sie über „Blümchensex" hinausgehen. Aber gerade in diesen Wünschen entdecken wir unser wahres Selbst. Dies zu befreien, gibt uns Selbstbewusstsein; wir leben stärker im Einklang mit unseren Wünschen. Das kann nur gesund sein. Das bestätigt eine Studie, die 2012 im *Journal of Social and Personal Relationships* veröffentlicht wurde. Die bekannte amerikanische Paarberaterin April Masini meint, dass versauter Sex und Dirty Talk das Sexualleben bereichern, weil es ihm eine weitere Dimension neben der körperlichen Lust hinzufügt. Guter Sex ist ein Barometer für gut funktionierende Beziehungen. Daher sind Paare, die „versauten" Sex haben, einfach die glücklicheren Menschen.

MENSCHEN, DIE SCHNELL UND LEICHT ROT WERDEN, SIND MEIST GUTE LIEBHABER.

Viele Menschen erröten sehr leicht, sei es, weil sie bei etwas erwischt wurden und sich schämen oder einfach nur, weil sie in einem Meeting dazu aufgefordert wurden, etwas zu sagen. Manche Menschen werden sogar rot, wenn sie sich fremdschämen – da reicht es schon, eine Folge *Mr. Bean* anzuschauen. Wir werden rot, weil sich durch die Ausschüttung von Adrenalin die Blutgefäße weiten und dadurch mehr Blut in die Umgebung der Haut gelangt. Während das für die Betroffenen unangenehm ist, fördert es aber das Vertrauen in diese Menschen und steigert ihre Attraktivität. Das fand ein Forscherteam aus Kalifornien heraus. Laut ihrer Studie sind Menschen, die leicht erröten, großzügiger und vertrauenswürdiger. Um das zu belegen, wurden zahlreiche Experimente durchgeführt, die das Verhalten von Menschen, die schnell rot werden, mit dem von Menschen verglichen, die nicht zum Rotwerden neigen. Die genannten Eigenschaften machen aus denjenigen, die schnell rot werden, die besseren Liebhaber. Denn wir fühlen uns mit jemandem, der leicht errötet, enger verbunden, fühlen uns wohl und vertrauensvoll. Das schafft genau die Intimität, die eine gute Liebschaft ausmacht.

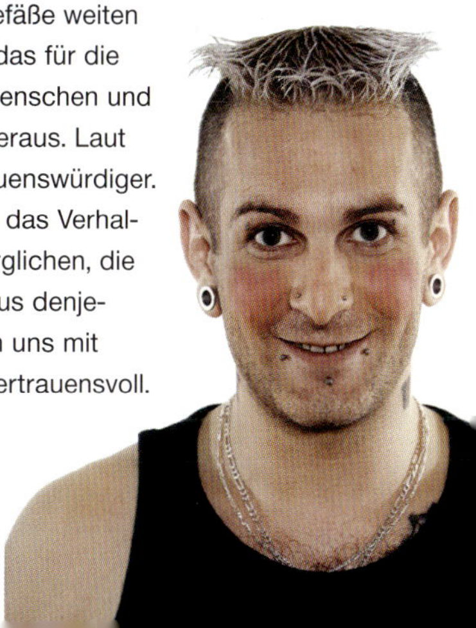

HOMOSEXUALITÄT STEHT IN 77 LÄNDERN UNTER STRAFE. IN EINIGEN DIESER LÄNDER WERDEN WELTWEIT DIE MEISTEN SCHWULENPORNOS KONSUMIERT.

Homosexuelle Handlungen werden in diesen 77 Ländern (nicht überraschend: Es sind hauptsächlich afrikanische, asiatische und arabische Länder) unterschiedlich bestraft; in sieben davon (darunter die Malediven!) droht sogar die Todesstrafe. Meist gibt es zwischen drei und 14 Jahren Haft. In vielen afrikanischen Ländern (z.B. Nigeria, Uganda) hat sich die Situation für Homosexuelle durch neue Gesetze in letzter Zeit sogar noch verschlechtert. In all diesen Ländern geht die Gesetzgebung häufig mit einer ablehnenden Haltung der Bevölkerung gegenüber Homosexualität einher. So finden 92 Prozent der Einwohner Kenias, Homosexualität sei „inakzeptabel". Da ist es doch interessant – und irgendwie folgerichtig –, dass ausgerechnet in diesen Ländern am häufigsten nach schwulen Pornos und -bildern gegoogelt wird. In einer diesbezüglichen Google-Hitliste steht Kenia auf Platz eins, gefolgt von Südafrika, Nigeria, Pakistan, Indien und den Philippinen.

IHR ERSTES MAL ERLEBEN MÄDCHEN IM DURCHSCHNITT KURZ VOR IHREM 16. GEBURTSTAG.

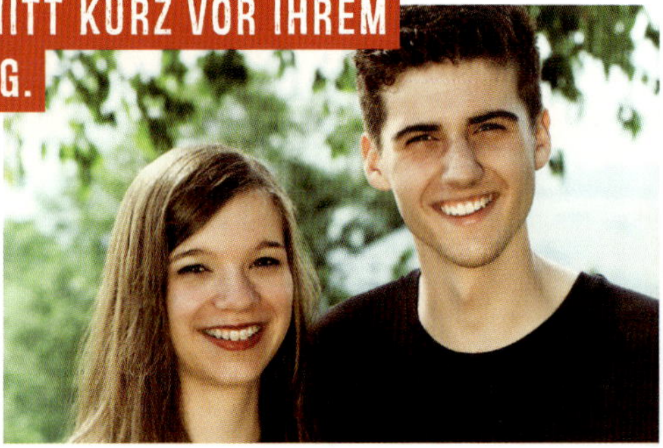

Das erste Mal ist etwas ganz Besonderes. Ein einzigartiges Erlebnis, auf das man sein ganzes Leben lang zurückblicken wird. Daher will es gut geplant sein und sollte auf jeden Fall passieren, wenn der richtige Moment gekommen ist. Aber wann ist der und woran merkt man, dass man soweit ist? Diese Fragen stellen sich alle Generationen von Teenagern und bei allen ist zuvor die Aufregung groß. Was kann ich falsch machen? Wird er oder sie mit mir zufrieden sein? Tut es weh? Wie kann ich richtig verhüten? Am schönsten ist das erste Mal in einer festen Partnerschaft, dann kennen sich beide gut, wissen von den Vorlieben und Ängsten des anderen und können behutsam damit umgehen. Im Schnitt erleben Mädchen ihr erstes Mal kurz vor ihrem 16. Geburtstag. Aber letztendlich hat jeder sein eigenes Tempo – im Zweifelsfall lieber ein bisschen länger warten. Falsch ist die Annahme, junge Menschen hätten immer früher Sex. Insgesamt erleben sowohl Mädchen als auch Jungen heutzutage ihr erstes Mal später als noch vor zehn Jahren.

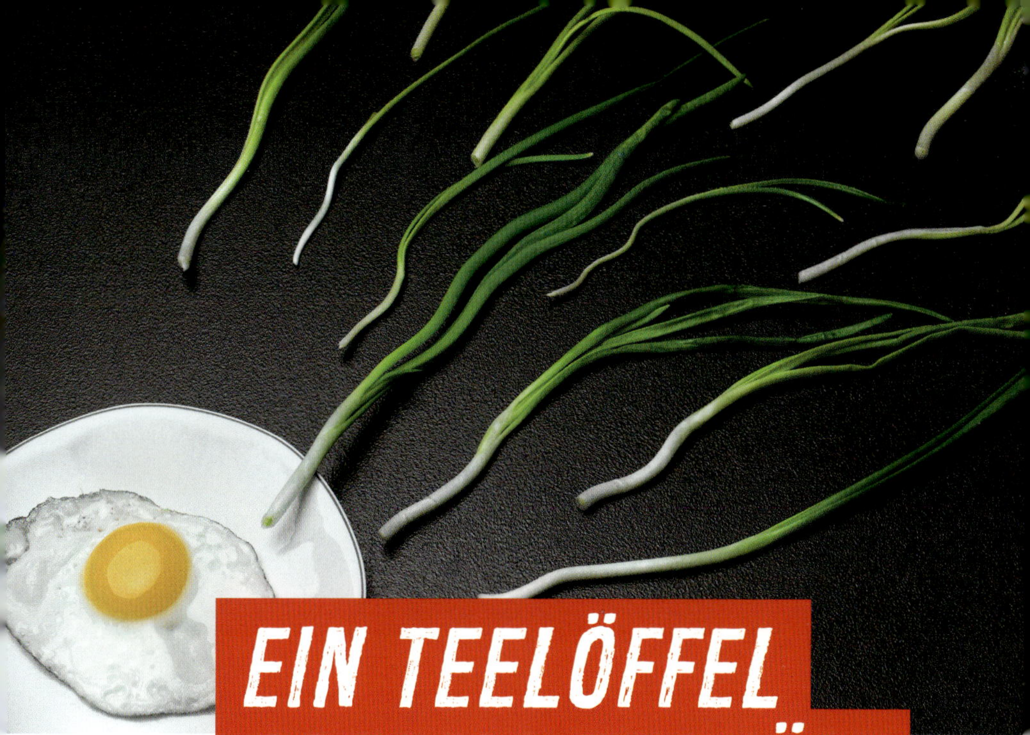

EIN TEELÖFFEL SPERMA ENTHÄLT SIEBEN KALORIEN.

Die Samenflüssigkeit des Mannes besteht nicht nur aus den Spermien, sondern auch aus Sekretflüssigkeit. Diese hilft den Spermien, sich so richtig wohlzufühlen, ernährt sie und schickt sie zu ihrem Bestimmungsort, dem Eileiter, wo sie auf die Eizelle der Frau treffen. Damit die Spermien voller Energie ihr Ziel erreichen können, enthält die Samenflüssigkeit reichlich Fruchtzucker und Eiweiß. Und in diesen beiden Bestandteilen stecken die Kalorien, die im Sperma nachgewiesen werden können – pro Teelöffel, etwa die Menge eines Samenergusses, sind es sieben. Die Zusammensetzung mit viel Eiweiß entspricht den Nährwerten, wie sie Ernährungswissenschaftler für eine Proteindiät empfehlen. Wir müssten dafür aber sehr große Mengen an Sperma zu uns nehmen, da die Nährstoffe nur etwa 1 Prozent der Samenflüssigkeit ausmachen; der Rest ist Wasser. Eine weitere gute Nebenwirkung: Sperma enthält Hormone, die als Antidepressiva wirken. Das fanden Wissenschaftler der State University of New York heraus. Erforscht wurde dabei allerdings die vaginale Aufnahme – was bei oraler Einnahme passiert, wurde noch nicht untersucht.

VÖLLIGE SEXUELLE INAKTIVITÄT KANN DAZU FÜHREN, DASS DER PENIS KLEINER WIRD.

Es stimmt tatsächlich, ein Penis kann schrumpfen. Jeder Mann kennt das Zurückziehen des besten Stücks in den Körper infolge von Kälte oder Angst, aber es gibt auch eine echte Schrumpfung. Sie ist zum einen eine Alterserscheinung, zum anderen geschieht sie – oft mit steigendem Alter einhergehend – aus Bewegungsmangel. Bei Männern um die 70 Jahre kann das Glied bis zu 3 cm kürzer sein als zu seinen besten Zeiten. Dafür gibt es zwei Gründe. Zum einen lagern sich Plaques, also fett- und eiweißhaltige Substanzen, in den Blutgefäßen des Penis ab. Das Gewebe wird schlechter durchblutet und der Schwellkörper funktioniert nicht mehr so gut. Zum anderen verlieren die Faszien, die die sogenannten Erektionskammern des Penis umgeben, im Laufe des Lebens an Elastizität. Eine junge, gesunde Faszie verfügt über höchste Zugfestigkeit bei gleichzeitiger Elastizität. Bei Bewegungsmangel allerdings verklebt das Fasziengewebe und verliert an Zugkraft. Dem Alterungsprozess kann man also wie überall im Körper auch im Penis durch viel Bewegung entgegenwirken. Deshalb ist es so wichtig, dass auch die Erektion regelmäßig trainiert wird. Viel Spaß dabei!

BEIM STAMM DER ETORO IN PAPUA-NEUGUINEA IST HOMOSEXUALITÄT DIE NORM. JUNGE MÄNNER KÖNNEN DORT NUR ERWACHSEN WERDEN, WENN SIE EINE „TÄGLICHE DOSIS SPERMA“ ABBEKOMMEN.

Wie bei vielen Volksstämmen in Papua-Neuguinea leben auch bei den Etoro Männer und Frauen getrennt. Bei ihnen – und einigen anderen Ethnien in Papua-Neuguinea – ist es sogar so, dass man sich eher ablehnend gegenübersteht: Bei den Etoro gilt Sperma als Quelle von Stärke und Macht, und die Männer geben es eher ungern an Frauen ab. Da man sich nun mal fortpflanzen möchte, gibt es einige unwillige Sexualkontakte mit Frauen an bestimmten Tagen im Jahr, aber den Rest der Zeit vergnügen sich die Männer lieber unter ihresgleichen. Sie glauben nämlich, dass Sperma an heranwachsende Jungen „weitergereicht“ werden muss, weshalb diese bei älteren Männern Blowjobs ausführen müssen. Nur dann können sie später ihrerseits Blowjobs bekommen oder, wenn es denn sein muss, eine Frau schwängern. Homosexuelle Beziehungen sind die Norm, und wenn ein Mann heiratet, dann oft die Schwester seines männlichen Partners. Es heißt, dass die Etoro sogar Kinder aus Nachbardörfern stehlen, um ihre niedrige Geburtenrate auszugleichen.

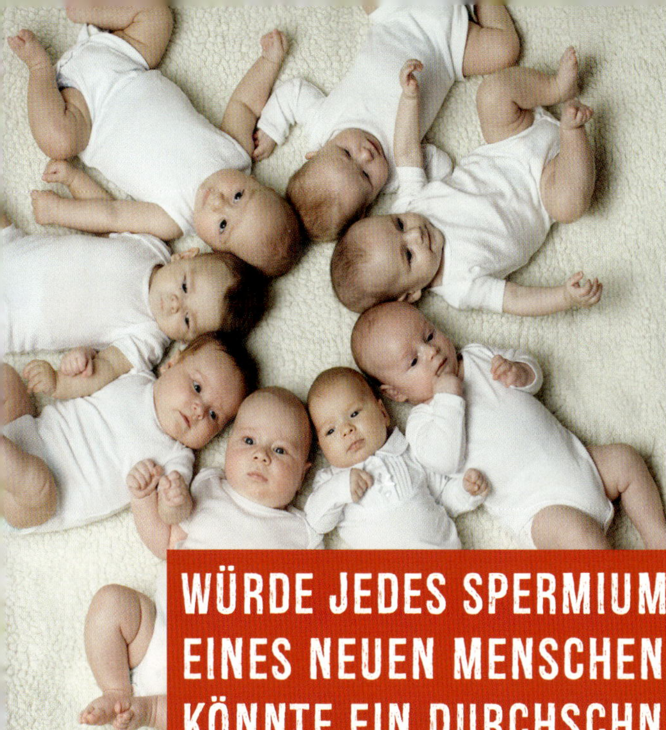

WÜRDE JEDES SPERMIUM ZUR GEBURT EINES NEUEN MENSCHEN FÜHREN, KÖNNTE EIN DURCHSCHNITTSMANN 500.000.000 NACHKOMMEN ZEUGEN.

Ein durchschnittlicher Mann kann bis zu 1500 Spermien pro Sekunde produzieren. In einem Samenerguss befinden sich um die 180 Millionen Spermien. Auf das gesamte Leben hochgerechnet produziert ein Mann also etwa 500 Milliarden Spermien. Da zur Entstehung eines neuen Menschen nur ein einziges Spermium gebraucht wird, könnte ein einzelner Mann also die aktuelle Anzahl der Weltbevölkerung um das 70-fache steigern. Wer glaubt, dass Monogamie für Männer ein natürlicher Zustand ist, wird jetzt vermutlich ins Zweifeln geraten. Denn die Biologie des Mannes ist eindeutig darauf programmiert, so viele Nachkommen wie möglich zu zeugen. Bei Frauen ist das anders. Sie sind darauf aus, ihren Kindern die bestmöglichen Gene zu vererben.

?! **SCHON GEWUSST?** Eine Ejakulation enthält bis zu 600 Millionen Spermien. Darin enthalten sind neun Millionen Gigabyte an Gen-Daten – genug für 1,5 Millionen Festplatten.

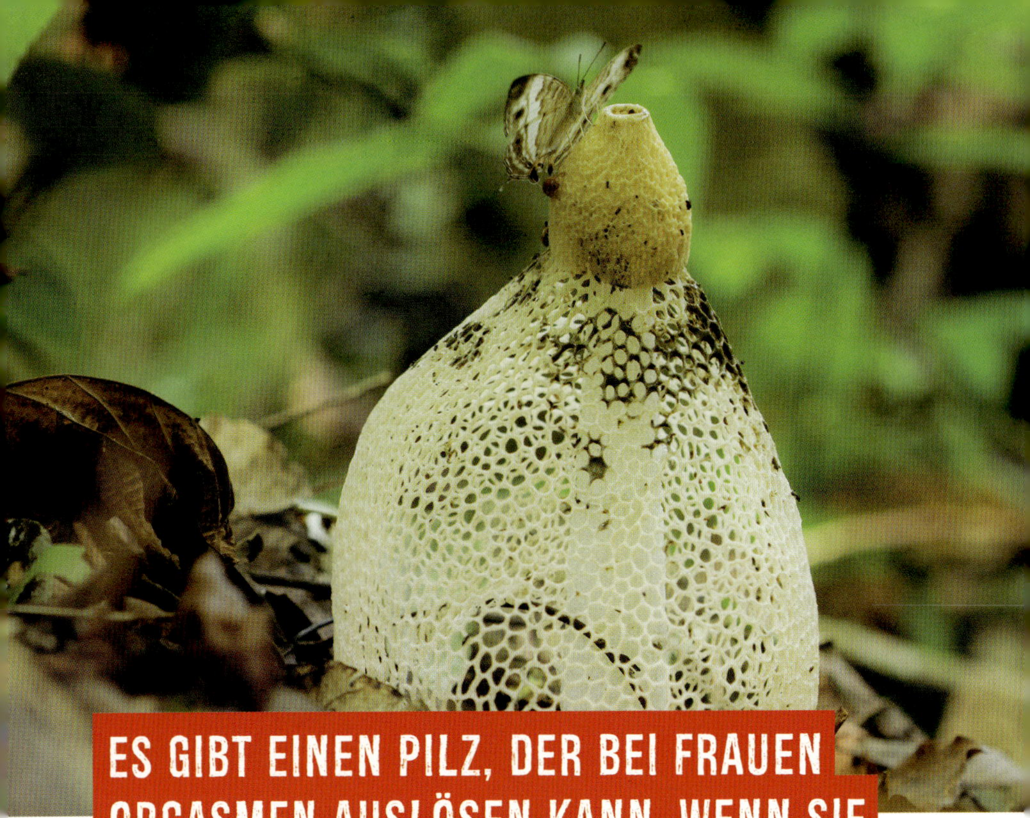

ES GIBT EINEN PILZ, DER BEI FRAUEN ORGASMEN AUSLÖSEN KANN, WENN SIE AN IHM RIECHEN.

Zellphysiologen der Ruhr-Universität in Bochum haben nachgewiesen, dass der Duftstoff Hedion Pheromonrezeptoren in der Nasenschleimhaut des Menschen aktiviert. Nicht alle Menschen besitzen diese Rezeptoren. Wenn es aber zu einer Reaktion kommt, ist es eine, die es beim normalen Riechen nicht gibt: Hedion aktiviert Hirnareale im limbischen System, die für Emotionen zuständig sind, und zusätzlich werden vor allem bei Frauen Bereiche des Hypothalamus angesprochen, die die Sexualhormonausschüttung regulieren. Der Pilz *Phallus Indusiatus* (Tropische Schleierdame) aus der Familie der Stinkmorcheln, der nur auf der vulkanischen Erde Hawaiis wächst, stinkt nicht nur, sondern wirkt ähnlich wie Hedion auf die Hirnareale, die für die Ausschüttung von Sexualhormonen zuständig sind. Diese Wirkung scheint so intensiv zu sein, dass Frauen einen Orgasmus bekommen können, wenn sie nur an dem Pilz schnuppern. Der Wissenschaftler John C. Holliday ist überzeugt, dass 55 Prozent der Menschen über das sogenannte Jacobson-Organ verfügen, das gebraucht wird, um die orgasmusauslösende Wirkung des Pilzes zu erleben. So hoch sei jedenfalls der Anteil der Frauen, die unmittelbar und massiv reagierten.

REGELMÄSSIGER SEX STEIGERT DIE MENTALEN FÄHIGKEITEN UND ERHÖHT DIE PRODUKTION VON NEUEN NEURONEN IM GEHIRN.

Bis vor ungefähr 20 Jahren ging man davon aus, dass ein ausgereiftes Gehirn keine neuen Gehirnzellen mehr bildet. Heute weiß man, dass auch im Erwachsenenalter ständig neue Neuronen gebildet werden und dass diese Bildung durch richtige Ernährung und Lebensweise gesteigert werden kann. Zu den Faktoren, die die Neuronenproduktion positiv beeinflussen, zählen Sport, Meditation, Ernährung, ausreichend Schlaf, Sonnenstrahlen und Sex. Sex hilft beim Stressabbau und erhöht die Bildung bestimmter Wohlfühl-Botenstoffe. Besonders im Hippocampus wird die Neuronenbildung aktiviert, und dort sitzt unser Langzeitgedächtnis. Dadurch kann ein aktives Sexualleben bei älteren Menschen den Gefahren der Demenz vorbeugen. Psychologen der Universität von Maryland fanden anhand von Versuchen mit Mäusen heraus, dass sexuelle Abstinenz bei den Tieren zur Rückentwicklung der Intelligenz geführt hat. Wer jetzt allerdings glaubt, es würde reichen, durch die Betten zu toben und dadurch die Intelligenz ganz nebenbei zu fördern, wird enttäuscht sein. Zwar sorgt Sex für die Bildung neuer Gehirnzellen, aber nur fleißiges Lernen und mentales Training erhalten sie auch am Leben.

BEI DER GEBURT WIEGEN WIR DAS 175.000-FACHE UNSERES ANFANGSGEWICHTES – DEN 20 MILLIGRAMM DER BEFRUCHTETEN EIZELLE.

Der Mensch entsteht quasi aus dem Nichts. Durch die Befruchtung einer weiblichen Eizelle mit einer männlichen Samenzelle wächst der Embryo im Bauch der Mutter heran, und bei der Geburt wiegt das Baby ungefähr 3,5 kg. Aber der Ursprung des menschlichen Lebens ist in Zahlen kaum zu messen. Die Samenzelle wiegt nur ein zweimilliardstel Gramm – und doch sind in diesem Spermium die Baupläne unseres gesamtes Leben gespeichert, denn jede Keimzelle enthält die 23 Chromosomen, die zusammen mit den 23 Chromosomen der Eizelle darüber entscheiden, wer wir sein und wie wir aussehen werden. Im Vergleich zum Spermium ist die weibliche Eizelle mit 8,5 Milligramm ein echtes Schwergewicht, und ist sie erst befruchtet, wiegt sie sogar 20 Milligramm. Wenn der Embryo schließlich heranwächst, nimmt er nur sehr langsam an Gewicht zu: Nach 2 Monaten wiegt er immer noch nur etwa 1 Gramm. Aber bei der Geburt wiegen wir das 175.000-fache unseres Anfangsgewichtes. Aus der einen befruchteten Zelle sind im Laufe von 9 Monaten etwa 3 Billionen, also 3.000.000.000.000 Zellen herangereift. Wenn man eine Zelle mit einem Haus vergleichen würde, dann hätten wir nach 9 Monaten eine Gigastadt, größer als alle Städte und Dörfer der Welt zusammengenommen.

SEX LÄSST DEN BART SCHNELLER WACHSEN.

Pogonologen, also Bart-Wissenschaftler (ja die gibt es wirklich!) sind sich einig: Je mehr Testosteron – das Männlichkeitshormon, das überhaupt für den Kopf-, Körper- und Gesichtshaarwuchs verantwortlich ist – Mann im Blut hat, desto schneller wächst der Bart. Möchte man nun zwecks schnellerem Bartwuchs also den Testosteronlevel erhöhen, kann man a) sich gesund ernähren, b) viel Sport machen, c) künstliche Substanzen einnehmen, wovon natürlich abzuraten ist, und d) mehr Sex haben! Studien haben nämlich gezeigt, dass wir beim und nach dem Sex mehr Testosteron produzieren, und dass sogar schon die Vorfreude darauf den Testosteronspiegel erhöht. Ob dann allerdings auch Frauen mehr Bartwuchs bekommen, ist noch nicht geklärt ...

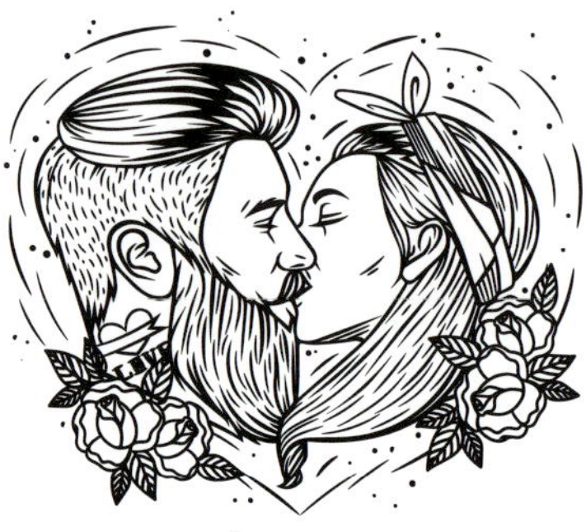

MIT „LOVEPALZ" KÖNNEN ZWEI MENSCHEN SEX HABEN, OBWOHL SIE NICHT AM GLEICHEN ORT SIND.

Cybersex ist keine Science-Fiction mehr. Immer mehr Gerätschaften werden vermarktet, die vor allem an Menschen gerichtet sind, die in Fernbeziehungen leben. Japanische Wissenschaftler erfanden ein Gerät zur Übertragung von Küssen, das aussieht wie ein Alkoholtestgerät und auch ähnlich viel Charme versprüht. Eine Kooperation aus Taiwan, Singapur und Sri Lanka beglückte uns mit dem „Kissenger" (siehe S. 38), einer tamagotchiartigen Kugel mit dicken Lippen, die ebenfalls Küsse über das Datennetz schickt. „Lovepalz" geht einen Schritt weiter. Küssen allein war gestern, mit „Lovepalz" geht der Geschlechtsakt online. Möglich machen sollen das „Hera" und „Zeus", sie ein hohler Zylinder, er ein Dildo. Beide sind so miteinander vernetzt, dass der andere eine Nachricht bekommt, wenn Zeus oder Hera in Betrieb gehen. Die Bewegungen der Partner werden dann in das jeweils andere Gerät übertragen, so dass trotz großer Distanz ein gemeinsamer Rhythmus gefunden werden kann. Nur das Licht müssen die beiden Liebhaber noch selbst ausschalten, das können „Hera" und „Zeus" nämlich noch nicht.

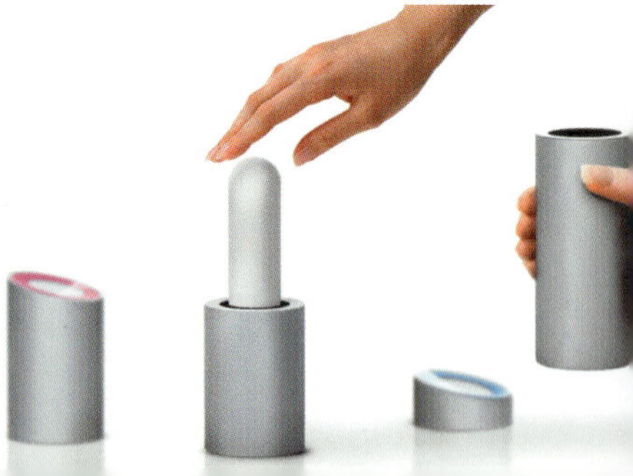

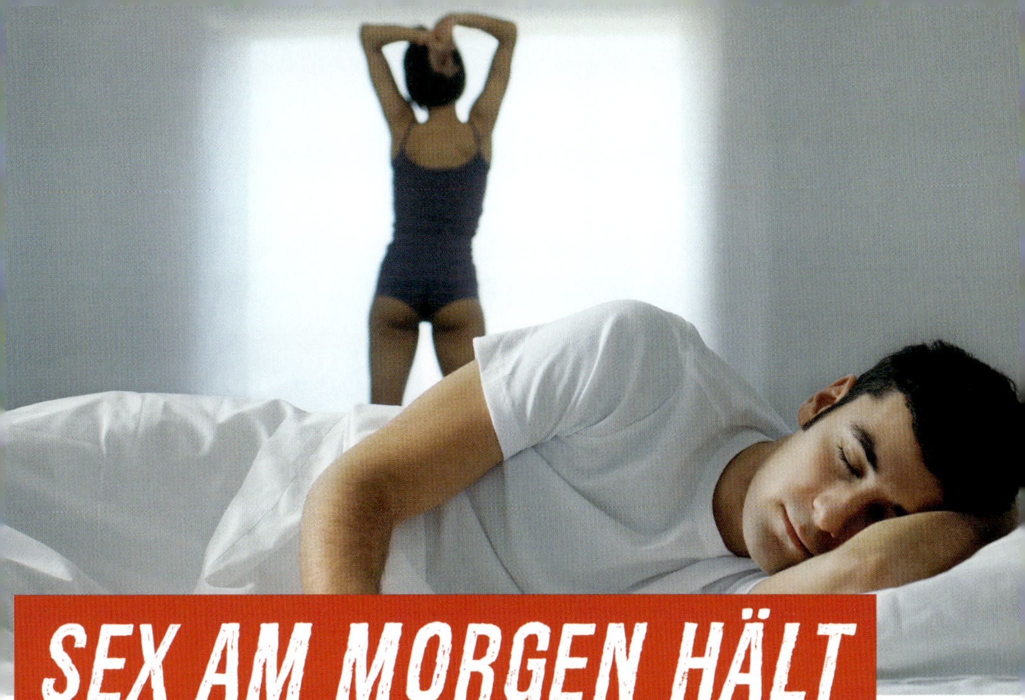

SEX AM MORGEN HÄLT DICH LÄNGER WACH ALS KAFFEE.

Grund dafür ist ein ganzer Cocktail an (Sexual-)Hormonen, die von den ersten zärtlichen Berührungen an ausgeschüttet werden und mit dem Orgasmus schließlich ein wahres Hormonfeuerwerk entfachen. Die wichtigsten sind Oxytocin, das beruhigend und angstlösend wirkt, Dopamin, das Zufriedenheit und Wohlbefinden steigert, Endorphine, die körperliche Anstrengungen mit Glücksgefühlen belohnen, und schließlich Adrenalin, das uns wach hält und die Sinne schärft. Allerdings wirken diese Hormone bei Frauen und Männern unterschiedlich. Welche Frau kennt nicht das Phänomen, dass der Mann, eben noch voller Tatendrang, sich direkt nach dem Orgasmus umdreht und einschläft, während sie eigentlich nur eine kurze Verschnaufpause machen will – oder nun einfach zu munter zum Einschlafen ist. Zwar steigt sowohl bei Männern als auch bei Frauen nach dem Orgasmus der Oxytocin- und Prolaktinspiegel (beides Hormone, die unsere Entspannung fördern), aber bei Männern sinkt im Gegensatz zu Frauen gleichzeitig die Konzentration an Adrenalin und Noradrenalin – und die machen wach. Steht also zu befürchten, dass dieser Fakt nur für Frauen gilt.

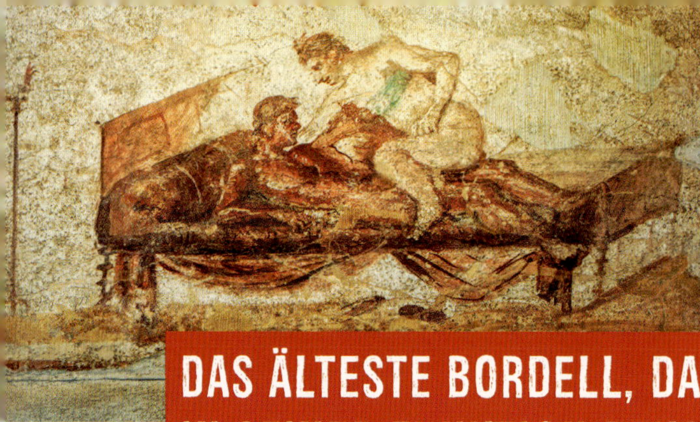

DAS ÄLTESTE BORDELL, DAS ALS GEBÄUDE IN SEINER FUNKTION BEKANNT IST, WURDE 1862 IN POMPEJI GEFUNDEN.

Prostitution gilt als ältestes Gewerbe der Welt. Das älteste bekannte Bordell ist jedoch verhältnismäßig neu. Wann genau es gebaut wurde, lässt sich nicht mehr feststellen, das Gebäude wurde aber um 72 n. Chr. renoviert. Es stand in Pompeji – zusammen mit 34 weiteren Bordellen. Vorher fand käufliche Liebe wohl auf dem Straßenstrich oder als Nebenerwerb in Tavernen statt. In Pompeji dagegen spielte Privatsphäre bereits eine Rolle: Die kleinen Zimmerchen für den Sex hatten verschließbare Holztüren. Die Wände waren mit erotischen Szenen verziert, auf denen man die sexuellen Praktiken der Römerzeit sehen kann. Aufschlussreich sind auch die Graffiti, die sowohl die Freier als auch die Prostituierten hinterließen. Dort wird zum Beispiel „Murtis“ für ihre oralen Fertigkeiten gelobt. Ein Freier prahlt, dass er es hier mit vielen Mädchen getrieben hat. Ein anderer beklagt, dass ihn der Tripper erwischt hat. Da konnten selbst die prüden Archäologen des 19. Jahrhunderts den Zweck des Gebäudes nicht verleugnen.

?! **SCHON GEWUSST?** Man kann die Augen nicht davor verschließen, dass Prostitution in der Antike gang und gäbe war – und das oft in Verbindung mit sakralen Praktiken. Bei fast allen wichtigen Geschichtsschreibern, deren Schriften sich erhalten haben, kann man Entsprechendes nachlesen. So berichtet Herodot (um 490–425 v. Chr.) vom Ischtar-Tempel in Babylon, dass jede Frau des Landes sich dort einmal im Leben gegen Geld „einem Fremden preisgeben“ müsse. Strabon (63 v. Chr. – 23 n. Chr.) schreibt, der Aphrodite-Tempel vor Korinth sei so reich gewesen, „dass er mehr als tausend Buhlmädchen besaß“. Und im ägyptischen Theben wie auch anderswo arbeiteten junge Mädchen als „Priesterinnen“, was oft auch Sex einschloss – bis zur ersten Menstruation, dann galt man als unrein.

DAS MEDIKAMENT TRUVADA VERMINDERT BEI EINMONATIGER EINNAHME DAS HIV-RISIKO.

Bisher können Menschen erst dann medikamentös behandelt werden, wenn sie sich bereits mit dem HI-Virus angesteckt haben. Um einer Ansteckung vorzubeugen, hilft lediglich ein Kondom. Jetzt soll ein Präparat mit dem Namen Truvada in Europa zugelassen werden, das prophylaktisch bei gesunden Menschen eingesetzt werden kann – zunächst allerdings nur unter strengen Auflagen für Menschen mit hohem HIV-Infektionsrisiko. Dazu zählen Männer und Transgender, die ungeschützten Sex mit anderen Männern haben, und Partner von bereits HIV-Infizierten. Truvada ist kein neues Medikament; bereits seit 2005 wird es zur Behandlung infizierter Patienten eingesetzt. Zusammen mit weiteren HIV-Medikamenten hemmt es die Vermehrung des Virus. Doch nun wird der Anwendungsbereich auch auf Gesunde ausgeweitet. In den USA ist es bereits seit 2012 als Prophylaxe zugelassen und in Südafrika wird es sogar an Prostituierte abgegeben. Die Krankenkassen in Deutschland übernehmen die Kosten für das Präparat bislang nicht. Bei der Deutschen Aids-Hilfe hofft man, dass sich das bald ändert – mit monatlichen Kosten von 800 Euro können sich das Mittel sonst nur sehr wenige Menschen leisten.

2006 WURDE ERSTMALS DER PENIS EINES HIRNTOTEN TRANSPLANTIERT.

Damals wurde einem 44-jährigen Patienten in China das Geschlechtsteil eines 22-jährigen hirntoten Mannes transplantiert. Allerdings reagierte der Patient mit solch heftigen psychischen Problemen, dass die Ärzte zwei Wochen nach der eigentlich geglückten Operation den Penis wieder amputierten. Erfolgreicher verlief die Transplantation für einen 21-jährigen Südafrikaner: Er hat schon ganz kurz nach der Operation mit seinem neuen Penis ein Kind gezeugt. 2016 wurde dem 64-jährigen Thomas Manning in Boston das Geschlechtsteil eines Verstorbenen transplantiert. Sein eigener Penis musste ihm 2012 infolge einer Krebserkrankung amputiert werden. Vorgenommen wurde die Transplantation von einem Dutzend Chirurgen, die sich drei Jahre lang vorbereitet hatten. Die OP selbst dauerte 15 Stunden, und sie scheint gelungen zu sein: Nach Aussage des plastischen Chirurgen Curtis Cetrulo funktioniert der Blutfluss und es gebe keinerlei Anzeichen dafür, dass der Patient das neue Organ abstoßen könnte. Bei gutem Heilungsverlauf sollte der Patient binnen weniger Wochen wasserlassen können und auch alle sexuellen Funktionen sollten bald wieder ganz normal möglich sein.

FRAUEN MIT HOHER EMOTIONALER INTELLIGENZ ERLEBEN MEHR ORGASMEN.

Emotionale Intelligenz ist die Fähigkeit, eigene und fremde Gefühle korrekt wahrzunehmen, zu verstehen und zu beeinflussen. Diese Fähigkeit kommt uns natürlich auch beim Sex zugute. Eine Studie des King's College in London hat dazu über 2000 weibliche Zwillinge untersucht, und tatsächlich: Je höher der Grad an emotionaler Intelligenz, desto höher die Anzahl der Orgasmen der Frau. Zwillinge sind als Studienteilnehmer deshalb so beliebt, weil sie genetisch identisch sind und man deshalb sehr leicht erkennen kann, ob bestimmte Verhaltensweisen genetische Ursachen haben oder eher auf soziale oder Umweltfaktoren zurückzuführen sind. „Emotionale Intelligenz scheint einen direkten Einfluss auf ein funktionierendes Sexleben von Frauen zu haben, indem sie ihre Fähigkeit beeinflusst, ihre sexuellen Erwartungen und Wünsche ihrem Partner zu vermitteln." Zu diesem Ergebnis kommt Andrea Burri, die Hauptautorin der Londoner Studie. „Die Ergebnisse zeigen, dass emotionale Intelligenz in vielen Bereichen des Lebens ein Vorteil ist – Schlafzimmer inklusive. Die Studie hilft uns sehr dabei, Verhaltens- und kognitive Therapien zu entwickeln, um das Sexleben von Frauen zu verbessern", ergänzt Tim Specter vom King's College.

NEUN VON ZEHN DEUTSCHEN FRAUEN HABEN SCHON MAL EINEN ORGASMUS VORGETÄUSCHT.

2004 führte die Berliner Charité eine der bislang detailliertesten bundesweiten Umfragen zum Thema weibliche Sexualität durch. 575 Frauen nahmen teil, die Daten wurden mit Hilfe von Fragebögen erhoben.
Im Schnitt waren die Befragten 30 Jahre alt und lebten zu 74 Prozent in festen Beziehungen. Wichtigste Erkenntnis: Der vaginale Orgasmus ist offenbar ein Mythos. Viele der Frauen gaben zwar an, bereits multiple Orgasmen gehabt zu haben, doch diese gingen immer von einer Stimulation der Klitoris aus. Den immer wieder gern zitierten erdbebenartigen vaginalen Orgasmus kannte dagegen keine einzige der Frauen. 90 Prozent der Befragten schrieben, sie hätten bereits einmal einen Orgasmus vorgetäuscht. Doch nur bei 10 Prozent handelte es sich dabei um ein regelmäßiges Verhalten; alle anderen Frauen taten dies nur gelegentlich und ihrem Partner zuliebe – entweder, weil sie ihn nicht enttäuschen wollten oder weil sie sich nicht trauten, ihm zu sagen, dass sie nicht zum Höhepunkt gekommen waren.

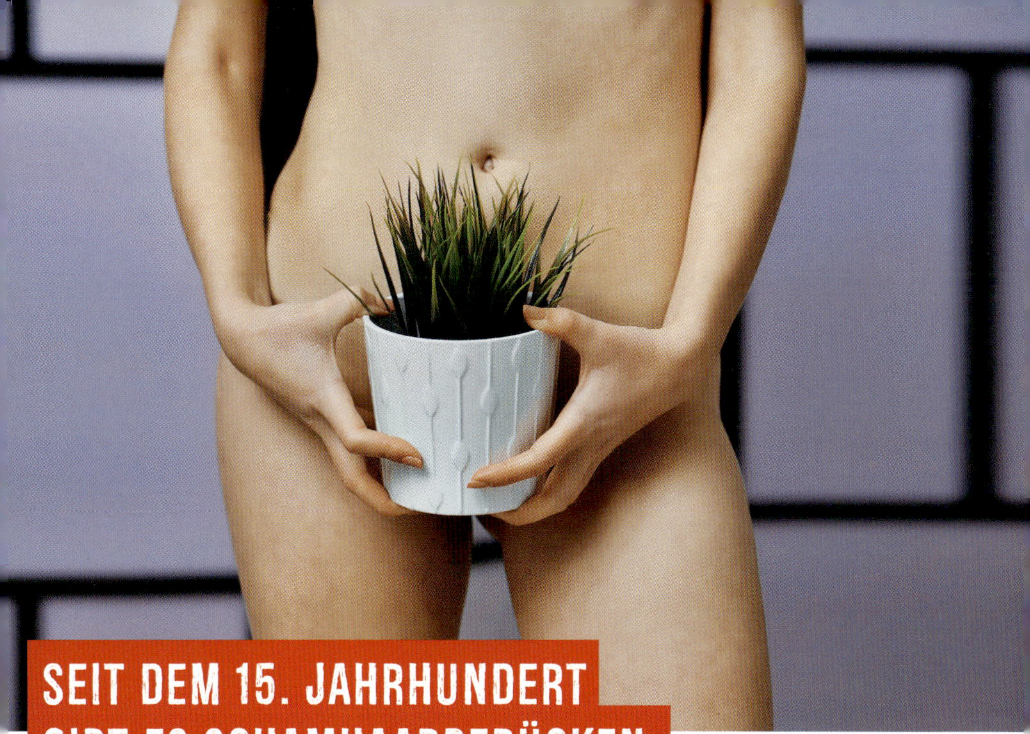

SEIT DEM 15. JAHRHUNDERT GIBT ES SCHAMHAARPERÜCKEN.

Damals rasierten sich Frauen die Schamgegend hauptsächlich aus hygienischen Gründen (Läuse!) und befestigten dann ein künstliches Haarteil daran, um nicht zu nackt, zu anstößig auszusehen. Prostituierte trugen die Schamhaarperücke außerdem, um Anzeichen von Geschlechtskrankheiten damit zu verdecken. In der Shakespeare-Zeit, als Frauenrollen auf der Bühne von Männern dargestellt wurden, verwendeten die Schauspieler solche Haarteile, um auch in Nacktszenen als Frau durchzugehen. Seit dem 17. Jahrhundert ist für Schamhaarperücken der Begriff „merkin" gebräuchlich. In Hollywood werden merkins heute oft aus rechtlichen Gründen getragen: Paradoxerweise werden falsche Schamhaare in „full-frontal"-Nacktszenen von der Filmbehörde nicht so streng beurteilt wie echte. Doch auch als Normalverbraucher kann man sich heute merkins zulegen: Diverse Onlineshops bieten Schamhaarperücken an. Burlesque-Tänzerinnen dekorieren sie mit Pailletten und Flitter, und angeblich werden Schamhaarperücken aus echtem Menschenhaar in Japan unter anderem an Schulmädchen verkauft, die nur wenig echten Haarwuchs haben. Ihr poetischer Name: „Blume der Nacht".

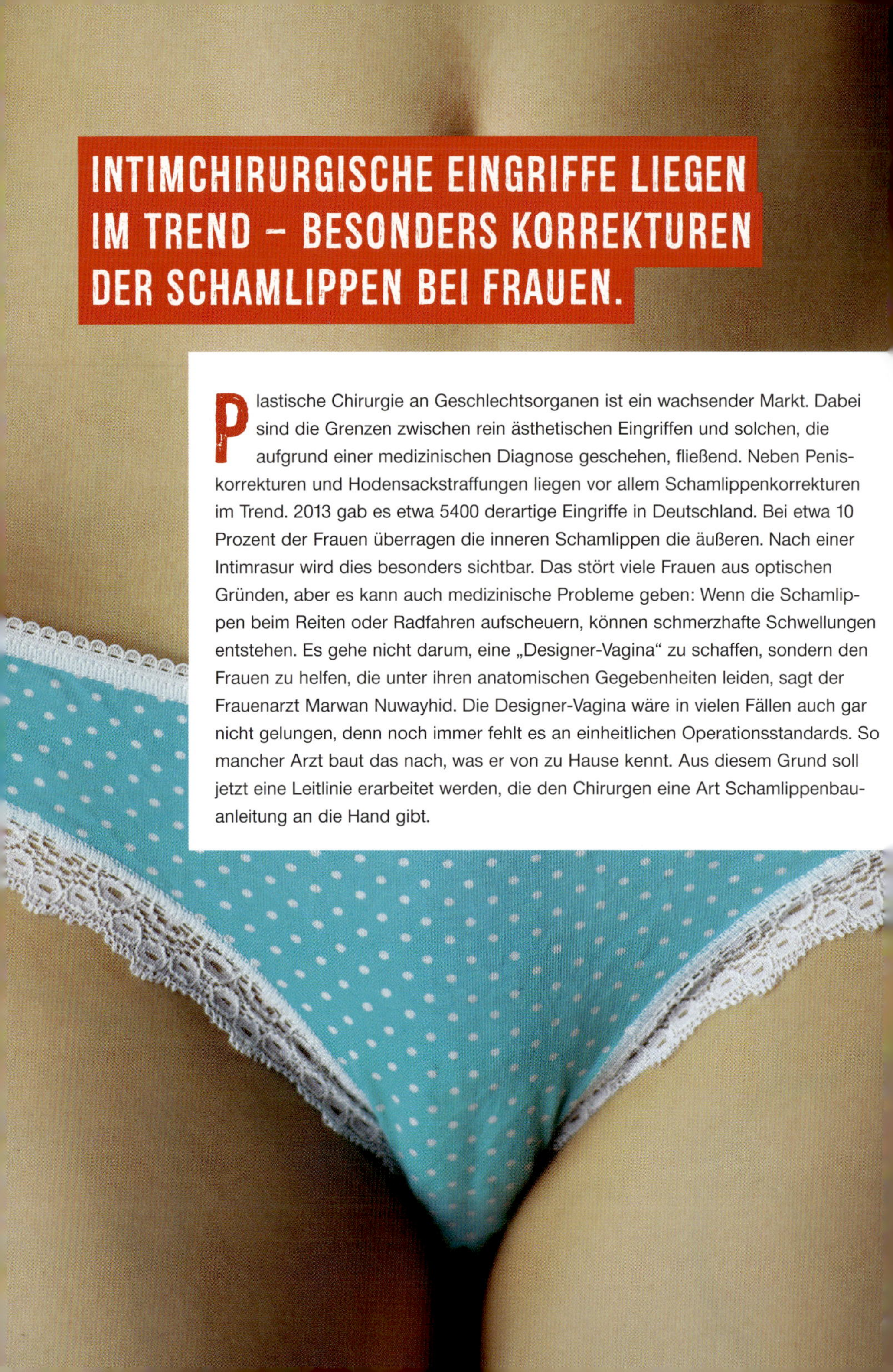

INTIMCHIRURGISCHE EINGRIFFE LIEGEN IM TREND – BESONDERS KORREKTUREN DER SCHAMLIPPEN BEI FRAUEN.

Plastische Chirurgie an Geschlechtsorganen ist ein wachsender Markt. Dabei sind die Grenzen zwischen rein ästhetischen Eingriffen und solchen, die aufgrund einer medizinischen Diagnose geschehen, fließend. Neben Peniskorrekturen und Hodensackstraffungen liegen vor allem Schamlippenkorrekturen im Trend. 2013 gab es etwa 5400 derartige Eingriffe in Deutschland. Bei etwa 10 Prozent der Frauen überragen die inneren Schamlippen die äußeren. Nach einer Intimrasur wird dies besonders sichtbar. Das stört viele Frauen aus optischen Gründen, aber es kann auch medizinische Probleme geben: Wenn die Schamlippen beim Reiten oder Radfahren aufscheuern, können schmerzhafte Schwellungen entstehen. Es gehe nicht darum, eine „Designer-Vagina" zu schaffen, sondern den Frauen zu helfen, die unter ihren anatomischen Gegebenheiten leiden, sagt der Frauenarzt Marwan Nuwayhid. Die Designer-Vagina wäre in vielen Fällen auch gar nicht gelungen, denn noch immer fehlt es an einheitlichen Operationsstandards. So mancher Arzt baut das nach, was er von zu Hause kennt. Aus diesem Grund soll jetzt eine Leitlinie erarbeitet werden, die den Chirurgen eine Art Schamlippenbauanleitung an die Hand gibt.

EIN ORGASMUS STIMULIERT DIE GLEICHEN GEHIRNAREALE WIE HEROIN.

Gleicht der „kleine Tod" tatsächlich einem Drogenrausch? Forscher haben untersucht, was im Moment eines Orgasmus im menschlichen Gehirn vor sich geht. Im ventralen tegmentalen Areal – kurz VTA – laufen Vorgänge ab, die zu positiver Verstärkung eines Verhaltens führen und dadurch zum Beispiel auch an der Entstehung und Aufrechterhaltung von Suchtverhalten beteiligt sind. Das VTA ist aber nicht nur während der Einnahme von Drogen wie Heroin oder Kokain beteiligt. Die Studie zeigte dort bei Männern ebenso wie bei Frauen auch während des Orgasmus eine erhöhte Aktivität. Nebenbei überrascht es nur wenig, dass gleichzeitig auch die Aktivität im orbitofrontalen Kortex aussetzt. Dieser Bereich des Gehirns, der über dem linken Auge liegt, ist normalerweise für die Kontrolle unseres Verhaltens und das Fällen von rationalen Entscheidungen zuständig. Und wer würde allen Ernstes behaupten, dass das menschliche Verhalten in solch einem Moment von Vernunft geprägt ist?

US-WISSENSCHAFTLER HABEN EINE ZEHN JAHRE ALTE STUDIE ANALYSIERT UND HERAUSGEFUNDEN, DASS MENSCHEN, DIE DEN HAUSHALT GEMEINSAM MIT DEM PARTNER ERLEDIGEN, MEHR SEX HABEN.

Gemäß dieser Studie von Wissenschaftlern der Cornell University, die im *Journal of Marriage and Family* veröffentlicht wurde, ist traditionelles Rollenverhalten nicht gut für das Liebesleben. Kümmert sich nur die Frau um Hausputz und Co., haben die Paare deutlich weniger Sex. Erledigen die Paare diese Arbeit gemeinsam, steigt die Libido. In den USA ist das klassische Rollenverständnis noch weit verbreitet; die Männer gehen ihrem Job nach, während sich der Großteil der Frauen dem Haushalt widmet. Es wird vermutet, dass es in Deutschland sehr ähnlich aussieht und man sich auch hier noch nicht von der klassischen Rollenverteilung verabschiedet hat. Es mag ja bequem sein für die meisten Männer, wenn das Putzen von ihrer Partnerin erledigt wird, aber mit der Aussicht auf ein deutlich leidenschaftlicheres Liebesleben sollten die Herren vielleicht doch lieber schleunigst zum Feudel greifen – wenn das mal kein Anreiz ist!

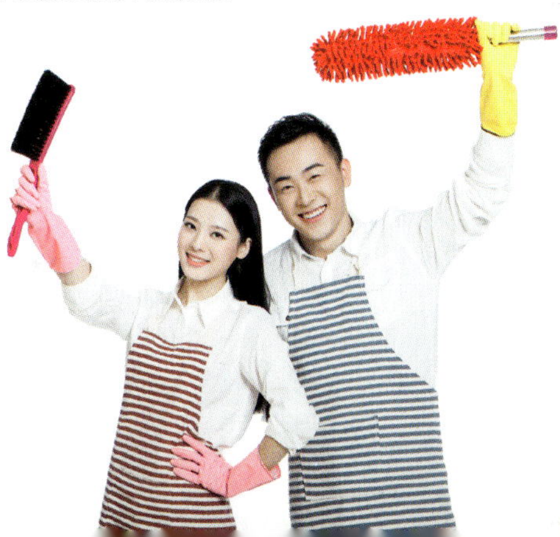

ES GIBT EIN VIAGRA FÜR FRAUEN.

Für Männer gibt es das bekannte Potenzmittel nun schon seit vielen Jahren. Mittlerweile ist aber auch eine Version für Frauen auf dem Markt. Es handelt sich um den Wirkstoff Flibanserin. Ähnlich wie bei Viagra, das ursprünglich eingesetzt wurde, um Herzerkrankungen zu behandeln, hat man auch die Libido steigernde Wirkung von Flibanserin eher zufällig entdeckt: Es wurde zunächst als Antidepressivum eingesetzt. Auf diesem Gebiet hatte es wenig Erfolg, doch dann beobachteten Wissenschaftler, dass es die Libido bei Menschen und Tieren steigerte. Laut Umfragen in den USA leiden etwa 8 bis 14 Prozent der Frauen zwischen 20 und 49 Jahren unter mangelndem sexuellem Verlangen. Dort ist die rosa Pille schon zugelassen. Sie ist, wie auch Viagra, umstritten, da es eine Reihe nicht ungefährlicher Nebenwirkungen gibt: Schwindelgefühle, Übelkeit, Abgeschlagenheit oder Schlafstörungen. Auch die Einnahme in Kombination mit anderen Medikamenten oder Alkohol kann gefährliche Folgen haben. Daher sollte man vielleicht auf andere Experten hören, die verlautbaren ließen, dass ein niedriger Sexualtrieb keine Krankheit sei.

DIE ANGST VOR NACKTHEIT HEISST GYMNOPHOBIE.

Für Fans der Fernsehserie *Arrested Development* ist dieses Phänomen nichts Neues. Die Angst vor der eigenen Nacktheit oder der Nacktheit anderer wird dort zwar als „never-nude“ bezeichnet, aber der Zustand bleibt der gleiche. Man sollte allerdings bedenken, dass die Thematik, die im Fernsehen eher humorvoll behandelt wird, eine real existierende Angststörung ist, über die es wenig zu lachen gibt. Professor Martin Antony von der Ryerson University in Toronto beschreibt die Gymnophobie (aus dem Altgriechischen: *gymnos* = nackt und *phobos* = Angst) als Angst davor, sich selbst nackt zu sehen oder vor anderen Menschen nackt zu sein. Dabei sollte man nicht den Fehler machen und diese Phobie mit dem allgemeinen Schamgefühl verwechseln, das vielen von uns in Schwimmbädern oder Saunen nicht fremd ist. Ähnlich wie andere Angststörungen kann die Gymnophobie durch traumatische Erfahrungen in der Kindheit oder Jugend ausgelöst und durch verhaltenstherapeutische Maßnahmen behandelt werden.

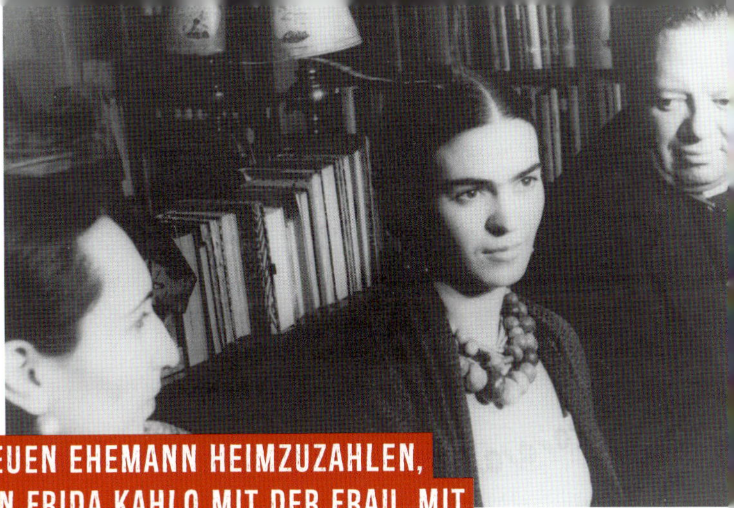

UM ES IHREM UNTREUEN EHEMANN HEIMZUZAHLEN, SCHLIEF KÜNSTLERIN FRIDA KAHLO MIT DER FRAU, MIT DER IHR MANN SIE BETROGEN HATTE.

Frida Kahlo war eine bekannte mexikanische Malerin, die 1954 verstarb, schon zu Lebzeiten eine Legende war und heute eine feministische Kultfigur ist. Sie war mit dem 21 Jahre älteren Maler Diego Rivera verheiratet, und die Ehe dieses exzentrischen Künstlerpaares war alles andere als gewöhnlich. Frida führte ein offenes Leben und bekannte sich zu ihrer Bisexualität. Trotzdem quälten sie die zahllosen Affären ihres Ehemannes. Dazu zählte unter anderem sein Verhältnis mit der schönen mexikanischen Schauspielerin María Felix. Aber auch Frida fühlte sich zu ihr hingezogen und spannte sie ihrem Ehemann aus. Das gleiche passierte mit der Schauspielerin Dolores del Rio. Daneben erregt Frida durch weitere Affären Aufmerksamkeit, besonders durch die zum Revolutionär Leo Trotzki, den das Paar bei sich aufnahm. Doch Diego setze alledem noch einen drauf: Fünf Jahre nach ihrer Hochzeit schlief er mit Fridas jüngerer Schwester Cristina. 1939 ließen sich Kahlo und Rivera daraufhin scheiden, heirateten im Jahr darauf jedoch erneut.

?! **SCHON GEWUSST?** Ein unkonventionelles Leben, was ihre Affären anging, führte auch die englische Schriftstellerin Vita Sackville-West (1892–1962). Die adlige, aber unkonventionelle Vita fühlte sich lebenslang zu Frauen hingezogen. Ausleben konnte man so etwas damals nur, wenn man außerdem noch ein „normales" Leben führte, und das tat sie: 1913 heiratete sie den Diplomaten Harold Nicholson. Diese Ehe war ein Glücksfall, denn erstens waren die beiden einander herzlich zugetan (und bekamen zwei Söhne), und zweitens stand Harold seinerseits eigentlich eher auf Männer, sodass beide jeweils mit Billigung des anderen ihre außerehelichen Affären führen konnten. Vita hatte viele davon, unter anderem mit ihrer Kollegin Virginia Woolf, die ihrer Freundin daraufhin ihren berühmten Roman *Orlando* auf den Leib schrieb.

HÄUFIGER SEX LÄSST UNS JÜNGER AUSSEHEN.

Der schottische Psychologe David Weeks fand in einer Studie heraus, dass Menschen, die regelmäßig Sex haben, bis zu sieben Jahre jünger aussehen. Außerdem seien nur 25 Prozent des jugendlichen Aussehens einer Person genetisch bedingt. Der Grund ist, dass regelmäßiger Sex Fett reduziert und für den Ausstoß von Endomorphin im Gehirn sorgt – ein körpereigenes Schmerzmittel, das uns glücklich, entspannt und angstfrei macht. Zudem wird der Kreislauf in Schwung gebracht, was dem Herzen guttut, und es werden verstärkt Wachstumshormone ausgeschüttet, die unsere Haut frischer wirken lassen. Laut Weeks sehen Paare, die dreimal die Woche Sex haben, sogar mehr als zehn Jahre jünger aus als ihre Altersgenossen, die nur zweimal die Woche miteinander schlafen. Zwei Jahre zuvor hatten Psychologen der Wilkes University in Pennsylvania bereits herausgefunden, dass durch regelmäßigen Sex Schnupfen und Grippe eingedämmt werden. Sex hat also eine große Reihe von Vorteilen, die nicht unterschätzt werden sollten – und er ist günstiger als jedes Fitnessstudio und jede Hautcreme.

VIEL SEX KANN EINE VERSTOPFTE NASE BEFREIEN.

Eine sensationelle Meldung geisterte in den vergangenen Jahren durch die Presse: Sex solle nicht nur Spaß machen und süße kleine Babys produzieren, sondern auch ein natürliches Antihistaminikum gegen Heuschnupfen sein. Das scheint aber ein Missverständnis zu sein, denn für die Histaminblocker-These gibt es keine Belege. Auslöser der begeisterten Artikel war wohl eine Studie der Universität Essen. Dort hat man die Auswirkungen von Sex auf das Immunsystem überprüft und bei den Probanden nach erfolgreicher Selbstbefriedigung festgestellt, dass sich die Anzahl der weißen Blutkörperchen und T-Killerzellen im Vergleich zur Kontrollgruppe verdoppelt hatte. Dadurch können virale Infekte besser abgewehrt werden. Außerdem kommt der Kreislauf in Schwung, das Risiko für Herz- und Kreislauferkrankungen sinkt. Die verbesserte Durchblutung sorgt auch für gesündere Schleimhäute und damit auch eine freie Nase – zumindest kurzfristig.

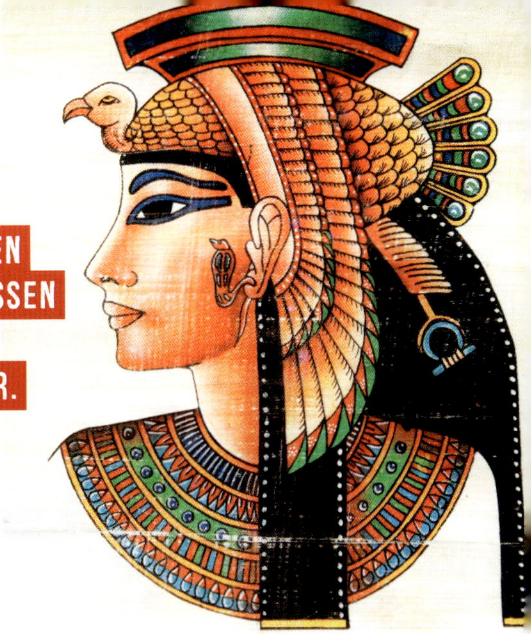

IM ALTEN ÄGYPTEN SOLL KLEOPATRA EINEN DER ERSTEN VIBRATOREN DER WELT BESESSEN HABEN, EINEN KLEINEN, MIT BIENEN GEFÜLLTEN BEHÄLTER.

Die Antike war ganz und gar nicht lustfeindlich. Man huldigte der Schönheit, die ölglänzenden, nackten Körper der Athleten waren bei den Olympischen Spielen des alten Griechenland mindestens genauso spannend wie die sportlichen Leistungen. Sogar Dildos sind bereits aus dem sechsten Jahrhundert v. Chr. bekannt. Die sogenannten „olisboi" bestanden meistens aus Ton und konnten mit warmem oder kaltem Wasser befüllt werden. Noch weiter ging Kleopatra. Von der legendären Pharaonin ist überliefert, dass sie sogar Sexspielzeug mit Vibrationsfunktion verwendete: eine mit Bienen gefüllte Röhre. Die eingesperrten Insekten brachten den Behälter durch ihre Flügelschläge wortwörtlich zum Brummen. Die Außenhülle bestand vermutlich aus Papyrus, Holz oder getrocknetem Flaschenkürbis. Vielleicht hatte die ägyptische Königin ja auch mehrere Modelle. Leider gibt es keine archäologischen Funde, die diese Frage beantworten könnten. Auch ob die Bienen nach dem Einsatz im Vibrator wieder zum Honigsammeln geschickt wurden, ist nicht bekannt.

?! **SCHON GEWUSST?** Der älteste bekannte Dildo ist rund 28.000 Jahre alt und aus Siltstein. Mit 19 cm Länge und 3 bis 4 cm Umfang hat er realistische Maße, der Anwendungskomfort dürfte allerdings gering gewesen sein. Stein, Holz und Ton blieben jahrhundertelang das Material der Wahl. In Asien nahm man zudem Jade oder Elfenbein. Die daraus hergestellten Spielzeuge wurden in Liebesromanen erwähnt und auf Holzschnitten abgebildet. Auch im Nahen Osten wusste man sich zu helfen. In *1001 Nacht* ist gar von Penisattrappen aus Gold und Silber die Rede. Für arme Leute gab es wohl weniger kostbare Exemplare. In Europa galt offiziell Sittenstrenge, doch hinter verschlossenen Türen fanden weiterhin kreative Liebesspiele statt. Die verwendeten Spielzeuge nannte man *diletto* (Vergnügen) – der Ursprung des Wortes „Dildo". Im 19. Jahrhundert wurden solche Hilfsmittel rein medizinisch gegen Unterleibsschmerzen, psychische Leiden und „Hysterie" eingesetzt. Zu diesem Zweck wurden auch die ersten mechanischen Vibratoren erfunden. Erst nach und nach befreiten sich die Geräte aus dem Medizinschrank.

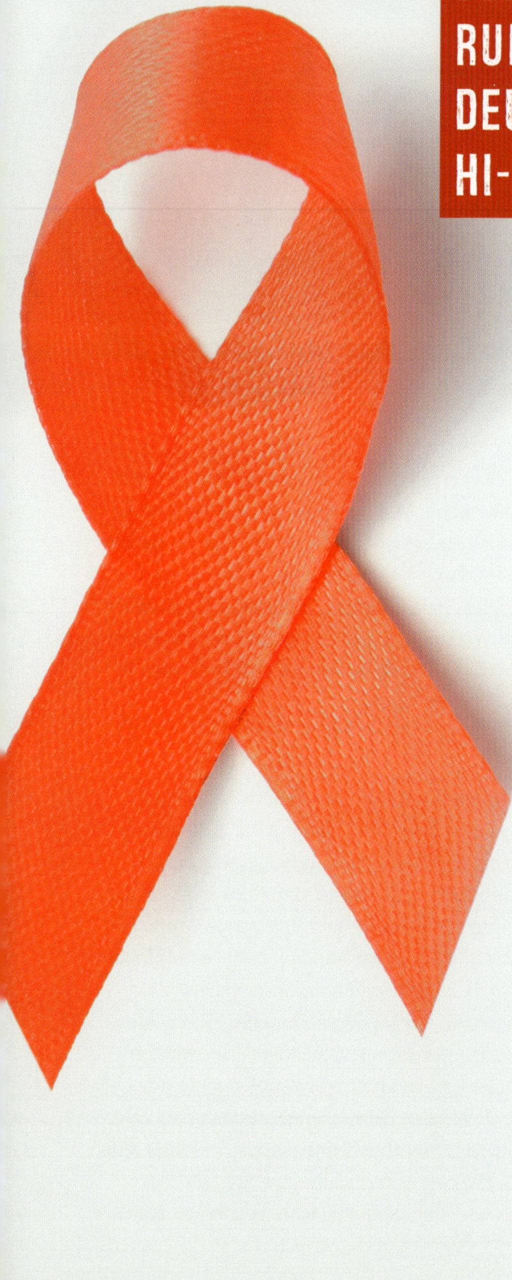

JEDEN TAG INFIZIEREN SICH RUND NEUN MENSCHEN IN DEUTSCHLAND MIT DEM HI-VIRUS.

Diese Zahl – im Jahr macht das 3200 Neuinfektionen – ist in den letzten Jahren relativ konstant geblieben. 93 Prozent davon kamen auf sexuellem Wege zustande – 70 Prozent beim Sex zwischen Männern und 23 Prozent bei heterosexuellen Kontakten –, die restlichen sieben Prozent durch infizierte Nadeln beim Spritzen von Drogen. Im weltweiten Vergleich sind diese Zahlen ziemlich niedrig, dennoch ist natürlich jede Infektion eine zuviel. Bei den heterosexuellen Kontakten steigt die Zahl der Neuinfektionen sogar etwas an, vermutlich, weil viele sich nicht zur Risikogruppe zählen und folglich einfach nicht damit rechnen, sich anzustecken. Daher wird der Virus in dieser Gruppe häufig auch erst spät entdeckt, und viele heterosexuelle Menschen ahnen nicht einmal, dass sie HIV-positiv sind: Von den 84.700 HIV-positiven Menschen in Deutschland (Stand Ende 2015) wissen geschätzte 13.200 noch nichts von ihrer Infektion. Zum Glück gehen wegen der besseren Behandlungsmöglichkeiten wenigstens die Todeszahlen zurück: 2015 starben in Deutschland „nur noch" 460 Menschen an den Folgen der Krankheit.

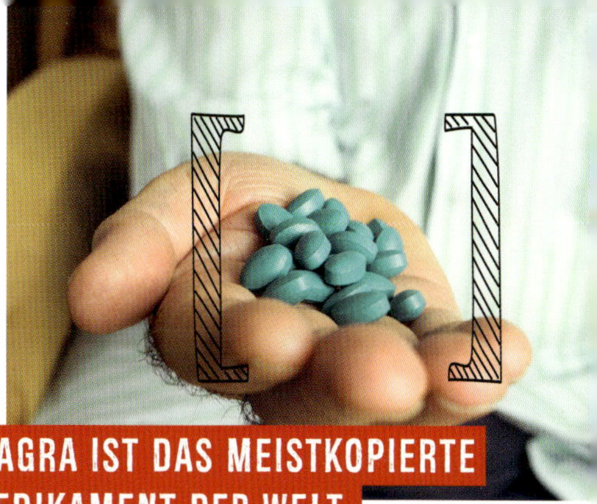

VIAGRA IST DAS MEISTKOPIERTE MEDIKAMENT DER WELT.

Schätzungen der Weltgesundheitsorganisation WHO besagen, dass unglaubliche 50 Prozent der im Internet kursierenden Medikamente entweder Fälschungen sind oder sonstwie nicht den Qualitätsstandards entsprechen. Ein Großteil der gefälschten Mittel sind sogenannte „Lifestyle"-Medikamente, die also nicht lebenswichtig sind, sondern ein schöneres Leben versprechen und deshalb sehr nachgefragt sind: Schönheits-, Abnehm- und eben Potenzmittel, mit Viagra unangefochten an der Spitze. Illegale Händler verdienen sich eine goldene Nase damit: 2007 übertraf der illegale Umsatz von Viagra, nämlich 2 Milliarden Euro, erstmals den legalen von 1,8 Milliarden Euro. Pro Kilo kann kopiertes Viagra etwa 90.000 Euro einbringen (ein Kilo Kokain dagegen nur 65.000 Euro!) Viele der gefälschten Präparate werden in Indien oder im Nahen Osten hergestellt. Wenn man Glück hat, ist dort wenigstens noch ein wenig Originalwirkstoff enthalten. Nicht so in den „Viagra"-Pillen, die in Thailand auf der Straße verkauft werden: Hier fand ein ARD-Team 2013 heraus, dass dort alles Mögliche enthalten war, was man lieber nicht schlucken möchte – von Rattenkot bis Bleifarbe. Dann doch lieber mit Rezept zur Apotheke um die Ecke …

EINE AMERIKANISCHE FAMILIE BESITZT NAPOLEONS PENIS, DER ZIEMLICH KLEIN IST.

Als Napoleon 1821 gestorben war, wurde eine Autopsie gemacht. Dabei wurden dem Körper einige Organe entnommen, und es wurde auch der Penis abgeschnitten – warum, ist nicht ganz klar. Die Körperteile gelangten zunächst in den Besitz eines italienischen Priesters; der Penis wurde dann an einen antiquarischen Buchhändler in den USA weitergegeben und war dort in den 1920er Jahren sogar für kurze Zeit ausgestellt. 1977 erwarb der führende amerikanische Urologe John Lattimer den Penis für 3000 Dollar auf einer Auktion. Seither haben kaum zehn Menschen das Organ gesehen, und auch für die britische Fernsehdokumentation *Dead Famous DNA,* die 2014 versuchte, Körperteile berühmter Menschen aufzuspüren, durfte es nicht gefilmt werden. Doch Journalist Mark Evans durfte es sich anschauen, und übereinstimmend mit früheren Berichten sagte er, der Penis sei „sehr, sehr klein" gewesen – die natürliche Schrumpfung natürlich mit eingerechnet. Vielleicht hat der sogenannte „Napoleon-Komplex" (der sich eigentlich auf die geringe Körpergröße von Männern bezieht) ja hier seinen Ursprung …

IM ALTEN ÄGYPTEN GLAUBTE MAN, HIMMEL UND ERDE SEIEN DURCH MASTURBATION ENTSTANDEN.

Altägyptische Wandgemälde und Papyrusdarstellungen sind ziemlich deutlich, wenn es um Sex geht. Besonders dem Phallus, also dem erigierten Penis, wird immer wieder gehuldigt. Der Masturbation kommt dabei eine wichtige Rolle zu; sie gilt sogar als produktiver Akt und ist Bestandteil des wichtigsten Schöpfungsmythos: Als es noch einen Urozean gab, soll der Ur-Gott Atum aus diesem aufgestiegen sein und sich durch Masturbation selbst erschaffen haben. Die Hand, mit der er dies bewerkstelligte, wurde daraufhin zu einem starken, überall abgebildeten Symbol („Gotteshand") und verkörperte zudem das weibliche Element des Gottes. Aus seinem Sperma gingen weitere Götter hervor, darunter der Luftgott Schu und seine Gefährtin Tefnut, die das erste Paar unter den ägyptischen Göttern darstellten und später überhaupt erst Erde und Himmel hervorbrachten. Auch bei den nachfolgenden Göttern und Pharaonen war im Gebiet der Erotik einiges los, wenn man sich die vielen eindeutigen Darstellungen so anschaut. Masturbation galt übrigens auch im antiken Griechenland noch als etwas Gutes und wurde erst im Mittelalter zu einem unzüchtigen Akt erklärt.

ES GIBT EINE KRANKHEIT, DIE SICH DARIN ÄUSSERT, DASS MAN DEN GANZEN TAG UNKONTROLLIERBARE ORGASMEN HAT – BIS ZU 250 STÜCK.

Das klingt ja zunächst einmal toll: Mit so einem Orgasmus, der einfach so kommt, ohne dass man etwas tun muss, lässt sich sicher manch lange Autofahrt oder Wartezeit versüßen. Aber tatsächlich ist das Persistent Sexual Arousal Syndrome (PSAS) für die Betroffenen ziemlich schrecklich. Denn erstens kann man so einen Orgasmus schließlich gar nicht mehr wertschätzen, wenn man andauernd welche hat (und das auch in sehr unpassenden Momenten), und zweitens werden die Orgasmen über den Tag immer schmerzhafter. Ausgelöst werden kann die seltene, hauptsächlich bei Frauen vorkommende Krankheit zum Beispiel durch einen Bandscheibenvorfall oder einen Autounfall. Sie kann nur eine kurze Zeit lang auftreten oder länger bleiben. Eine Therapie gibt es bisher nicht. Die Orgasmen werden durch einfaches Gehen, durch Autofahren oder Sport ausgelöst und sind eher unangenehm, als dass sie Befriedigung bieten. Betroffene ziehen sich häufig aus Scham weitgehend aus dem sozialen Leben und vom Partner zurück, was zu Depressionen führen kann. Bei Männern ist das Ganze noch schlimmer, denn sie können ihre Orgasmen nicht so gut verstecken wie Frauen. Auf YouTube kann man sich ein Interview mit Dale Decker aus Wisconsin anschauen, der bis zu 250 Samenergüsse täglich aushalten musste. Wir hoffen, dass er inzwischen genesen ist …

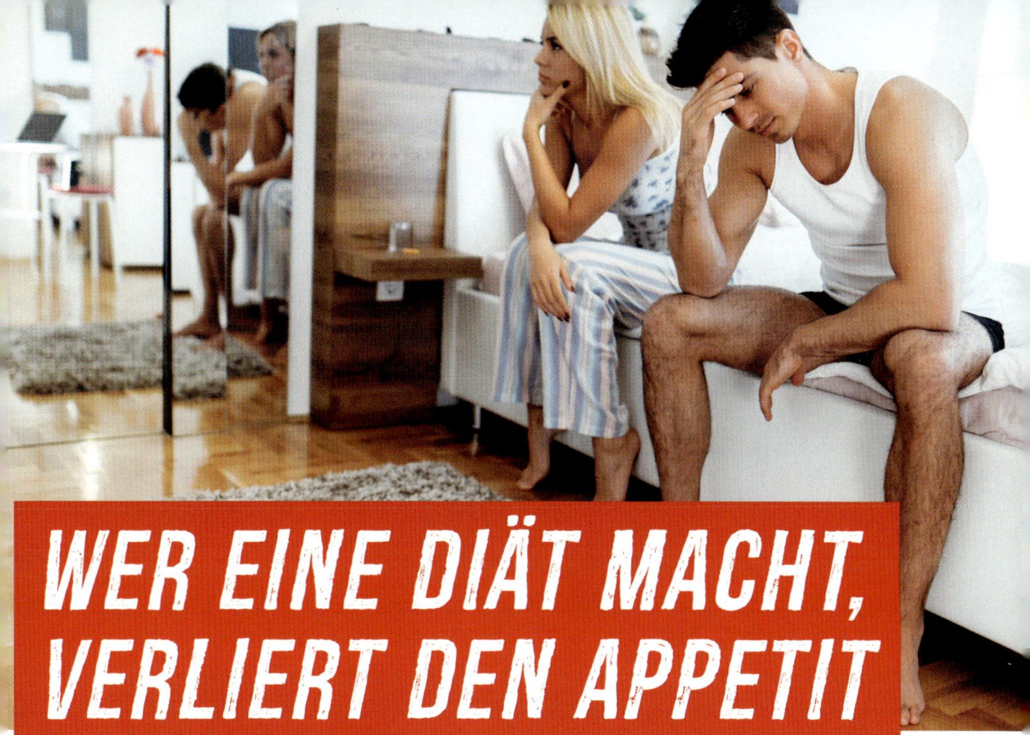

WER EINE DIÄT MACHT, VERLIERT DEN APPETIT AUF SEX.

Dabei kommt es ein bisschen auf die Art der Diät an, aber da Diäten ja generell das Ziel haben, mehr Energie zu verbrauchen, als man zu sich nimmt – egal ob nun durch viel Sport, Low Carb, Kalorienzählen oder alles zusammen – gerät der Körper während der Diät unweigerlich in einen Mangelzustand. Er denkt dann „Oha, es gibt kaum noch was zu essen, jetzt muss ich alles etwas drosseln!" Und er drosselt eben auch die Testosteronproduktion, die für die Libido hauptsächlich verantwortlich ist. Das macht ja auch Sinn, denn warum sollte man sich in einer Zeit des Hungers fortpflanzen? Hinzu kommt, dass man während einer Diät oft gestresst und schlecht gelaunt ist und vielleicht viel Zeit im Fitnessstudio verbringt – auch nicht gerade gut für die Beziehung. Gerade Männer leiden aber sehr unter dem heruntergefahrenen Sextrieb – die Bodybuilding- und Diätforen im Internet sind voll davon. Es ist ja auch ungerecht: Da sieht man endlich mal etwas knackiger aus, verbessert dadurch seine Chancen beim anderen (oder auch gleichen) Geschlecht – und dann hat man gar keine Lust! Inzwischen gibt es aber Diätpläne, die darauf Rücksicht nehmen; häufig bauen sie zum Beispiel „Schummeltage" ein, an denen man mehr Kohlenhydrate essen darf – und oft tatsächlich mehr Lust hat.

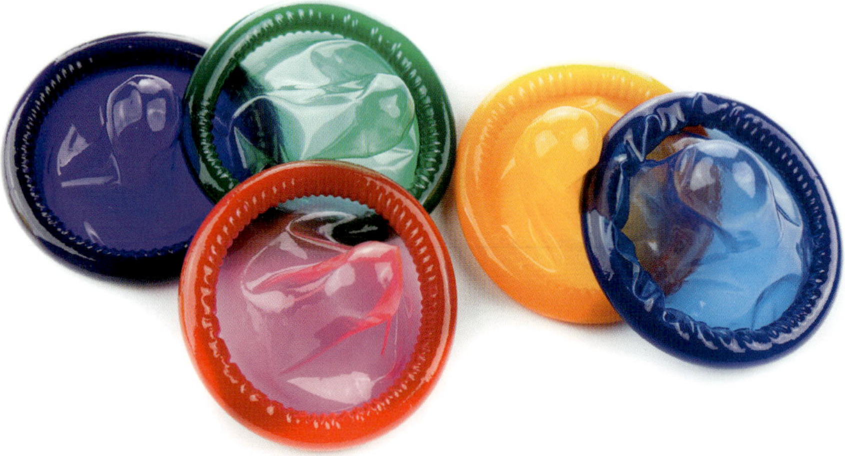

BEI DEN LETZTEN OLYMPISCHEN SPIELEN WURDEN 450.000 KONDOME AN DIE ATHLETEN VERTEILT UND WOHL AUCH REGE BENUTZT.

Seit 1988 verteilt das Olympische Komitee während der Olympischen Spiele gewohnheitsmäßig Kondome im Olympiadorf. Schließlich ahnt man, dass es dort vermutlich hoch hergeht: Über 10.000 junge, athletisch gebaute Menschen sind zwei Wochen lang auf engstem Raum beisammen und haben viel Gelegenheit zum Feiern – warum soll man da nicht ein bisschen Spaß haben? Aber man muss sich ja nicht gleich mit irgendetwas anstecken, dachte sich das Komitee. Das Kondomangebot wird der Nachfrage angepasst, und die wächst offensichtlich: Waren es in London 2012 noch 100.000 Kondome, so wurden in Rio 2016 bereits 450.000 Stück ausgegeben – stolze 42 pro Athlet. Vielleicht hatte ja das tropische Wetter etwas damit zu tun … Die meisten Sportler konzentrierten sich zunächst auf ihre Wettkämpfe, aber spätestens in Woche zwei suchten sich viele ein Abenteuer – was man in Rio auch auf der Dating-App Tinder beobachten konnte. Die besten Chancen hatten natürlich diejenigen, die eine Medaille vorweisen konnten.

BEI FRAUEN SIND, WÄHREND SIE SEX HABEN, DIE TEILE DES GROSSHIRNS AKTIV, DIE FÜR VERNÜNFTIGES DENKEN ZUSTÄNDIG SIND; BEI MÄNNERN DAGEGEN PRIMITIVE GEHIRNAREALE.

Frauen denken mehr nach, Männer sind triebgesteuert – ist das nur ein Klischee? Wissenschaftler, die beim Liebesspiel die Gehirnströme der Sexpartner gemessen haben, stellten dabei tatsächlich geschlechtsspezifische Unterschiede fest. So blieb bei den Männern das limbische System, besonders die Amygdala, aktiv. Der sogenannte Mandelkern ist das Alarmzentrum des Gehirns. Bei Gefahr übernimmt es die Kontrolle und sorgt für instinktive Flucht- oder Kampfreaktionen ohne langes Nachdenken. Ausgeschaltet werden im Männerhirn beim Sex hingegen die Kontrollorgane, die für Selbstbeherrschung und soziale Normen zuständig sind. Bei Frauen arbeiten dagegen komplexe Areale wie der präfrontale und der motorische Kortex auf Hochtouren. Sie sind für Handlungsplanung und bewusste Bewegungen zuständig. Für den Sex bedeutet das: Vielleicht denkt die Frau über Kinderwunsch oder Verhütung nach oder sorgt dafür, dass die Stellung stimmt. Vielleicht erstellt sie aber auch gerade eine Einkaufsliste … Insgesamt ergänzt sich das aber eigentlich ganz gut. Hinter den Unterschieden im Gehirn steckt also vielleicht nicht Geschlechtertrennung, sondern Arbeitsteilung.

AM GANG EINER FRAU KANN MAN ERKENNEN, OB SIE ORGASMUSSCHWIERIGKEITEN HAT.

Ein Team von belgischen und schottischen Sexualwissenschaftlern der katholischen Universität in Louvain hat festgestellt, dass es einen Zusammenhang gibt zwischen der Art und Weise, wie eine Frau sich bewegt, und ihrer Fähigkeit, einen vaginalen Orgasmus zu bekommen. Für ihre Studien filmten die Wissenschaftler Frauen beim Gehen. Eine Gruppe dieser Frauen hatte Orgasmusschwierigkeiten; eine andere war erwiesenerweise in der Lage, durch Penispenetration zum Orgasmus zu gelangen. Anhand dieses Filmmaterials analysierten die Forscher anschließend die verschiedenen Bewegungsmuster der Frauen und kamen zu dem Ergebnis, dass bei Frauen, die einen vaginalen Orgasmus bekommen, die Rotation im Becken- und im Lendenwirbelbereich großzügiger sei. Insgesamt würden sich diese Frauen sinnlich, kraftvoll, frei und geschmeidig bewegen, es seien keine verkrampften Muskeln zu erkennen. Welche Bewegungen verraten, ob Frauen durch Stimulation der Klitoris zum Höhepunkt kommen, wurde noch nicht untersucht.

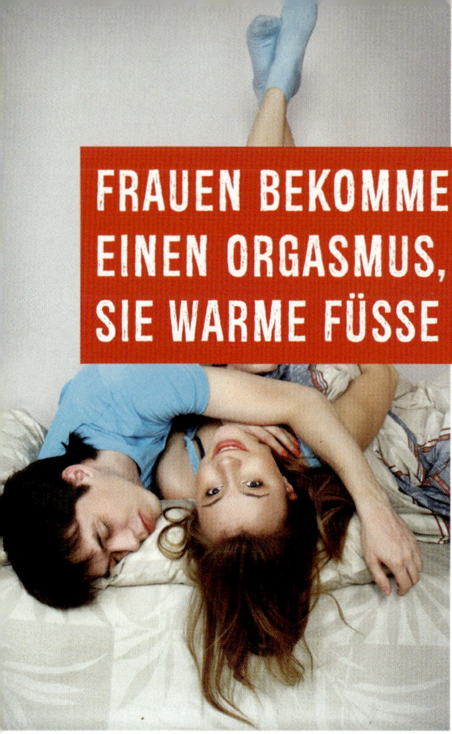

FRAUEN BEKOMMEN EHER EINEN ORGASMUS, WENN SIE WARME FÜSSE HABEN.

Eigentlich wollten die Forscher der Universität Groningen herausfinden, was beim Sex im Gehirn passiert. Doch sie stießen auf eine Reihe von Hindernissen. Vorgetäuschte Orgasmen zum Beispiel. Und kalte Füße. Wie sich zeigte, kamen die weiblichen Probanden mühsam oder gar nicht zum Höhepunkt, wenn sie kalte Füße hatten. Die Wissenschaftler verschrieben kuschelige Wollsocken. Prompt stieg die Orgasmusrate auf 80 Prozent. Mit warmen Füßen konnten die Frauen sich ihrem Partner sorglos hingeben. Und die vorgetäuschten Orgasmen? Die wirkten ziemlich echt. Im PET-Scan ließen sie sich allerdings zweifelsfrei erkennen, denn der motorische Kortex im Gehirn blieb dabei bis zum Schluss aktiv. Er steuert gezielte Bewegungen. Beim echten Orgasmus dagegen sind die Bewegungen ungezielt und reflexgesteuert. Was sagt uns das? Guter Sex hat etwas mit Entspannung zu tun. Und warme Socken sind gar nicht so unsexy, wie man glauben könnte.

IM ALTEN CHINA TRANKEN FRAUEN NACH DEM SEX QUECKSILBER ODER BLEI, UM EINER SCHWANGERSCHAFT VORZUBEUGEN. OFT WURDEN SIE DADURCH UNFRUCHTBAR ODER STARBEN.

Verhütung war über Jahrhunderte hinweg Frauensache. Kondome verbreiteten sich erst, als weithin bekannt wurde, dass beim Sex Krankheiten übertragen werden konnten. Bevor es Pille und Spirale gab, ergriffen Frauen oft drastische Mittel, um ungewollte Schwangerschaften zu verhindern. Giftige Kräuter fanden dabei ebenso Anwendung wie Krokodilkot oder Schwermetalle. So galt im alten China Blei als sicheres Verhütungsmittel. Man hatte korrekt beobachtet, dass Blei zu Fehlgeburten und Unfruchtbarkeit führen konnte. Aus Angst vor einer Schwangerschaft nahmen viele Frauen solche Nebenwirkungen – bis hin zum eigenen Tod – in Kauf. Auch Quecksilber wurde als Verhütungsmittel getrunken. Atmeten die Frauen dabei die Dämpfe ein, erblindeten oder starben sie. Auch im historischen Europa wurde Quecksilber gegen allerlei Frauenprobleme verwendet. Man muss aber gar nicht so weit in die Vergangenheit zurückgehen: Noch bis in die 1990er Jahre fand sich in Vaginalzäpfchen häufig Quecksilberchlorid.

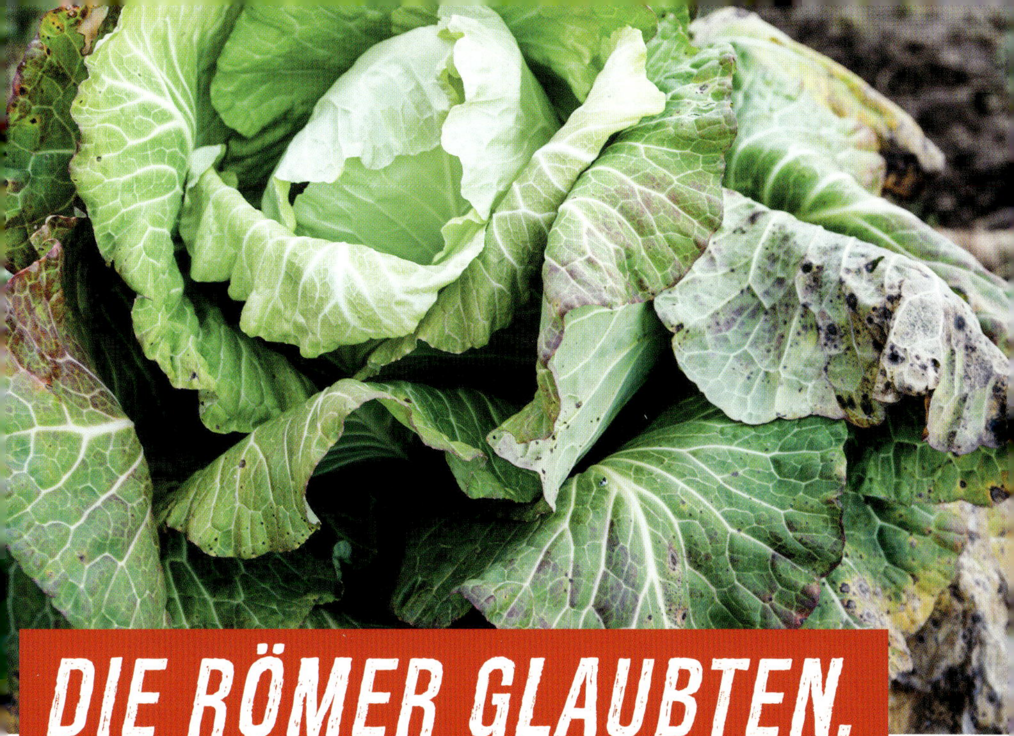

DIE RÖMER GLAUBTEN, DASS SALAT IMPOTENT MACHE.

In der Antike war man davon überzeugt, dass man am Aussehen von Pflanzen erkennen konnte, welche Wirkung sie hatten. Spargel und Karotten galten folgerichtig als Potenzmittel. Die schlaff herabhängenden Blätter des Salats standen hingegen im Verdacht, Männer impotent zu machen. Wer sexuelle Höchstleistungen bringen wollte, musste sich also von Salat fernhalten. Wer hingegen seine Triebe zügeln wollte, verzehrte Salat, um sich abzukühlen. Ganz anders war es im alten Ägypten. Da sah man den knackigen Salatkopf mit dem weißen Milchsaft als Zeichen dafür, dass Salat die Manneskraft förderte. Heute wissen wir, dass Salat keinerlei Auswirkungen auf die männliche Potenz hat. Dafür enthält er viele gesunde Vitamine und Antioxidantien, außerdem Folsäure und Eisen. Diese Spurenelemente haben tatsächlich etwas mit Fruchtbarkeit zu tun – aber mit der weiblichen. Sie sind nämlich wichtig für die gesunde Entwicklung von Embryos im Mutterleib. Davon ahnten die alten Römer nichts. Manchmal kommt es eben auf die inneren Werte an.

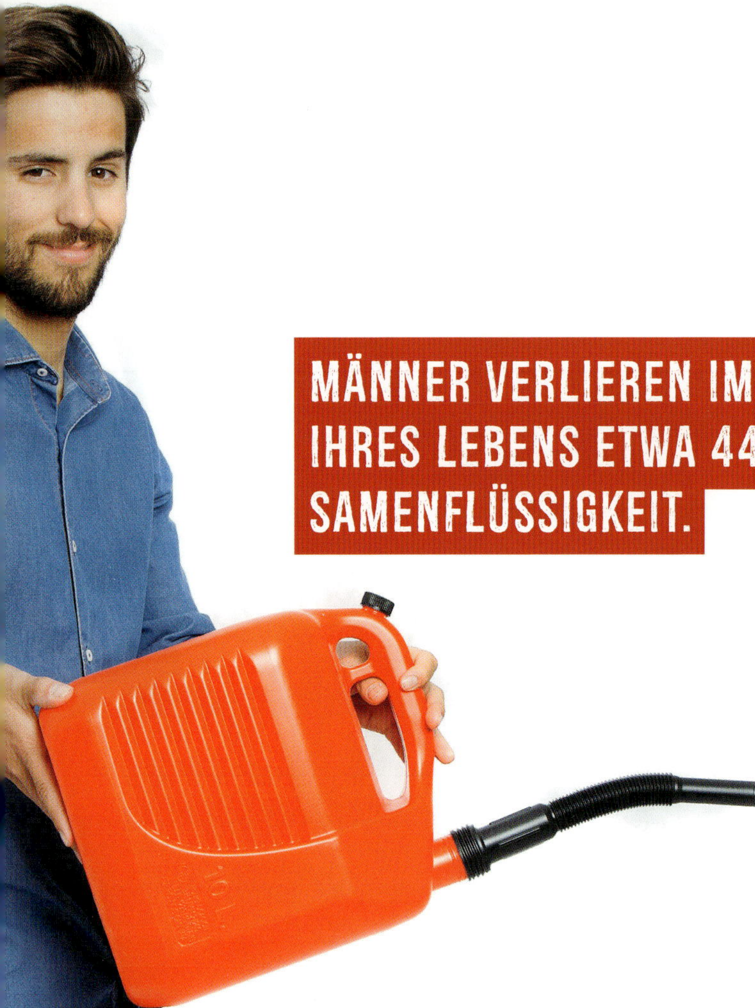

MÄNNER VERLIEREN IM LAUFE IHRES LEBENS ETWA 44,5 LITER SAMENFLÜSSIGKEIT.

Mit rund 7200 Ejakulationen im Laufe seines Lebens kommt der durchschnittliche Mann auf eine Gesamtmenge von etwa 44,5 Liter abgegebener Samenflüssigkeit. Die Menge des Ejakulats pro Samenerguss ist dabei von Fall zu Fall sehr unterschiedlich: Sie hängt ab vom Grad der Erregung des Mannes und von der Zeit, die seit der letzten Ejakulation vergangen ist. Pro Erguss gibt ein gesunder Mann übrigens bis zu 70 Millionen Spermien ab – genauso viele wie ein Meerschweinchen! Ausgelöst durch sexuelle Reize wie Masturbation oder Geschlechtsverkehr, wird bei der Ejakulation eine Reflexkette in Gang gesetzt, in deren Verlauf die Samenflüssigkeit durch Muskelkontraktionen am Samenleiter und am Beckenboden stoßweise freigesetzt wird. Übrigens: Der berühmt-berüchtigte „Samenstau" ist eine reine Erfindung: Hat ein Mann über einen längeren Zeitraum nicht ejakuliert, wird das Sperma irgendwann vom Körper resorbiert oder während einer nächtlichen Ejakulation im Schlaf freigesetzt – ein wie auch immer gearteter „Stau" entsteht nicht!

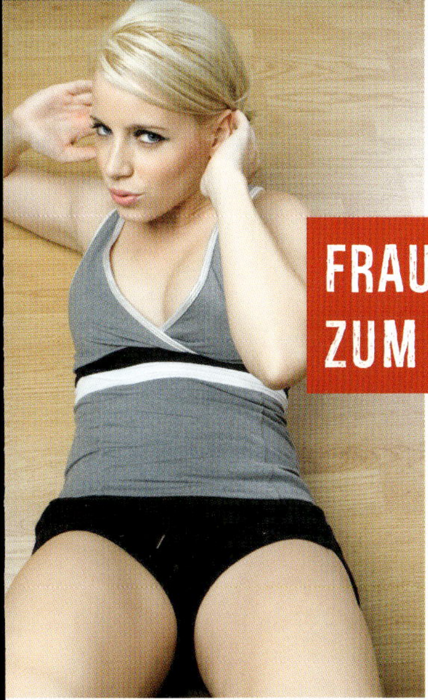

FRAUEN KÖNNEN BEIM SPORT ZUM ORGASMUS KOMMEN.

Gute Nachrichten für fitte Frauen: Es ist wissenschaftlich erwiesen, dass Training und Work-out nicht nur gesund sind, sondern zu wahrhaft lustvollen Erlebnissen führen können. Die Forscherin Debby Herbenick von der University of Indiana befragte 370 Frauen, die beim Sport einen Orgasmus erlebt oder zumindest sexuelle Erregung empfunden hatten. 40 Prozent der Befragten gaben an, solche Empfindungen schon mehr als elf Mal in ihrem Leben gehabt zu haben. Besonders sexualisierend scheinen Bauchübungen zu wirken: 45 Prozent der Frauen nannten sie als Auslöser für Orgasmen oder Gefühle der Erregung. Doch auch Sportarten wie Radfahren, Schwimmen, Joggen, Aerobic und sogar Gewichtheben können die weibliche Sexualität stimulieren. Warum dies so ist, bleibt vorläufig unklar. Es ist bekannt, dass Sport das Wohlbefinden und die Durchblutung steigert – warum also nicht auch die Lust? Für Frauen gilt ab jetzt jedenfalls umso mehr: Ab ins Fitnessstudio – es lohnt sich!

DEN REKORD IM DAUERMASTURBIEREN HÄLT DER JAPANER MASANOBU SATO.

Was ist schon ein Marathon gegen einen Masturbate-a-thon? Diese originelle Wortschöpfung bezeichnet Onanierwettbewerbe wie sie seit 1999 regelmäßig stattfinden – zunächst nur in San Francisco, später auch in anderen amerikanischen Metropolen sowie in London und Montreal. Hauptzweck solcher Events ist das Sammeln von Spenden für die AIDS-Forschung oder andere wohltätige Zwecke, doch natürlich geht es auch um den Spaß an der Sache und um ein positives Bekenntnis zur Masturbation. Konkurriert wird in verschiedenen Kategorien: Wer kann am weitesten spritzen, wer hat die meisten Orgasmen – und wer hält am längsten durch? Die Antwort auf die letzte Frage lautet Masanobu Sato. Der junge Japaner arbeitet für einen Hersteller von Sextoys. Den Weltrekord im Daueronanieren hält er seit 2008 mit einer Bestzeit von neun Stunden und 58 Minuten. Die Selbstbefriedigung sei für ihn ein sehr wichtiges Hobby, sagt die Freundin des Weltklasse-Wichsers. Sie persönlich kann der stundenlangen Rubbelei allerdings nichts abgewinnen und näht in ihrer Freizeit lieber Kleider. Macht auch Spaß!

DER ÄLTESTE PORNO DER WELT WAR BISEXUELL.

Die ältesten Darstellungen menschlicher Sexualität sind mindestens 3000 Jahre alt und finden sich als sogenannte Petroglyphen (in Stein gemeißelte prähistorische Felsbilder) in der Region Xinjiang im nordwestlichen China. Es handelt sich um mehrere Gruppenszenen, in denen neben geheimnisvollen Tanzritualen auch erotische Praktiken wie Vaginalverkehr und Onanie sowie das Liebkosen eines Mannes durch einen anderen zu sehen sind. Was es mit diesen Darstellungen auf sich hat, ist unklar. Ganz in der Nähe der Petroglyphen wurde 1934 ein prähistorischer Friedhof mit mumifizierten Leichen entdeckt, die ebenfalls mehr als 3000 Jahre alt waren. Bei ihnen fanden sich sexualisierte Grabbeigaben, die männliche und weibliche Geschlechtsteile nachbilden. Womöglich war zu jener Zeit die Sterblichkeit so hoch, dass die lebenspendende Sexualität zu einer Art Kult erhoben wurde. Auffällig an den Xinjiang-Petroglyphen ist übrigens, dass die Gesichter der dargestellten Figuren eher europäisch als chinesisch anmuten – ein Hinweis darauf, dass vielleicht Angehörige früher Turkvölker die ersten Siedler in der Region waren.

MÄNNER HABEN MORGENS MEHR LUST AUF SEX ALS ABENDS.

Der Grund hierfür heißt Testosteron. Dieses Sexualhormon erreicht im Körper des Mannes in den frühen Morgenstunden seinen höchsten Stand, denn Hormone werden hauptsächlich im Schlaf produziert. Im Laufe des Tages sinkt der Testosteronspiegel dann langsam, aber kontinuierlich, um am frühen Abend seinen Tiefpunkt zu erreichen. Während der Nacht steigt der Wert dann wieder deutlich an. Auch Männer haben also einen Zyklus – allerdings nicht monatlich, sondern täglich! Zwar gilt Testosteron als das „Männerhormon“ schlechthin, doch auch im Blut von Frauen findet sich Testosteron, wenn auch in deutlich geringerer Konzentration. In vielerlei Hinsicht hat es keinen besonders guten Ruf: Es mache aggressiv und unsensibel, heißt es oft, und fördere egoistisches Verhalten. Zu diesem Themenkomplex wurden zahlreiche Untersuchungen durchgeführt, deren Ergebnisse nicht eindeutig sind. Klar ist, dass beide Geschlechter Testosteron brauchen – und sei es nur, um dann und wann den Tag mit einer besonders angenehmen Beschäftigung zu beginnen!

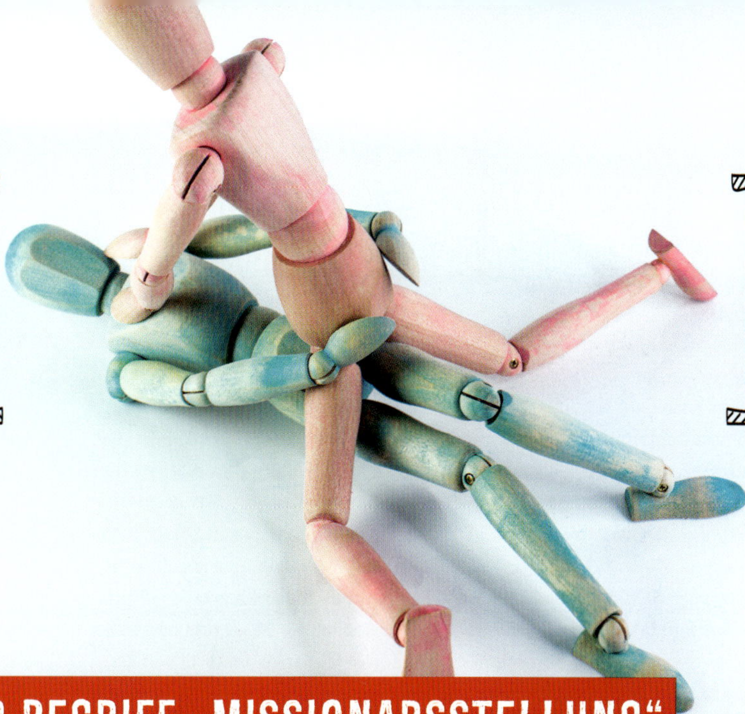

DER BEGRIFF „MISSIONARSSTELLUNG" BERUHT AUF EINER VERWECHSLUNG.

Bisher hieß es immer, die Missionarsstellung – also die Sexposition, bei der der Mann oben liegt und die Frau, ihm zugewandt, unter ihm – heiße so, weil Missionare, die einst in die Südsee kamen, über die vielfältigen Sexstellungen der Insulaner entsetzt waren und ihnen diese Stellung als einzig schickliche vorschrieben. Diese Behauptung stammt von Sexforscher Alfred Kinsey, Autor des bahnbrechenden, 1948 erschienenen „Kinsey-Reports". Er beruft sich wiederum auf Ergebnisse des Anthropologen Bronislaw Malinowski, der die Sexualität der Südseebewohner untersucht hatte. Dabei hat er aber ein paar Dinge durcheinandergeworfen: Malinowski berichtet zwar, dass die Insulaner sich in der Tat über die eintönige Sexstellung der Weißen lustig machten, aber mit dem Wort „Missionar" wurde sie nicht in Verbindung gebracht. Stattdessen mokierten sich die Polynesier über die Sitte weißer Paare, ihre Liebe in der Öffentlichkeit zu zeigen. Dies bezeichneten sie als *misinari si bubunela,* „Missionarsmode". Eigentlich müsste heute also das Händchenhalten Missionarsstellung heißen …

CORNFLAKES WAREN URSPRÜNGLICH ALS TEIL EINER ERNÄHRUNG GEDACHT, DIE MASTURBATION VERHINDERN SOLLTE.

Die Cornflakes, wie wir sie heute noch kennen, kamen 1897 auf den Markt und wurden von einem gewissen John Harvey Kellogg erfunden. Er wollte damit allerdings kein großes Geld verdienen (dafür sorgte dann sein geschäftstüchtigerer Bruder), sondern den Patienten in seinem Sanatorium in Michigan ein Nahrungsmittel bieten, das zu seinen Vorstellungen von gesunder Ernährung passte. Kellogg war nämlich ein Arzt, der zur Heilung aller möglichen Krankheiten auf zwei alternativmedizinische Methoden schwor – erstens: die richtige Ernährung; zweitens: kein Sex. Beides hing auch irgendwie zusammen, denn laut Kellogg förderten schlechte Nahrungsmittel wie Fleisch, Alkohol, Kaffee und Gewürze den Sexualtrieb, und das hielt er für sehr, sehr schädlich. Mit seiner eigenen Frau hatte er angeblich nie Sex. Noch schlimmer war für ihn nur die Masturbation, die angeblich für 39 gesundheitliche Probleme verantwortlich war, darunter Akne und steife Gelenke. Mit brutalen Methoden versuchte er, Jugendlichen diese „Sünde" auszutreiben. Als Anti-Masturbations-Ernährung hielt er Nüsse und Getreide für am besten – und eine Art Einlauf mit Joghurt, der sich, anders als die Cornflakes, zum Glück nicht flächendeckend durchgesetzt hat …

?!

SCHON GEWUSST? John Harvey Kellogg war das Vorbild für T.C. Boyles Roman *The Road to Wellville* (deutsch *Willkommen in Wellville*), den er 1993 veröffentlichte. Darin werden anhand verschiedener Figuren, die um 1907 herum Kelloggs Battle-Creek-Sanatorium besuchen, die merkwürdigen Methoden dieser Institution beschrieben. Schon 1994 wurde das Buch von Alan Parker verfilmt, mit Anthony Hopkins in der Hauptrolle. Der leicht groteske Film wurde auch in Deutschland ziemlich bekannt, hatte aber keine besonders guten Kritiken. Vielleicht, weil es nicht so einfach ist, einen Film über Einläufe und ähnliche Dinge zu drehen …

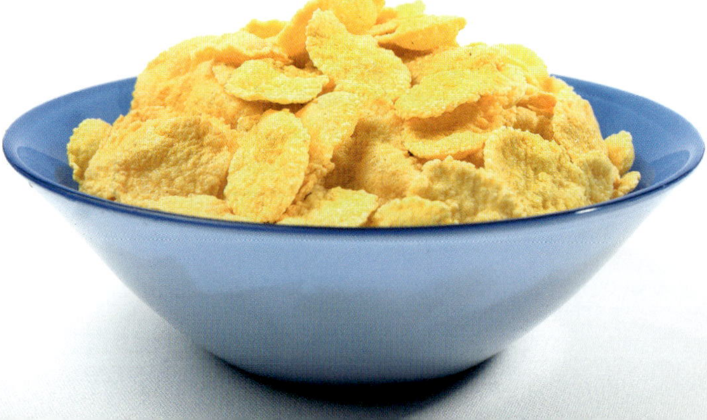

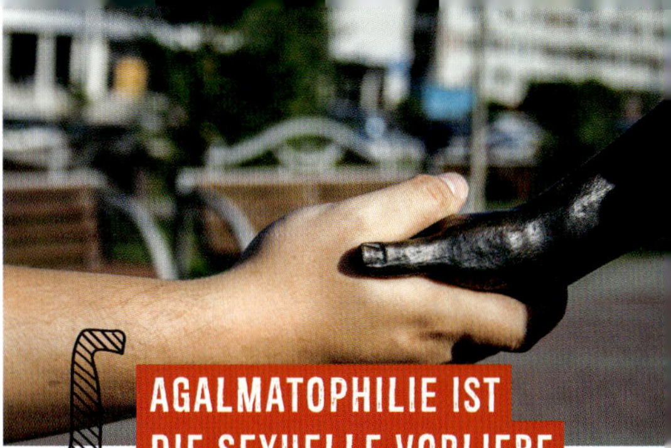

AGALMATOPHILIE IST DIE SEXUELLE VORLIEBE FÜR STATUEN UND SCHAUFENSTERPUPPEN.

Beim sexuellen Fetischismus stimuliert ein meist unbelebter Gegenstand die sexuelle Erregung und dient der Befriedigung. Dazu zählen allerdings keine Sexspielzeuge wie Dildos oder Vibratoren, sondern häufig zum Beispiel bestimmte Kleidungsstücke wie Schuhe oder Uniformen. Andere Menschen erfahren Erregung beim Beklettern von Bäumen, beim Anblick von Tränen oder amputierten Gliedmaßen. Ziemlich verbreitet ist auch die Agalmatophilie, die sexuelle Vorliebe für Statuen, Schaufensterpuppen und ähnliche Darstellungen des Menschen – meist unbekleideter Art. Hierzu zählt man auch die Vorliebe mancher Menschen für Sexpuppen, die es mittlerweile in sehr lebensechter Ausführung gibt. Das Wort Agalmatophilie setzt sich zusammen aus dem griechischen *agalma,* „Statue", und *philos,* „Freund". Aber Achtung: Nicht alle Menschen, die Schaufensterpuppen in ihrer Wohnung stehen haben, fühlen sich von ihnen sexuell angezogen. Ihr könntet es zum Beispiel mit Schneidern oder Designern zu tun haben ...

LAUT BRITISCHEN FORSCHERN IST ZEHN DIE IDEALE ANZAHL AN SEXUALPARTNERN IM LEBEN.

Das britische Dating-Portal Illicit Encounters (Unerlaubte Begegnungen) wollte wissen, wie viele frühere Sexualpartner des anderen als akzeptabel angesehen werden, und gab eine entsprechende Umfrage in Auftrag. Ergebnis: 38 Prozent der Frauen und 37 Prozent der Männer gaben an, dass ihnen bei ihren Partnern Erfahrungen mit acht bis zwölf Sexualpartnern am liebsten seien. Alles darunter empfanden sie als sexuell unerfahren, alles darüber als zu freizügig, und mehr als 20 Partner wurden als abstoßend empfunden. Eigenauskünfte über das Sexualleben sind allerdings stets mit Vorsicht zu genießen – je nach Typ wird mal nach oben, mal nach unten korrigiert. Bei Frauen sind Ausreißer nach oben gesellschaftlich weniger akzeptiert als bei Männern, daher werden sie bei der Anzahl ihrer bisherigen Sexpartner wohl eher untertreiben. Bei Männern, so heißt es, könne man getrost von der angegebenen Summe drei Sexpartner abziehen. Die Zahlen in Deutschland decken sich übrigens mit denen aus Großbritannien. Unterm Strich kann man sagen, dass wir viel toleranter und abenteuerlustiger geworden sind: Noch vor zehn Jahren hätten besonders die Männer bei den Frauen wesentlich weniger Sexpartner toleriert.

ES HEISST, JEDE/R VIERTE GLAUBE, DASS KOLLEGEN, NACHBARN UND FREUNDE MEHR SEX HABEN ALS ER/SIE SELBST.

Das ist eine Behauptung, die seit Jahren im Internet kursiert. Beweise lassen sich dafür nicht finden, aber sollte es stimmen, dass jeder Vierte die anderen für glücklicher und erfolgreicher hält als sich selbst, gibt das tiefe Einblicke in die Psyche unserer Gesellschaft. Tim Wadsworth, Soziologieprofessor an der Universität von Colorado in Boulder, untersuchte die Zusammenhänge von Sex und Wohlbefinden, oder besser gesagt, von unserem Wohlbefinden im Wettstreit mit anderer Leute Sex. Denn wir lieben es, uns mit anderen zu vergleichen und zu messen. Wadsworth analysierte Datenmaterial von über 15.000 Menschen und fand heraus, dass diejenigen, die mindestens zwei- bis dreimal Sex im Monat hatten, um 33 Prozent glücklicher waren als diejenigen, die fast seit einem Jahr abstinent waren. Natürlich macht allein die Tatsache, Sex zu haben, schon sehr glücklich, doch Wadsworth fand heraus, dass bei den Paaren, die zwar häufig Sex hatten, aber davon überzeugt waren, es sei weniger als bei anderen, der Glücksfaktor sofort um 14 Prozent sank. Sollte es also stimmen, dass jeder Vierte glaubt, andere hätten mehr Sex als er/sie selbst, sind das 25 Prozent der Gesellschaft. Das heißt aber auch, dass immerhin 75 Prozent entweder sehr positiv eingestellt sind oder viel mehr Sex haben als andere.

RUND 8000 NERVENENDEN BEFINDEN SICH IN DER SPITZE DER KLITORIS – MEHR ALS IRGENDWO SONST IM KÖRPER. BEIM PENIS SIND ES NUR ETWA 4000.

Der Penis des Mannes und die Klitoris der Frau sind sich ähnlicher, als viele Menschen glauben. Beide bestehen aus einem Schaft, einem Schwellkörper und einer Eichel. Im Gegensatz zum Penis ist die Klitoris zu 90 Prozent im Inneren des Beckens versteckt. Ihr unsichtbarer Teil besteht aus einem paarig angelegten Schwellkörpergewebe, das etwa 6 bis 9 cm lang ist. Die beiden zwiebelförmigen Schwellkörper schmiegen sich zu einem großen Teil an die vordere Wand der Vagina an und bilden um die Harnröhre und den Scheideneingang herum eine hoch erogene Zone. Das Zentrum dieser Zone bildet die Eichel der Klitoris. Hier treffen ca. 8000 Nervenenden zusammen. Im Penis sind es rund 4000 – und das ist auch schon sehr viel. Auch die Klitoris hat eine Vorhaut, das Präputium. Eine direkte Berührung ist erst möglich, wenn die Vorhaut zurückgezogen wird. Dann entfaltet sich eine Gefühlsintensität, die mit nichts anderem zu vergleichen ist. Die Klitoris ist übrigens das einzige menschliche Organ, das ausschließlich dem Empfinden von Lust dient. Eine tolle Erfindung!

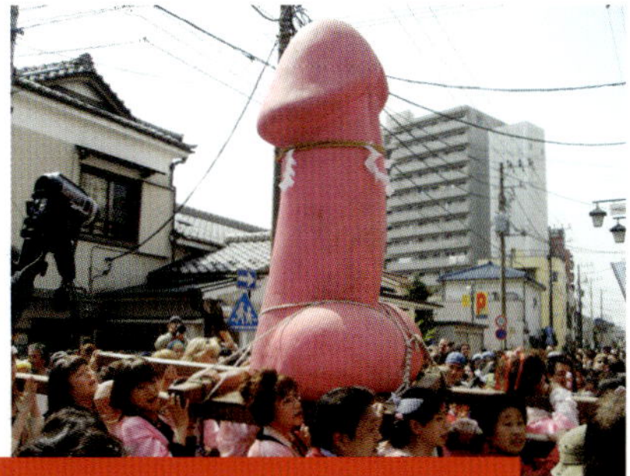

IN EINER JAPANISCHEN STADT WIRD JEDES JAHR EIN PENIS-FESTIVAL GEFEIERT.

Jedes Jahr am ersten Sonntag im April findet im japanischen Kawasaki ein großes Penis-Festival statt, das Kanamara Matsuri. Ursprung des Festivals ist die Angst der Männer vor einer mit Zähnen bewaffneten Vagina. Die, oder vielmehr der in ihr wohnende Dämon, soll nämlich einst in Kawasaki sein Unwesen getrieben und zwei Männern in der Hochzeitsnacht den Penis abgebissen haben. Daraufhin kam der ortsansässige Schmied auf die geniale Idee, der beißwütigen Vagina mit einem Stahlpenis das Handwerk zu legen. Und tatsächlich, es gelang: Dem Dämon wurde schlecht, als er in den Stahlpenis biss, er flüchtete aus der Vagina und der Schmied konnte die nunmehr vom Dämon befreite Jungfrau heiraten. Seitdem wird der sagenumwobene Stahlpenis in einem Schrein aufbewahrt und einmal im Jahr zum Penis-Festival herausgeholt. Dann wird die ganze Stadt mit großen und kleinen Penissen geschmückt, es gibt Penis-Ringwerfen, Penishüte, Pimmel-Lollis und neuerdings auch Süßigkeiten in Form von Vaginas. Ob die dann auch zurückbeißen, ist nicht übermittelt.

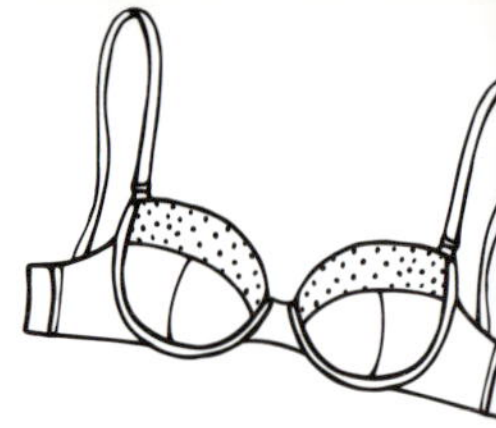

WENN MAN EINEN BH MIT DEM MUND ÖFFNET, VERBRENNT MAN DABEI 87 KALORIEN.

Auch beim Liebesspiel kann man ein paar Pfunde verlieren. Ein einziger Zungenkuss verbrennt zum Beispiel bis zu 15 Kalorien pro Minute (und stärkt ganz nebenbei das Immunsystem). Wer sich innig liebt, kommt da schnell auf eine halbe Stunde und damit auf 450 Kalorien. Außerdem werden etwa 38 Gesichtsmuskeln trainiert. Der italienische Ernährungsexperte Bruno Fabbri hat noch weitere Vergleichswerte zusammengestellt. Ein „durchschnittlicher Koitus" von 12 bis 15 Minuten Länge, so Fabbri, verbrennt etwa genauso viel wie 30 Minuten Laufen, nämlich bis zu 400 Kalorien. Nach 26 Minuten sexueller Aktivität hat man schon eine halbe Pizza wettgemacht, vermutlich aber keine mit Gorgonzola. 15 Minuten Oralsex entsprechen einem halben Glas Wein, das sind etwa 90 Kalorien. Versucht man den BH der Partnerin mit dem Mund zu öffnen – eine komplizierte Angelegenheit –, verbrennt man dabei 87 Kalorien. Der absolute Bauchspeckkiller des Beischlafs besteht für den Mann darin, seine Partnerin dabei hochzuheben, während sie an der Wand lehnt und die Beine um seine Taille schlingt. Anschließend kann Mann – je nach Gewicht der Partnerin – ganz entspannt ein oder mehrere Biere trinken (200+ Kalorien).

DER DURCHSCHNITTLICHE DEUTSCHE VERBRINGT CA. 8 MINUTEN TÄGLICH AUF DER PORNO-WEBSEITE PORNHUB.

Die Deutschen sind weltweit Spitzenreiter des Pornokonsums: Angeblich führen hier 12,5 Prozent aller Website-Aufrufe auf Pornoseiten. Mit 9,6 Prozent liegt Spanien auf Platz 2, gefolgt von Großbritannien und den USA. Im weltweiten Durchschnitt sind es 7,7 Prozent. Das ergab eine Studie der Analysten „Netzsieger". Das Datenmaterial wurde auf Grundlage der Besucherstatistiken der Pornoseite Pornhub erhoben. Deutsche Pornogucker sind älter als der Durchschnitt, nämlich 38 Jahre im Verhältnis zu 35 Jahren weltweit. In Pornoangelegenheiten sind Deutsche sehr heimatverbunden: Vier von fünf Top-Suchanfragen hatten nationale Bezüge wie „german girl" oder „german amateur". Im Schnitt verbringen Deutsche 8 Minuten täglich auf Pornhub. Sonntags zwischen 20:15 und 21:45 Uhr bricht der Pornokonsum allerdings kurzfristig ein – schuld daran ist der *Tatort.* Auch Frauen schauen Pornos; in Deutschland liegt ihr Anteil aber nur bei 17 Prozent. Das ist auffällig weniger als im weltweiten Durchschnitt, da liegt die Frauenquote bei 24 Prozent. Während des Champions-League-Finales 2013 zwischen Bayern München und Borussia Dortmund brachen die Zugriffszahlen auf Pornhub um 40 Prozent ein. Nach Bayern-Niederlagen steigt der Pornokonsum allerdings regelmäßig kräftig an.

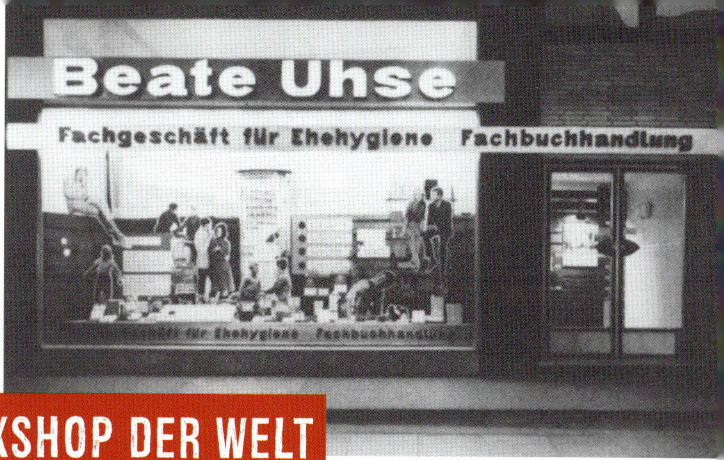

DER ERSTE SEXSHOP DER WELT WURDE 1962 IN FLENSBURG VON BEATE UHSE ERÖFFNET.

Beate Uhse war eine mutige und risikofreudige Frau, die sich nie unterkriegen ließ. Die ausgebildete Pilotin war 1945 mit ihrem kleinen Flugzeug aus dem eingeschlossenen Berlin nach Nordfriesland geflohen, wo sie – wie auch die meisten anderen Deutschen – bei Null anfangen musste. Beim Handeln auf dem Schwarzmarkt bemerkte sie, dass eine große Nachfrage nach Verhütungsmitteln und überhaupt nach Aufklärung bestand. Daraufhin brachte Beate Uhse eine Aufklärungsschrift unters Volk und gründete 1951 einen Versandhandel, der diskret Verhütungsmittel, Wäsche, erotische Bücher und andere Artikel an immer mehr Kunden verschickte. Einen Laden zu eröffnen, hielt sie zwar für riskant – aufgebrachte Moralapostel könnten die Scheiben einwerfen –, aber, so sagte sie, „Ich eröffne kurz vor Weihnachten, da sind die Leute friedlich!" Und so öffnete das „Fachgeschäft für Ehehygiene" 1962 in ihrer Heimatstadt Flensburg seine Pforten. Etwas Vergleichbares hatte es noch nie gegeben. Der Laden erbrachte sofort einen Gewinn, und so konnte Frau Uhse schon bald den zweiten Shop in Hamburg eröffnen – der Auftakt zu einem riesigen, internationalen Imperium.

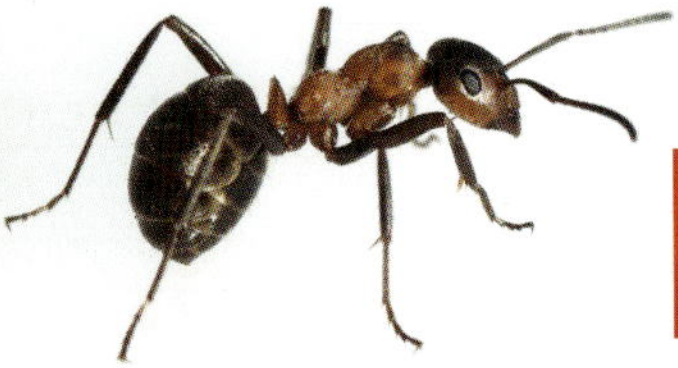

FORMICOPHILIE IST DAS VERLANGEN, INSEKTEN ÜBER DIE GENITALIEN KRABBELN ZU LASSEN.

Sexuelle Vorlieben, die eindeutig von der Norm abweichen, nennt man Paraphilien. Lange Zeit wurden sie überwiegend als Krankheit betrachtet, seit 2013 jedoch wird stärker differenziert. Seitdem wird zwischen pathologischen und nicht pathologischen Paraphilien unterschieden. Problematisch wird es vor allem dann, wenn die Fantasien sich auf Kinder oder Tiere beziehen, die nicht einverständnisfähig sind. Die Formicophilie ist eine Untergruppe der Zoophilie, also dem sexuellen Hingezogensein zu Tieren. Das kann einfach nur emotional sein; wenn es zu sexuellen Handlungen mit Tieren kommt, spricht man von Sodomie. Formico heißt Ameise, die Formicophilie beschreibt also das sexuelle Interesse von Menschen und anderen Säugetieren daran, Insekten über sich kriechen zu lassen oder von ihnen gebissen zu werden. Meistens werden dabei die Insekten auf das Geschlechtsteil gesetzt. Der gewünschte Effekt ist ein Kitzeln oder auch Stechen; wenn Schnecken im Spiel sind, kann es eine Zuneigung zu Schleim sein.

DER SEX IN DEUTSCHLAND DAUERT DURCHSCHNITTLICH 17,6 MINUTEN.

Mit diesem Ergebnis liegen die Deutschen laut einer aktuellen Umfrage im Mittelfeld – in etwa gleichauf mit den Amerikanern und Australiern. In vielen Ländern kommen Paare schneller zur Sache: In Indien zum Beispiel dauert der durchschnittliche Liebesakt 13 Minuten, in Frankreich, Singapur und Spanien nicht viel länger. Dass es auch anders geht, beweisen die Italiener und die Brasilianer, die Griechen und die Mexikaner: Sie alle lassen sich für das Liebesspiel im Durchschnitt über 20 Minuten Zeit. Am ausdauerndsten sind die Nigerianer mit knapp 24 Minuten. Doch wie so oft beim Thema Sex gilt auch hier: Auf die Länge kommt's nicht an. Im Gegenteil – in der Kürze liegt die Würze! Eine Umfrage unter amerikanischen und kanadischen Sexualtherapeuten ergab, dass der ideale Geschlechtsverkehr zwischen sieben und 13 Minuten dauern sollte. Alles darüber sei zu lang und führe häufig zu Leistungsdruck und übersteigerten Erwartungen. Funktionsstörungen, Enttäuschung und vorschnelle Erschöpfung seien die Folge. Also besser kurz und knackig als lang und ausdauernd? Zum Glück bleibt die Antwort jedem selbst überlassen!

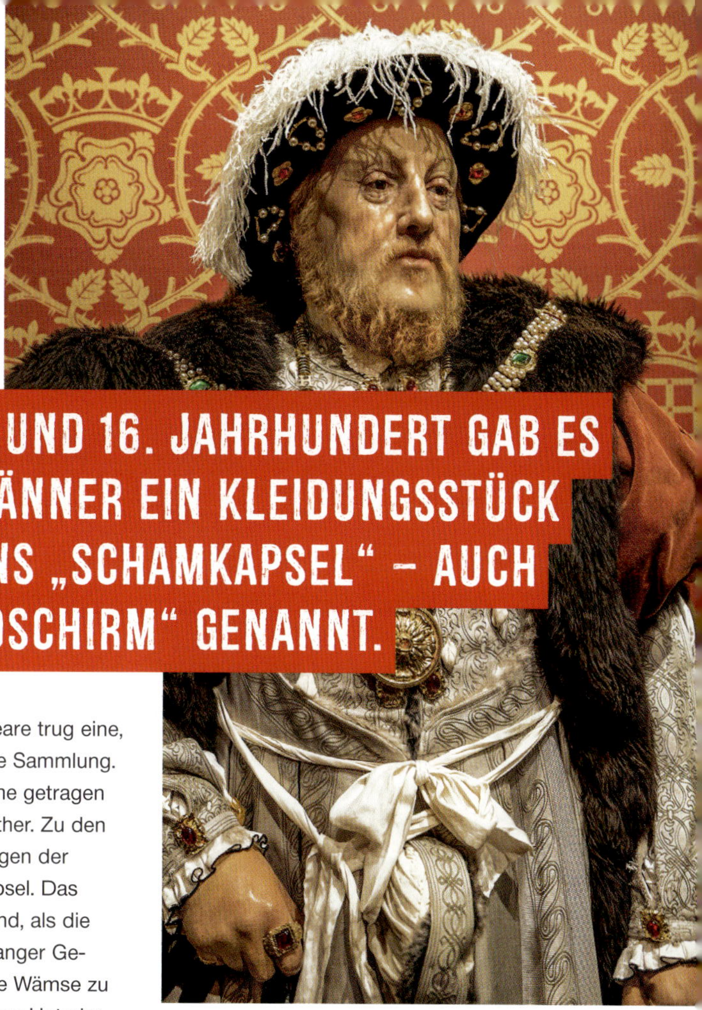

IM 15. UND 16. JAHRHUNDERT GAB ES FÜR MÄNNER EIN KLEIDUNGSSTÜCK NAMENS „SCHAMKAPSEL" – AUCH „GLIEDSCHIRM" GENANNT.

Kolumbus trug eine, Shakespeare trug eine, Heinrich VIII. hatte eine ganze Sammlung. Auch Nostradamus dürfte eine getragen haben – vielleicht sogar Martin Luther. Zu den wohl kuriosesten Modeerscheinungen der Renaissance gehört die Schamkapsel. Das gepolsterte Kleidungsstück entstand, als die Männer in Europa anfingen, statt langer Gewänder kurze Hemden und knappe Wämse zu tragen. Dadurch kamen die einstigen Unterhosen ans Tageslicht. Da sie eng anlagen, zeigten sie im Schritt eine deutliche Beule. Ursprünglich sollte die Schamkapsel diese Beule tugendhaft verstecken. Nach und nach wurde es aber modern, den verdeckten Körperteil noch stärker zu betonen – etwa durch Kontrastfarben oder neckische Schleifchen. Durch entsprechende Polster konnte die Penisgröße beliebig übertrieben werden. Die zur Schau gestellte Dauerpotenz blieb nicht ohne Kritik, besonders von Seiten der Kirche. Trotzdem blieben Schamkapseln über 100 Jahre lang fester Bestandteil der Herrenmode. Noch heute gibt es ähnliche Polster als Schutzausrüstung für Sportler.

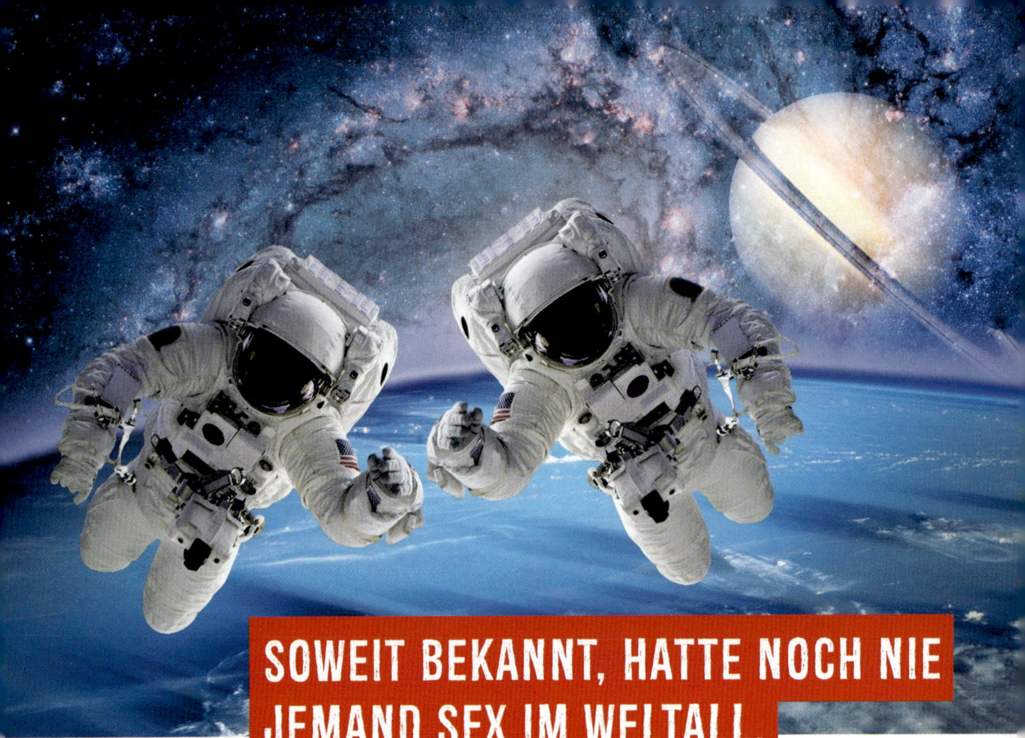

SOWEIT BEKANNT, HATTE NOCH NIE JEMAND SEX IM WELTALL.

Sollte die Menschheit irgendwann auf einen anderen Planeten umziehen oder – zunächst einmal – längere Flüge durchs All unternehmen müssen, so wird sie sich ja auch dort fortpflanzen wollen. Oder zumindest auch mal Sex haben. Dies scheint aber ziemlich problematisch zu sein, jedenfalls hat bisher im Weltall kein Sex stattgefunden, obwohl sich schon rund 500 Menschen beiderlei Geschlechts länger dort aufgehalten haben. Moralisch gesehen dürften Männer und Frauen, die sich zum Beispiel auf einer Raumstation aufhalten, wohl schon Sex haben; verboten ist es ihnen nicht. Aber die Probleme sind eher technischer Natur: Erst einmal gibt es so gut wie keine Privatsphäre. Und weil in der Schwerelosigkeit eher der Kopf sehr stark durchblutet wird, der Unterleib aber nicht, ist es für Männer gar nicht so einfach, überhaupt eine Erektion zu bekommen. Wäre das geschafft und es käme zum Sex, würden beide Partner schon beim ersten Stoß auseinander driften – man müsste sich also aneinander festbinden. So richtig Lust scheint man in der Schwerelosigkeit auch nicht zu haben. Und dann ist da noch die Frage, ob ein vielleicht dabei entstehender Embryo, der eine Weile in der Schwerelosigkeit heranwachsen würde, auf der Erde überhaupt überleben könnte. Alles nicht so einfach …

WILLST DU MIT MIR GEHEN?
PARTNERSCHAFT

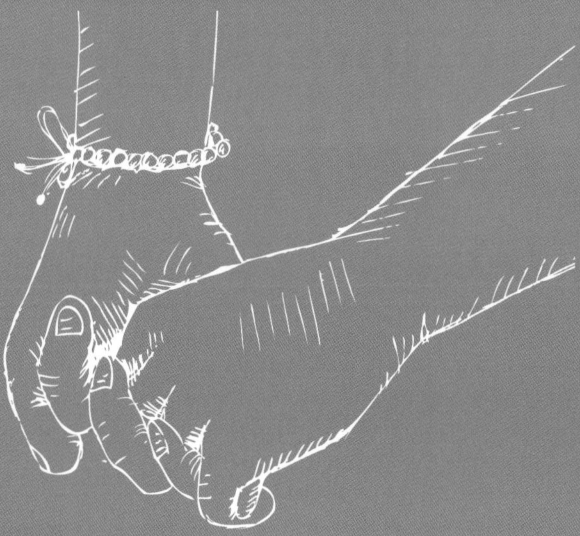

In diesem Kapitel erfährst du unter anderem, wie du deine Beziehung lebhaft gestaltest (hättest du gedacht, dass dabei Furzen und Kitzeln eine Rolle spielen?), was es mit der Untreue auf sich hat und wieso Singles so gerne baden …

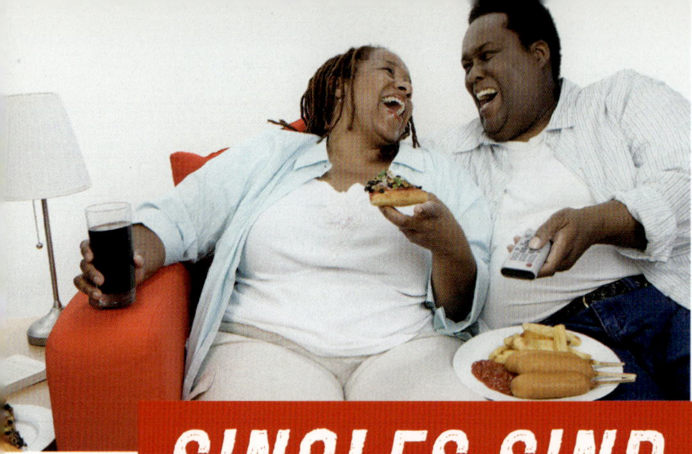

SINGLES SIND FITTER ALS MENSCHEN IN FESTEN BEZIEHUNGEN.

Singles sind schlanker, dadurch fitter und oft glücklicher als Menschen in Beziehungen. Ein britisches Forscherteam hat Gewichtszunahmen bei Paaren, die ihre Beziehung als angenehm beschrieben, analysiert: 62 Prozent der Befragten gaben an, ungefähr 7 kg zugenommen zu haben, nachdem sie ihren Partner gefunden hatten. 72 Prozent der Teilnehmer hatten auch bei ihren Partnern eine deutliche Gewichtszunahme festgestellt. Gründe dafür gibt es einige: Menschen in Beziehungen lassen sich gehen. Das ist nicht nur böse Nachrede, es stimmt tatsächlich – es scheint einen Mechanismus in der menschlichen Psyche zu geben, der dazu führt, dass wir uns nur für andere herausputzen. Im sicheren Hafen der Beziehung lassen diese Bemühungen umgehend nach. Und nur kurze Zeit später lassen auch andere Aktivitäten wie gemeinsame Ausflüge, Treffen mit Freunden, Spaziergänge nach. Was wir dann am ausgiebigsten tun, ist, miteinander auf dem Sofa zu sitzen und fernzusehen, und das macht bekanntlich dick. Zudem ist es beim gemeinsamen Essen zu Hause so gemütlich. Wenn wir unseren Hintern dann doch mal von der Couch kriegen, dann für einen gemeinsamen Restaurantbesuch. Aber Achtung, wenn unsere bessere Hälfte plötzlich anfängt, abzunehmen und Sport zu treiben, ist er/sie sehr wahrscheinlich nicht mehr zufrieden mit der Beziehung und hofft, für einen potenziellen neuen Partner wieder attraktiv zu werden.

WENN MAN SICH VERLIEBT, VERLIERT MAN IM DURCHSCHNITT ZWEI ENGE FREUNDE.

Wie heißt es so schön: „Eine neue Liebe ist wie ein neues Leben“. Einer britischen Studie zufolge beginnt dieses neue Leben im Durchschnitt mit einem kleineren Freundeskreis. Der Anthropologe Robin Dunbar von der renommierten Universität Oxford hat für seine Untersuchung 500 Personen (428 Frauen und 112 Männer) nach der Anzahl ihrer Freunde vor und während einer neuen Beziehung befragt. Die soziale Gruppe eines Erwachsenen besteht für gewöhnlich aus fünf engeren Freunden. Paare in einer Beziehung gaben aber an, nur noch vier enge Freunde zu haben, davon war einer bereits der neue Partner. Grund für diese Entwicklung ist laut Dunbar das klassische „Aus-den-Augen-aus-dem-Sinn“-Syndrom: Wenn wir eine neue Beziehung beginnen, widmen wir ihr den Großteil unserer Zeit. Diese Zeit fehlt uns dann aber in den regelmäßigen Kontakten zu unseren Freunden. Das führt wiederum dazu, dass manche dieser alten Freundschaften nach und nach im Sande verlaufen.

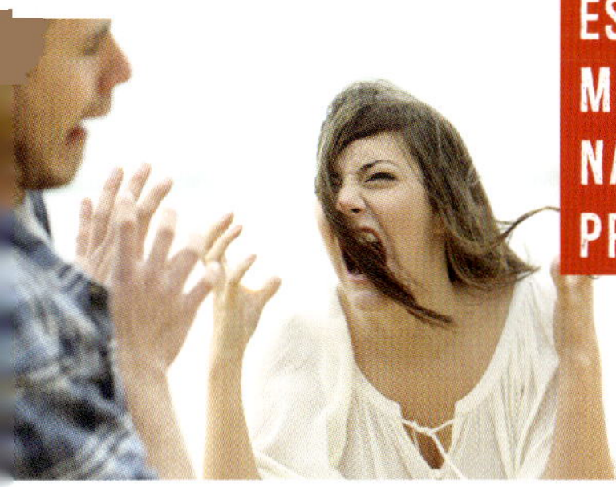

ES GIBT APPS FÜR MÄNNER, DIE DEN MENSTRUATIONSZYKLUS IHRER FREUNDIN NACHVOLLZIEHEN UND VOR DEM PRÄMENSTRUELLEN SYNDROM WARNEN.

Dass es Zyklus-Apps für Frauen gibt, ist klar. Nie war es einfacher, nachzuhalten, wann die fruchtbaren Tage sind, wann frau Tampons einstecken sollte oder ob vielleicht gar irgendetwas nicht stimmt. Aber solche Apps gibt es tatsächlich auch speziell für Männer – sprich: nicht im rosa Blümchendesign –, und zwar, damit sie sich auf etwaige Stimmungsschwankungen ihrer Partnerin einstellen können. „Kritische“ Tage werden dort mit einem blinkenden „PMS Alert!“ oder einem Blitzsymbol angezeigt, sodass Männer, die Konflikte oder Tränen scheuen, sich diskret zurückziehen können. Nachdem bekannt wurde, dass auch ganze Männergruppen in Büros solche Apps nutzten, um die Zyklen ihrer Kolleginnen zu verfolgen (man kann bis zu zehn Zyklen parallel beobachten …), entbrannte eine Sexismus-Debatte, und heute sind viele der Apps (PMSbuddy, iAmAMan, uPMS) wieder aus dem App-Store verschwunden …

SCHON BABYS IM ALTER VON SECHS MONATEN ZEIGEN ANZEICHEN VON EIFERSUCHT, WENN IHRE MÜTTER MIT LEBENSECHTEN PUPPEN SPIELEN.

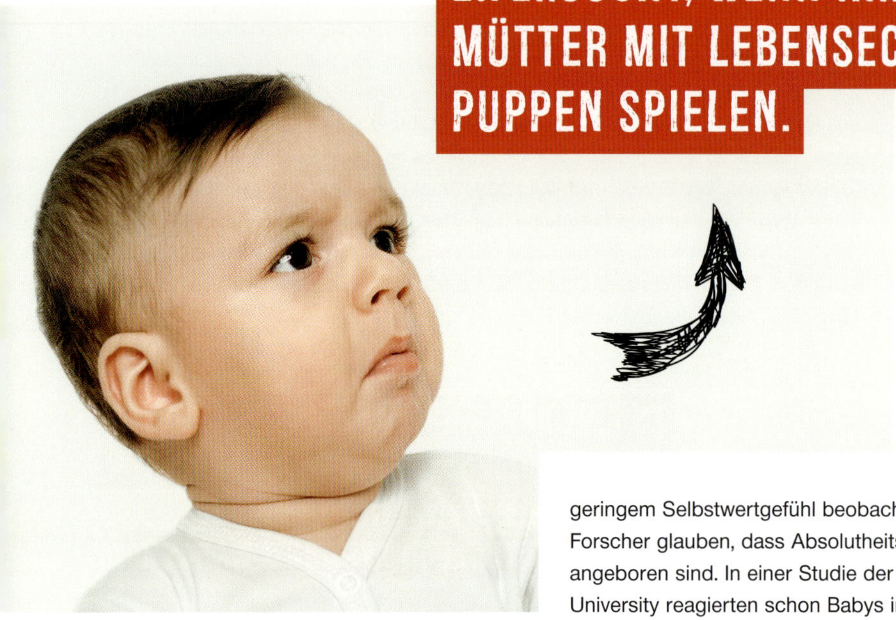

Die meisten von uns kennen Eifersucht. Dramen und Tragödien ranken sich um eines der heftigsten Gefühle, zu dem Menschen fähig sind. Warum wir so reagieren und ob wir damit einem evolutionären Plan folgen, der im Verlauf der Menschheitsgeschichte wichtig war, interessiert die Forschung schon lange. Psychologen unterscheiden zwischen misstrauischer und reaktiver Eifersucht, nur die zweite stützt sich auf reale Bedrohungen. Eifersucht auf Verdacht lässt sich vor allem bei Menschen mit geringem Selbstwertgefühl beobachten. Manche Forscher glauben, dass Absolutheitsansprüche angeboren sind. In einer Studie der Texas Tech University reagierten schon Babys im Alter von sechs Monaten mit heftigen Gefühlen, wenn ihre Mutter eine lebensechte Puppe in den Arm nahm. War die Mutter dagegen mit einem anderen Gegenstand wie z.B. einem Buch beschäftigt, waren die Reaktionen der Babys viel entspannter. Evolutionsbiologen sehen in diesem Verhalten eine eindeutige Überlebensstrategie. Im Kampf um knappe Lebensmittel sichern sich eifersüchtige Kinder einen klaren Vorteil gegenüber konkurrierenden Geschwistern.

IM ALTEN GRIECHENLAND WAR DIE KNABENLIEBE NEBEN PROSTITUIERTEN UND HETÄREN EINE MÖGLICHKEIT, AUSSERHALB DER EHE KÖRPERLICHE UND GEISTIGE LIEBE ZU FINDEN.

Die Prostitution im antiken Griechenland war besonders in Athen und vor allem im Hafen von Piräus anzutreffen. Es gab sowohl Straßenprostitution als auch Bordelle, beides wurde von Männern freizügig und ohne moralische Bedenken in Anspruch genommen. Junge griechische Männer hatten sonst kaum Gelegenheit, sexuelle Erfahrungen zu sammeln, meist heirateten sie erst mit 30 Jahren; außereheliche Beziehungen mit freien Bürgerinnen waren verpönt und standen unter Strafe. Neben den einfachen Prostituierten gab es die Hetären. Sie waren ähnlich wie die japanischen Geishas sehr gebildete Frauen, bewandert in Kunst, Kultur und Literatur und ausgebildet in Tanz und Musik. Die Bedeutung der Ehefrauen als Bürgerinnen lag dagegen ausschließlich in der Haushaltsführung und im Kinderkriegen – aufgrund mangelnder Bildung waren sie ihren Männern geistig meist unterlegen. Konkurrenz bekamen die Hetären aber trotzdem, nämlich in der Praxis der Knabenliebe: Diese Jungen waren zwischen zwölf und achtzehn Jahre alt, genossen durch ihre Liebhaber eine Ausbildung und hatten den zusätzlichen Vorteil, aufgrund ihres jungen Alters noch weich, zart und dadurch weiblich anzumuten. Sobald der Knabe zum Mann heranreifte, war er jedoch kein Sexualobjekt mehr, sondern bereits auf dem Weg, sich selbst in der Knabenliebe zu versuchen.

WEGEN EINES SEITENSPRUNGS VERBRANNTE EINE FRAU IHREM FREUND MIT EINEM GLÄTTEISEN DEN PENIS UND WURDE DAFÜR VERURTEILT.

In Australien bekam eine junge Frau neun Monate auf Bewährung, weil sie den Penis ihres Freundes mit einem Glätteisen verbrannt hatte. Der junge Mann zog sich dabei Verbrennungen dritten Grades zu, wird für immer ein Narbengewebe zurückbehalten und muss mit Funktionsstörungen seines Geschlechtsteils rechnen. Die Penisattacke war eine Rachemaßnahme der Freundin, weil er fremdgegangen war. Verrückterweise war er mit dieser rabiaten Strafaktion sogar einverstanden, denn bereits zuvor hatte es in der Beziehung Seitensprünge gegeben, woraufhin sich die beiden irgendwann im Falle erneuter Untreue auf diese Strafaktion geeinigt hatten. Nachdem der Mann dann zwei Nächte bei seiner Ex-Freundin verbracht hatte, schritt die Freundin zur Tat. Mit der Schwere der Folgen hatten wohl beide nicht gerechnet. „Ich dachte, es würde so wie bei einem Sonnenbrand", gab die Täterin später zu Protokoll.

FRAUEN MIT EINEM HOHEN IQ HABEN ES BEI DER PARTNERSUCHE SCHWERER.

Schon Schiller schrieb: „Drum prüfe, wer sich ewig bindet". Diesen Rat scheinen intelligente Frauen besonders gründlich zu beherzigen. Forscher der University of Waterloo im kanadischen Ontario fanden heraus, dass Menschen mit einem hohen IQ ihre eigenen Gefühle und die des potenziellen Partners sehr kritisch analysieren und hinterfragen. Sie verlieben sich schwerer als Menschen mit einem niedrigeren IQ. Außerdem, so das Forscherteam, fällt es intelligenten Menschen sehr schwer, negative Erfahrungen hinter sich zu lassen. Sie sind bei der Suche nach einer neuen Liebesbeziehung oft blockiert durch Erlebnisse aus der Vergangenheit. Diese Menschen haben große Probleme, sich zu öffnen, wirken zudem schnell arrogant und unnahbar und machen es anderen dadurch schwer, sie richtig einzuschätzen. Viele intelligente Menschen sind Kopfmenschen; ihnen fällt es grundsätzlich schwerer, sich auf Gefühle und den Kontrollverlust einzulassen, der mit dem Verliebtsein einhergeht. Ein weiterer Grund könnte auch sein, dass intelligente Menschen besonders stark an ihrer Karriere interessiert sind – da bleibt wenig Zeit für Liebesabenteuer. Hinzu kommt, dass Frauen im Allgemeinen (anders als viele Männer) gerne einen Partner hätten, der ihnen intellektuell mindestens ebenbürtig ist. Je intelligenter die Frau selbst ist, desto schwieriger wird das natürlich …

ANUPTAPHOBIE IST DIE ANGST DAVOR, FÜR IMMER SINGLE ZU BLEIBEN.

Bei der Anuptaphobie handelt es sich um eine relativ neue Phobie, bei der man unter der ständigen, irrationalen Angst leidet, für immer Single zu bleiben. Das ist ernster als es im ersten Moment klingen mag. Für alle Phobien gibt es neben genetischen Faktoren auch gute Gründe, die meist bis weit in die Kindheit zurückreichen. Missbrauch könnte ein Grund sein, aber auch Ablehnung durch die Eltern oder andere Formen der Vernachlässigung. Aus diesen Kindern werden oft Erwachsene, die einerseits unermessliche Verlustängste und andererseits eine gigantische Sehnsucht nach Nähe haben. Als Erwachsene folgen wir einem Code, der uns meistens nicht bewusst ist und der wenig mit unserer aktuellen Lebenssituation zu tun hat. Aber das Gute an Phobien ist: Sie sind angelernt und damit behandelbar. Dazu braucht es in den meisten Fällen psychologische Unterstützung, die dabei hilft, die frühkindlichen Reaktionsschemata zu erkennen und zu verstehen, dass diese Muster heute nicht mehr gebraucht werden. Wenn wir das gelernt haben, können wir uns angstfrei in neue Liebesabenteuer stürzen.

BEIM KUSCHELN WIRD DIESELBE NEUROLOGISCHE REAKTION AUSGELÖST WIE BEI DER EINNAHME VON SCHMERZMITTELN.

Glücklicherweise gibt es schmerzlindernde Medikamente – die helfen aber nicht nur den leidenden Menschen, sondern spülen auch viel Geld in die Kassen der Pharmaindustrie. Was viele nicht wissen: Der menschliche Körper ist in der Lage, Stoffe selbst herzustellen, die gegen Schmerzen wirksam sind. Forscher haben entdeckt, dass es ein neuronales Netzwerk zur Schmerzregulierung gibt – und dem Hormon Oxytocin kommt dabei offensichtlich eine Schlüsselrolle zu. Bisher kannte man Oxytocin vor allem als „Kuschelhormon"; es wird bei engem zwischenmenschlichem Kontakt ausgelöst, dämpft Angst und beeinflusst das menschliche Sozialverhalten auf positive Weise. Es senkt die Konzentration des Stresshormons Cortisol und trägt so zum allgemeinen Wohlbefinden bei. Erst in den letzten Jahren entdeckten Wissenschaftler, dass Oxytocin auch als körpereigene Schmerzbremse dient, und zwar auf zwei Wegen: einmal, indem es im Rückenmark die Schmerzweiterleitung an das Gehirn blockiert, und zusätzlich dadurch, dass das Hormon über das Blut in das periphere Nervensystem fließt, dorthin, wo der Schmerz entsteht. In den USA wurde bereits ein Patent für ein Oxytocinpräparat gegen Migräne registriert. Aber auch wenn es ganz nebenbei auch das Wohlbefinden steigert – es geht doch nichts über ausgiebiges Kuscheln mit den Liebsten.

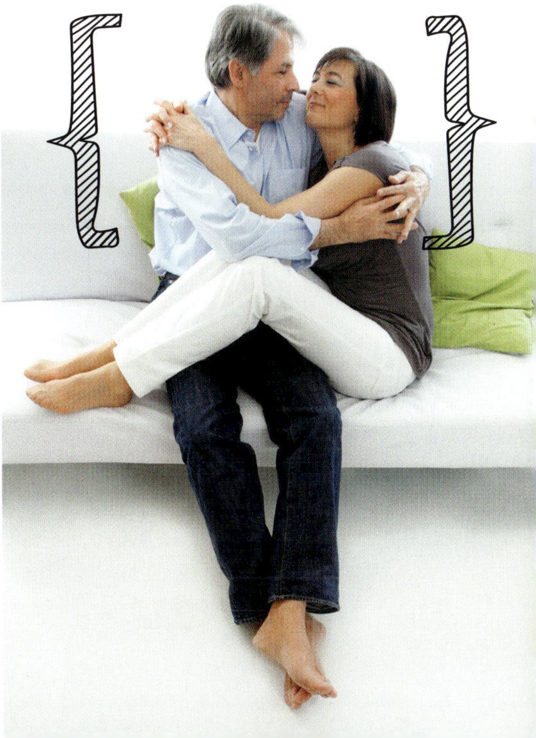

IMMER MEHR PAARE IN DEUTSCHLAND LEBEN IN EINER „LAT-BEZIEHUNG“.

Klären wir zunächst die Terminologie: „LAT“ steht für „Living apart together“ und bedeutet nichts anderes, als dass ein Paar zwar eine feste Beziehung eingeht, aber trotzdem in getrennten Wohnungen lebt. Dabei geht es nicht um die erste Phase einer Beziehung, sondern um die bewusste Entscheidung, keinen gemeinsamen Haushalt anzulegen. Der Psychologe Jens Asendorpf von der Berliner Humboldt-Universität hat dieses Phänomen genauer untersucht und festgestellt, dass die Anzahl von LAT-Beziehungen in Deutschland zwischen 1992 und 2006 um über 70 Prozent gestiegen ist. Diese Art der Beziehung scheint ihre Vor- und Nachteile zu haben. Auf der einen Seite gibt es weniger Streit über Alltäglichkeiten, ebenso wie geringere „Abnutzungserscheinungen“, was Romantik oder Erotik angeht. Auf der anderen Seite weisen Menschen, die sich für dieses Wohnkonzept entscheiden, offenbar von vornherein ein höheres Maß an Freiheitsliebe und Selbstständigkeit auf. Von daher überrascht es nicht, dass ihnen die Trennung leichter fällt, wenn sie sich innerlich von ihrem Partner entfernen.

PAARE, DIE OFT KUSCHELN, SIND BIS ZU 8 MAL GLÜCKLICHER IN IHRER BEZIEHUNG ALS DIEJENIGEN, DIE NICHT SO OFT KUSCHELN.

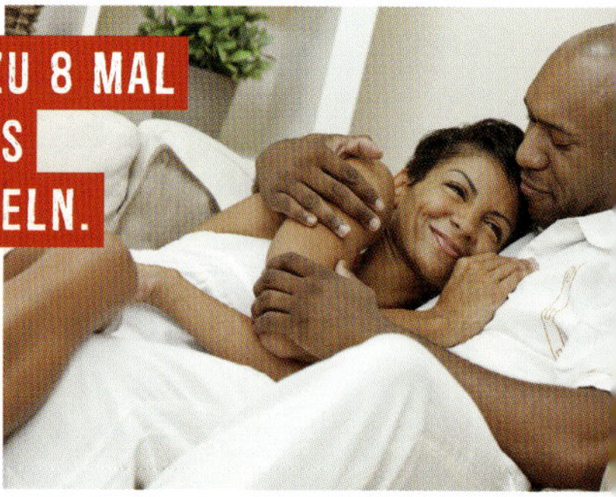

Viel Körperkontakt ist die wichtigste Zutat für eine glückliche Beziehung. Laut einer forsa-Umfrage, in der deutschlandweit über 2000 Menschen zwischen 14 und 69 Jahren befragt wurden, empfinden 77 Prozent der Männer und 85 Prozent der Frauen beim Kuscheln große Lebensfreude. Die Studie hat auch ergeben, dass optimistische Menschen viel häufiger kuscheln als Pessimisten. Bei den Optimisten sind es 66 Prozent, bei pessimistisch eingestellten Menschen nur 40. Ähnlich verhält es sich mit der Häufigkeit von Sex: Die positiven Menschen haben in ihren festen Beziehungen zu 40 Prozent sehr oft Sex, bei den Pessimisten sind es nur 25 Prozent. Erklären lässt sich das dadurch, dass lebensfrohe Menschen mit sich im Reinen sind und viel Zufriedenheit ausstrahlen – und das macht attraktiv. Es scheint also so zu sein, dass Elend und Elend sich gern gesellen und Glück am ehesten zu den Menschen findet, die schon eine positive Grundeinstellung mitbringen.

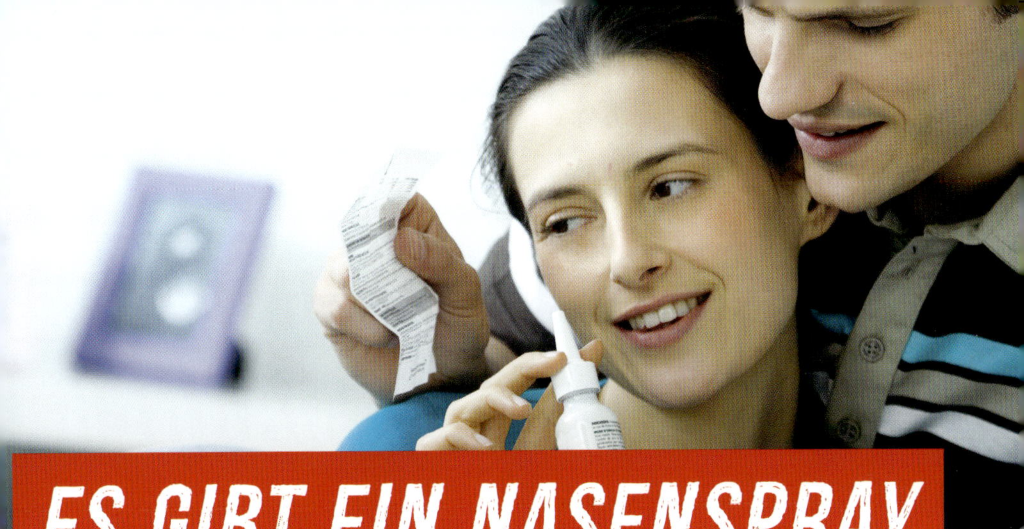

ES GIBT EIN NASENSPRAY GEGEN UNTREUE.

Besagtes Nasenspray enthält Oxytocin. Dieses im Gehirn gebildete Hormon ist vor allem im Körper der Frau für Dinge wie Geburtswehen, Milcheinschuss und Bindung zwischen Mutter und Kind zuständig. In seiner künstlichen Form wird es bisher offiziell auch nur auf diesen Gebieten verabreicht, z.B. zur Einleitung von Wehen. Oxytocin hat aber noch weitere Wirkungen, die vor allem die Zweierbindung von Paaren betreffen – nicht umsonst wird es auch „Kuschelhormon“ genannt. Viele Experimente haben in den letzten Jahren gezeigt, dass Oxytocin u.a. Vertrauen und Empathie verstärkt, Stress reduziert und eine faire, positive Kommunikation fördert. In einer Studie hielten sich Männer, die in einer stabilen heterosexuellen Beziehung lebten und Oxytocin bekommen hatten, von attraktiven weiblichen Personen viel weiter entfernt als Männer ohne Oxytocin. Seitdem wird vermutet, dass eine Dosis Oxytocin hier und da die Paarbindung stärken kann. Als Nasenspray ist es in Deutschland zurzeit leider nicht erhältlich, in den USA wird es dagegen als Anti-Stress- und Anti-Untreue-Medikament beworben.

?! **SCHON GEWUSST?** Es gibt ein Internetphänomen, das angenehme, entspannte Gefühle bereitet, bei denen aber noch nicht erforscht ist, welche Hormone (vielleicht auch Oxytocin?) dabei eine Rolle spielen. Die Rede ist von ASMR, Autonomous Sensory Meridian Response, auf Deutsch auch „Kopfkribbeln“ oder „Sinnesmassage“ genannt. Bei vielen Menschen wird dieses Kribbeln durch bestimmte, leise Geräusche ausgelöst, z.B. Flüstern oder das Knistern von Schaum in der Badewanne. Wer nun in den einschlägigen Videoportalen „ASMR“ eingibt, erhält Tausende von Videos, in denen z.B. jemand stundenlang leise mit Papier knistert oder mit den Fingern über etwas streicht. Probiert es aus – fröhliches Entspannen!

FRAUEN ENTSCHULDIGEN SICH ÖFTER ALS MÄNNER.

Dass Frauen häufiger sagen, dass ihnen etwas leidtut, hat nichts mit männlichem Egoismus und weiblicher Empathie zu tun. Es liegt vielmehr daran, dass Männer und Frauen bestimmte Situationen ganz unterschiedlich wahrnehmen. Die Psychologen Karina Schumann und Michael Ross ließen eine Gruppe Frauen und Männer zwölf Tage lang notieren, in welchen Momenten sie sich hätten entschuldigen sollen (und dies auch taten) und wann vom Gegenüber eine Entschuldigung fällig gewesen wäre (und auch erfolgt ist). Ergebnis: Männer und Frauen entschuldigen sich in etwa gleich häufig, sofern sie es für angebracht halten. Doch im Urteil darüber, was eine „entschuldigungswürdige“ Situation ist, unterscheiden sich die Geschlechter erheblich: Frauen sind viel häufiger der Ansicht, dass ein Konflikt durch eine Entschuldigung (von ihrer Seite oder vom Gegenüber) entschärft werden sollte. Männer dagegen nehmen viele Situationen als gar nicht so bedeutsam wahr. Doch wenn sie einmal finden, dass eine Entschuldigung angebracht ist, haben sie kein Problem damit, über ihren Schatten zu springen.

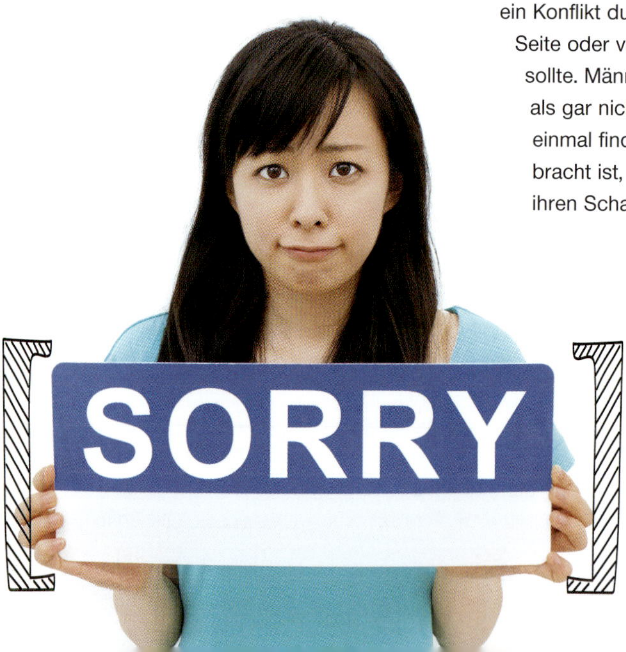

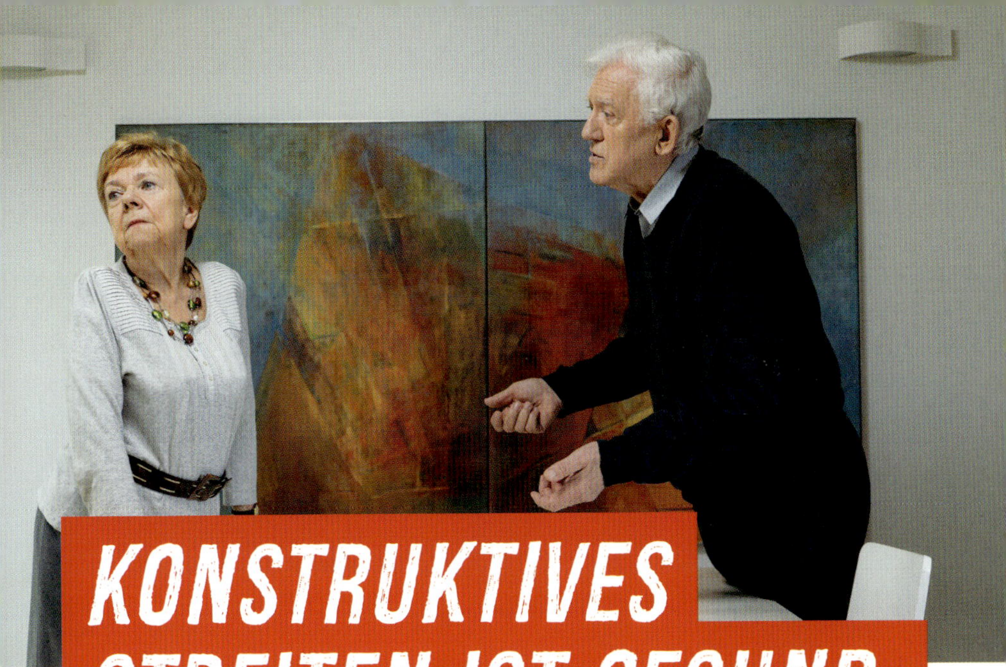

KONSTRUKTIVES STREITEN IST GESUND.

Auch in den glücklichsten Beziehungen gibt es manchmal Streit. Ob dieser der Partnerschaft oder sogar den Partnern schadet oder nicht, hängt vor allem davon ab, wie wir mit diesen Streitigkeiten umgehen. Die Psychologin Janice Kiecolt-Glaser und ihr Partner Ronald Glaser von der Ohio State University haben hierzu ein interessantes Experiment an 42 Paaren durchgeführt. Den Testpersonen wurden kleine Wunden an den Armen zugefügt, deren Wundheilung im Laufe des Experiments beobachtet wurde. An einem der Testtage sollten die Paare in einer positiven und konstruktiven Diskussion über jene Verhaltensmuster reden, die sie beim Partner gerne ändern würden. Beim zweiten Termin wurden Streitthemen auf den Tisch gebracht, die heftigere, emotionale Reaktionen hervorriefen. Das Ergebnis: Nach der konstruktiven Diskussion heilten die Wunden im Durchschnitt einen Tag früher als nach dem emotionalen Streit. Bei Paaren, die sich besonders feindselig gegenüberstanden, dauerte die Wundheilung sogar zwei Tage länger.

MÄNNER, DIE GRÖSSER ALS 1,90 M SIND, HABEN STABILERE BEZIEHUNGEN ALS KLEINERE MÄNNER.

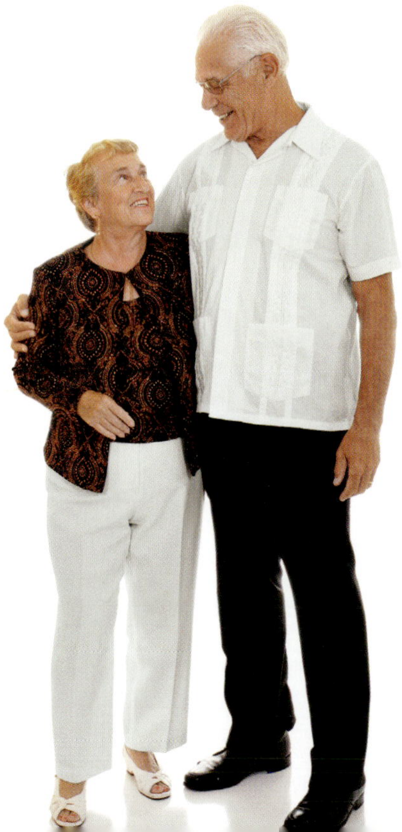

Kleine Männer müssen jetzt sehr tapfer sein. Als hätten sie nicht schon genug Probleme, hat nun die Forschung auch noch herausgefunden, dass Männer mit einer Körpergröße von 1,90 m und darüber stabilere Beziehungen formen als ihre kleineren Artgenossen. Und die Gründe liegen nicht einmal in der Oberflächlichkeit der Damenwelt. Eher ist es der Evolution zu schulden, dass Frauen sich bei großen Partnern sicherer fühlen und sie auswählen, um den Fortbestand der Spezies Mensch zu sichern. Größere Männer scheinen instinktiv zu wissen, dass ihre Chancen beim weiblichen Geschlecht gut stehen. Oft sind sie auch beruflich erfolgreicher. Aus dieser Grundeinstellung heraus sind sie selbstsicher und neigen weniger zu Eifersucht. So gehen sie ihre Beziehungen allgemein mit mehr Gelassenheit an. Gerade durch das Wegfallen der lästigen Eifersucht kommt es zu weniger Streitigkeiten und gleichzeitig zu einer harmonischeren Beziehung.

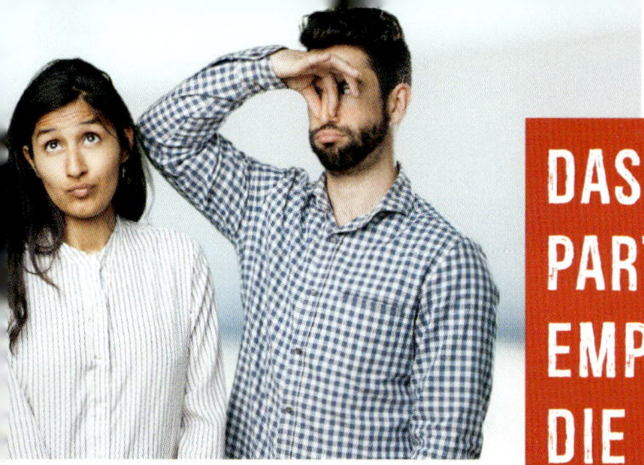

DAS FURZEN VOR DEM PARTNER SCHAFFT EMPATHIE UND VERTIEFT DIE BEZIEHUNG.

Bei einer Online-Umfrage unter jungen Menschen, die 2016 stattfand, gaben 51 Prozent der Befragten an, bereits innerhalb der ersten sechs Monate einer Beziehung soweit zu sein, vor dem Partner furzen zu können. 26 Prozent furzen erst nach den ersten sechs Monaten, 10 Prozent einfach sowieso immer, wenn ihnen danach ist, und nur 7 Prozent tun es überhaupt nie. Ganz wenige der erstgenannten 51 Prozent konnten sich bereits beim oder kurz nach dem ersten Date vollends gehen lassen; die weitaus meisten furzten nach etwa fünf Monaten erstmals mit dem Partner im gleichen Raum. Dieser Zeitpunkt fällt ungefähr mit jenem zusammen, an dem die meisten Paare zum ersten Mal „Ich liebe dich!“ zueinander sagen. Offenbar führt beides dazu, dass man sich dem Partner mehr öffnet, ihm mehr vertraut und auch intimere Seiten von sich zeigt, sodass die Beziehung in das nächste Stadium eintreten kann, im dem man den Partner schon etwas weniger idealisiert. Das Furzen vor dem Partner gilt dabei allgemein als witzig-harmlos; Verrichtungen wie Nasebohren, Ohren säubern oder bei offener Klotür sein Geschäft verrichten sind dann wieder andere Kapitel …

2011 HABEN ARCHÄOLOGEN DIE SKELETTIERTEN ÜBERRESTE EINES RÖMISCHEN PAARES GEFUNDEN, DAS SEIT MEHR ALS 1500 JAHREN HÄNDCHEN GEHALTEN HAT.

Das rührte auch die Archäologen: Im italienischen Modena wurde bei Bauarbeiten ein kleines Gräberfeld freigelegt, in dem Menschen bestattet waren, die vor 1500 Jahren, also im 5. oder 6. Jahrhundert, gelebt haben. Ein Mann und eine Frau waren gemeinsam bestattet worden – die Gesichter einander zugewandt, die Hände miteinander verschränkt. Ganz offensichtlich waren sie einmal ein liebendes Ehepaar gewesen. Viel Geld hatten sie wohl nicht, denn es gab keine besonderen Grabbeigaben oder Ähnliches. Doch ihre Liebe scheint so groß gewesen zu sein, dass man sie auf diese Weise bestattete. Fragt sich nur, was die beiden damals dahingerafft hat – schließlich müssen sie ja gleichzeitig gestorben sein.

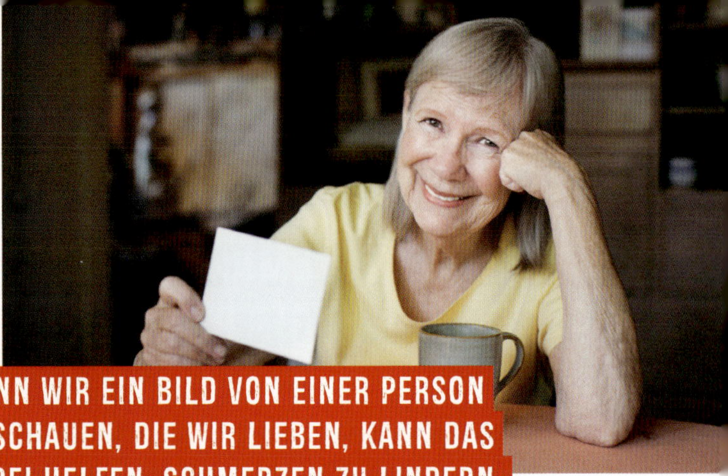

WENN WIR EIN BILD VON EINER PERSON ANSCHAUEN, DIE WIR LIEBEN, KANN DAS DABEI HELFEN, SCHMERZEN ZU LINDERN.

Wenn wir traurig sind oder Schmerzen haben, kann ein geliebter Mensch uns am besten trösten. Das funktioniert sogar, wenn wir nur ein Bild vor Augen haben. Amerikanische Forscher haben das an verliebten Studenten getestet. Wenn die jungen Leute ein Foto ihres Partners anschauen konnten, ertrugen sie unangenehme Hitze an den Händen viel länger als ohne Foto. Verantwortlich für das Durchhaltevermögen war das Belohnungszentrum im Gehirn, das beim Anblick der geliebten Person aktiviert wurde. Die gleichen Areale im Gehirn reagieren auch auf Schmerzmittel. Und wenn man gerade nicht verliebt ist? Dann lassen sich auch mit Fotos von den Eltern oder einem geliebten Haustier Schmerzen abschwächen. Auch Ablenkung funktioniert. In einem zweiten Schritt ließen die Forscher die gequälten Studenten komplizierte Denkaufgaben lösen. Das half ihnen ebenfalls, die schmerzhafte Hitze länger zu ertragen. Dafür waren allerdings ganz andere Bereiche im Gehirn verantwortlich. Das dürfte einem bei Schmerzen aber ziemlich egal sein.

?! **SCHON GEWUSST?** Der Anblick geliebter Menschen oder Haustiere ist nur eine von mehreren Möglichkeiten, die natürliche Schmerzabwehr zu aktivieren. Andere Studien zeigten, dass sich mit Musik sehr gute Effekte erreichen lassen. Bei 7000 untersuchten Patienten brauchten diejenigen, die während und nach einer Operation Musik hören konnten, viel weniger Schmerzmittel. Die Musik entfaltete ihre Wirkung sogar, wenn die Patienten sie unter Narkose gehört hatten. Ob Klassik, Pop oder Rock lief, machte keinen großen Unterschied. Dennoch wollen die Forscher im nächsten Schritt herausfinden, ob die schmerzstillende Wirkung bei selbst ausgewählter Musik noch stärker ist. Interessante Ergebnisse förderte auch eine Studie zutage, die herausfinden wollte, ob auch Religion als Schmerzmittel taugt. Tatsächlich reagierten gläubige Katholiken auf Marienbilder mit verringerter Schmerzempfindlichkeit. Patienten, die in den Bildern lediglich Kunst sahen, zeigten diese Reaktion nicht. Genau dosieren lassen sich die körpereigenen Schmerzmittel nicht. Dafür sind sie aber nebenwirkungsfrei.

MÄNNER SAGEN, STATISTISCH BETRACHTET, HÄUFIGER ALS FRAUEN ZUERST „ICH LIEBE DICH“.

Männern wird oft eine „Ich liebe dich“-Allergie unterstellt. Zahllose romantische Komödien drehen sich um die Frage, wann dieser Satz endlich fällt. Im vielfach gecoverten Song „Something stupid“ ruinieren die drei magischen Worte den ganzen Abend. Aber ist das Klischee überhaupt noch zeitgemäß? US-Psychologe Joshua Ackerman sagt: Nein. Zwar ist der Glaube daran immer noch weit verbreitet, doch laut Statistik haben in 70 Prozent der Beziehungen die Männer zuerst „Ich liebe dich“ gesagt. Und oft hatten sie zu diesem Zeitpunkt bereits sechs Wochen darüber nachgedacht. Ernüchternd sind allerdings die Gründe für den männlichen Vorsprung. Männer, so Ackerman, haben gelernt, dass Frauen Verbindlichkeit fordern, bevor sie zum Sex bereit sind. Also sagen sie „Ich liebe dich“, um die nächste Phase der Beziehung einzuleiten. Frauen dagegen wollen sich sicher sein. Außerdem fürchten sie, den Mann mit einem verfrühten Liebesgeständnis abzuschrecken. Also zögern sie länger. Schuld daran ist nicht zuletzt „Something stupid“.

PAARE WERDEN SICH IM LAUFE DER BEZIEHUNG ÄUSSERLICH ÄHNLICHER.

Meistens haben die Partner in einer festen Beziehung von Anfang an viel gemeinsam. Sie teilen Hobbys, politische Ansichten, Zukunftsträume oder den Musikgeschmack. Aber stimmt es wirklich, dass Paare, die lange zusammen sind, sich auch äußerlich angleichen? Dies bestätigte in den 1980er Jahren eine bahnbrechende Studie des US-Psychologen Robert Zajonc. Zum Teil liegt es wohl daran, dass viele Menschen ihren Partner bereits nach ähnlichen Merkmalen aussuchen, auch wenn ihnen das nicht bewusst ist. So wählen Frauen oft unbewusst Männer, die in der zentralen Gesichtspartie ihrem Vater ähneln. Männer wiederum bevorzugen mehrheitlich Frauen, die zumindest im unteren Gesichtsbereich an die Mutter erinnern. Wichtiger ist aber wohl, dass Ehepartner nach und nach die Mimik des anderen übernehmen. Und wenn zwei Menschen über viele Jahre die gleichen Gesichtsausdrücke machen, entwickeln sich die gleichen Falten. So werden Ähnlichkeiten, die anfangs kaum zu sehen waren, im Lauf der Zeit immer deutlicher. Da wächst zusammen, was zusammen gehört.

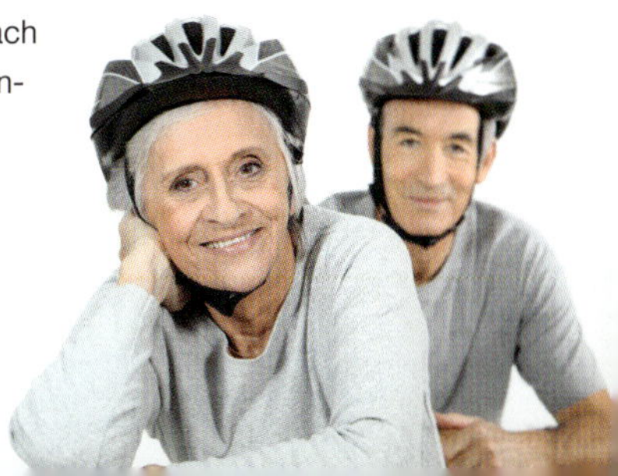

DIE WURZEL DER LIEBE KÖNNTE DER VAGUSNERV SEIN. ER ZIEHT SICH DURCH DEN GANZEN KÖRPER UND REICHT BIS INS HERZ.

Der Vagusnerv ist die Hauptverbindung zwischen dem Gehirn – genauer gesagt dem Hirnstamm – und dem restlichen Körper. Ohne dass wir es merken, koordiniert er alles Mögliche – eben auch alles, was mit Liebe zu tun hat. Er bestimmt, wie sich unsere Gesichtsmuskeln benehmen, wenn wir jemandem gegenübertreten, und wie lange wir diesen Menschen anschauen. Vor allem reguliert er unseren Herzschlag, der sich möglicherweise in der ersten Phase der Verliebtheit beschleunigt, wann immer wir mit dem geliebten Menschen zusammen sind, und sich später vielleicht in Gegenwart dieses Menschen beruhigt. Ob der Vagusnerv schnell oder langsam reagiert, ob wir unsere Reflexe unter Kontrolle haben, wird auch dadurch bestimmt, ob wir in der Kindheit sichere Bindungen erfahren haben. Viele, bei denen das nicht der Fall war, neigen später dazu, Probleme mit ihrer Impulskontrolle zu haben, was wiederum beeinflusst, wie sie sich im Zusammenleben mit einem Partner verhalten. Für die Liebe scheint dieser Nerv tatsächlich ein ziemlich wichtiger zu sein.

ZWEI DINGE MACHEN EINE GLÜCKLICHE BEZIEHUNG AUS: FREUNDLICHKEIT UND GROSSZÜGIGKEIT.

John Gottman richtete 1986 mit seinem Kollegen Robert Levenson an der University of Washington das „Love Lab" ein. Während dort Paare über ihre Beziehung, über gemeinsame Konflikte und schöne Ereignisse sprachen, wurden ihre Herzfrequenz, ihr Blutfluss und die Menge an Schweiß gemessen. Die Paare wurden sechs Jahre später erneut eingeladen, und Gottman bildete zwei Hauptgruppen: die erfolgreichen Paare und die gescheiterten. Letztere waren schon gar nicht mehr zusammen oder zumindest in ihrer Beziehung sehr unglücklich. Anschließend stellte sich heraus, dass diejenigen Paare, bei denen damals die Herzfrequenz schnell, die Durchblutung stark und die Schweißdrüsen besonders aktiv gewesen waren, eher in der Gruppe der Gescheiterten gelandet waren. Sie befanden sich in ihrer Beziehung in einem permanenten Kampf- oder Fluchtmodus, auch wenn die Gespräche eigentlich ganz harmonisch gewirkt hatten. Die Erfolgreichen dagegen wirkten bei allen Themen wenig erregt und konnten auch Konflikte in liebevoller Atmosphäre austragen. Gottman fand heraus, dass erfolgreiche Partner kleine Gesprächsangebote machen und auf diese Angebote gerne eingehen. Erfolgreiche Paare setzen also ganz bewusst auf Wertschätzung und gegenseitigen Respekt. Mit diesem Wissen konnte Gottman übrigens mit einer Wahrscheinlichkeit von 94 Prozent den Erfolg einer Beziehung voraussagen.

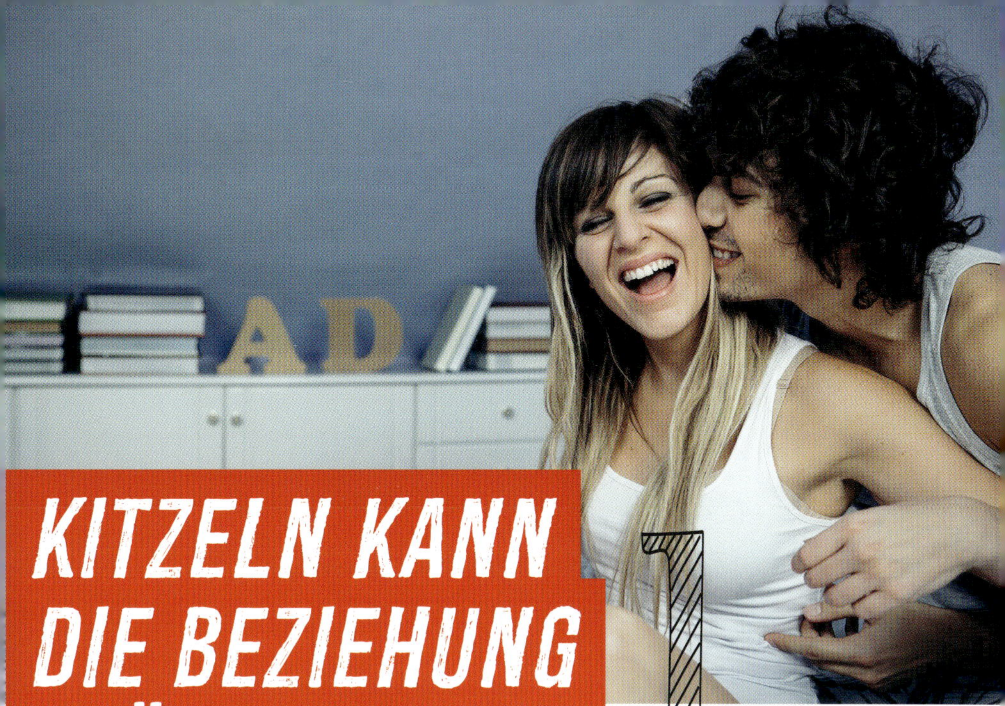

KITZELN KANN DIE BEZIEHUNG STÄRKEN.

1

Der Akt des Kitzelns gibt Forschern immer noch Rätsel auf. Wieso tun wir das? Was bringt es uns? Und warum kann es sowohl sehr angenehm als auch sehr unangenehm sein? Kräftiges, lang anhaltendes Kitzeln wird tatsächlich als schmerzhaft empfunden (im Mittelalter gab es ja sogar eine Kitzelfolter!) Es gibt aber natürlich auch ganz leichtes Kitzeln, das schon in Richtung Streicheln geht. Da kommt dann eine erotische Komponente ins Spiel – vielleicht sogar ein spielerisches Ausgeliefertsein an den Partner. Daher geht die These so, dass Kitzeln immer mit Vertrauen zu tun hat, denn man begibt sich ja in die Hände eines anderen und weiß noch nicht, ob es eine heftige oder eher zärtliche Kitzelattacke wird. In jedem Fall kitzeln wir wohl nur Menschen, die wir wirklich mögen. Und je mehr wir eine Person mögen, desto kitzliger sind wir.

Dies fand 2011 eine Studie der Yale University heraus. Die Befragten mussten unter anderem notieren, wann und wie lange sie gebadet hatten und wie sie sich vorher und nachher fühlten. Die Ergebnisse zeigten, dass Menschen, die viel heiß duschten oder badeten, dies unbewusst taten, um Einsamkeitsgefühle abzumildern. Je länger sie in der Badewanne lagen, desto einsamer waren sie. Auch ähnlich wärmende Verhaltensweisen wurden viel häufiger bei einsamen Menschen beobachtet, zum Beispiel sehr lange zu schlafen oder in eine Decke gewickelt Heißgetränke zu trinken. Das Schöne ist, dass es tatsächlich funktioniert: Schon seit frühester Kindheit scheint in unserer Psyche verankert zu sein, dass körperliche Wärme ein Ersatz für emotionale Wärme sein kann. Dies eröffnet in einer zunehmend vereinsamenden Gesellschaft ganz neue Möglichkeiten für Schaumbad-, Tee- und Wolldeckenhersteller …

EINSAME MENSCHEN TENDIEREN DAZU, LÄNGER UND HEISSER ZU DUSCHEN UND ZU BADEN.

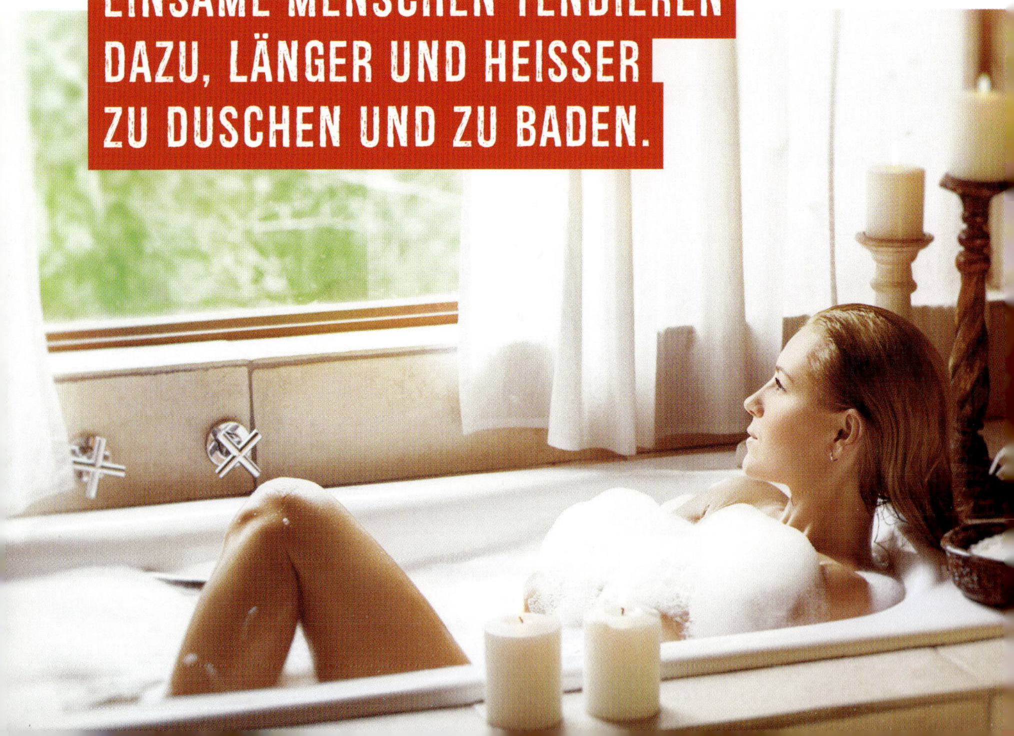

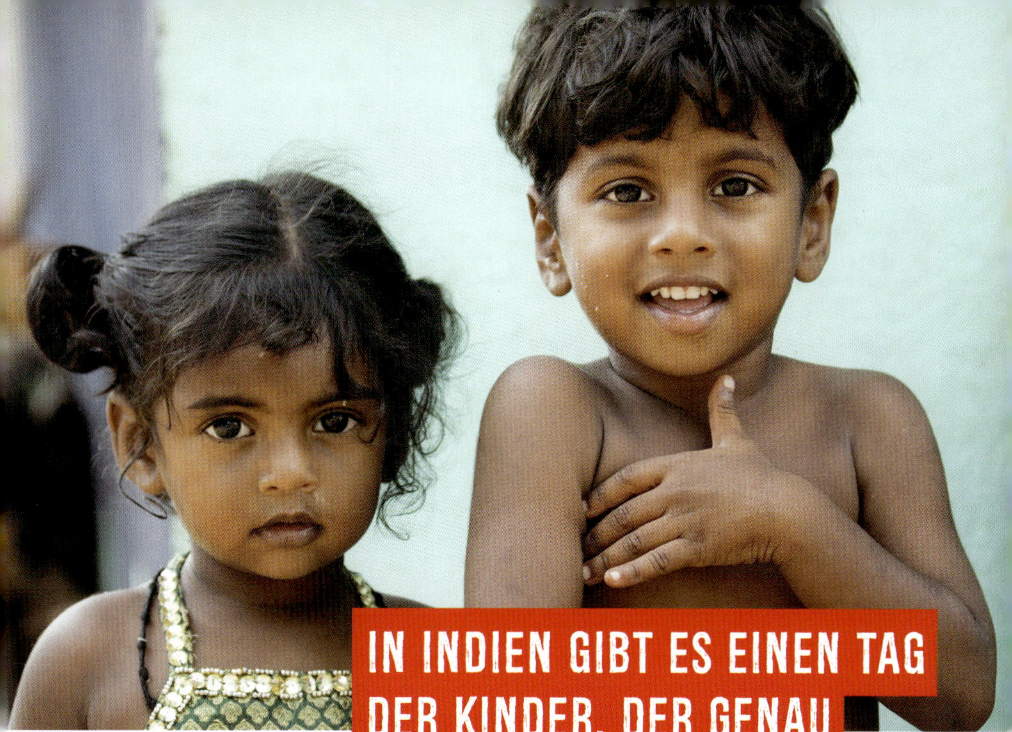

IN INDIEN GIBT ES EINEN TAG DER KINDER, DER GENAU NEUN MONATE NACH DEM VALENTINSTAG STATTFINDET.

Der indische „Tag der Kinder“, Bal Diwas, der auch tatsächlich ein Feiertag ist, findet alljährlich am 14. November statt, also neun Monate nach dem Valentinstag. Dies ist aber Zufall: Der Feiertag findet seit 1964, dem Todesjahr des beliebten ersten Premierministers von Indien, Jawaharlal Nehru, an dessen Geburtstag statt. Nehru liebte Kinder und betonte immer wieder, sie seien die Zukunft des Landes, und man müsse sie fördern und beschützen, wo man nur könne. Am Kindertag werden viele Aktivitäten für die Kleinen angeboten; viele davon organisieren sie selbst. Es gibt Süßigkeiten, Kinderfilmfestivals, Wettbewerbe und Wohltätiges. Was den Valentinstag angeht: Der wird seit der Öffnung Indiens in den 1990er Jahren auch dort gefeiert. Viele unverheiratete Pärchen nehmen ihn zum Anlass, sich etwas Romantisches zu schenken oder ausnahsmsweise händchenhaltend durch die Straßen zu laufen. Dies hat den Tag zu einem Politikum gemacht, da radikale Hindus mit dem „westlich beeinflussten Verfall der Sitten“ nicht einverstanden sind.

MENSCHEN, DIE MIT IHREM PARTNER ZUSAMMEN SERIEN SCHAUEN, SIND ZUFRIEDENER MIT IHRER BEZIEHUNG.

Eine gute Nachricht für alle Serienfans: Wer seiner Partnerschaft Stabilität verschaffen will, muss sich nicht mehr auf Kletterwände bemühen oder die große Geste zum Sonnenuntergang wagen. Anscheinend genügt es schon, es sich mit seiner besseren Hälfte auf dem Sofa gemütlich zu machen. Dr. Sarah Gomillion von der Universität Aberdeen hat in ihrer Studie festgestellt, dass Paare, die oft gemeinsam Serien schauen, sich eng verbunden fühlen und zufriedener in ihrer Beziehung sind. Ob man nun Walter Whites Schicksal gemeinsam durchlebt oder sich mit seinen Fernsehfreunden in New Yorker Kaffeehäusern und Bars herumtreibt, der gemeinsame Seriengenuss bildet eine Basis, auf der die Beziehung gedeiht. Darüber hinaus fungieren bei Paaren mit wenigen sozialen Kontakten außerhalb der Beziehung die Seriencharaktere oft als Ersatz für einen gemeinsamen Freundeskreis. Aber auch für Paare, die sich nichts aus Serien machen, gibt es Hoffnung: Der gleiche Effekt kann durch das Lesen des gleiches Buches erreicht werden.

DAS LIEBESSYMBOL DES HERZENS STELLTE URSPRÜNGLICH EIN BLATT DAR.

Schon im antiken Griechenland finden sich herzähnliche Symbole im Zusammenhang mit romantischer Liebe. Es sind aber Feigen-, später Efeublätter, denn Efeu ist bekanntlich eine robuste, langlebige Pflanze, also das ideale Symbol für ewige Liebe. Zum eigenständigen Symbol wurde das Herz erst im mittleren bis späten Mittelalter. Auf einigen hübschen Zeichnungen sieht man, wie jemand seinem Burgfräulein das eigene Herz darbietet, doch die Form ist da noch nicht so ganz eindeutig. Das anatomische Herz wurde zwischen dem 13. und 16. Jahrhundert lustigerweise genau wie das Liebesherz dargestellt; davor sah es auf Bildern meist wie ein Tannenzapfen oder eine Birne aus.

Seit dem späten 15. Jahrhundert hatte sich die Herzform allerdings durchgesetzt und tauchte auch als Farbe auf Spielkarten auf. Seitdem ist der Siegeszug des Herzens nicht zu stoppen. Mit den vielen Emojis, die heute verwendet werden, ist die Beliebtheit des Herzsymbols auf einem neuen Höchststand angelangt. Manche Wissenschaftler sagen, das Herz habe sich als Symbol so gut durchgesetzt, weil es in der Form an das weibliche Gesäß oder die Vulva erinnere, aber diese Theorie ist umstritten.

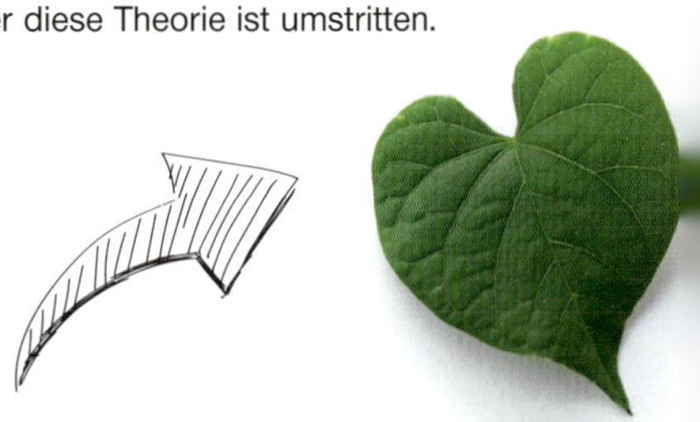

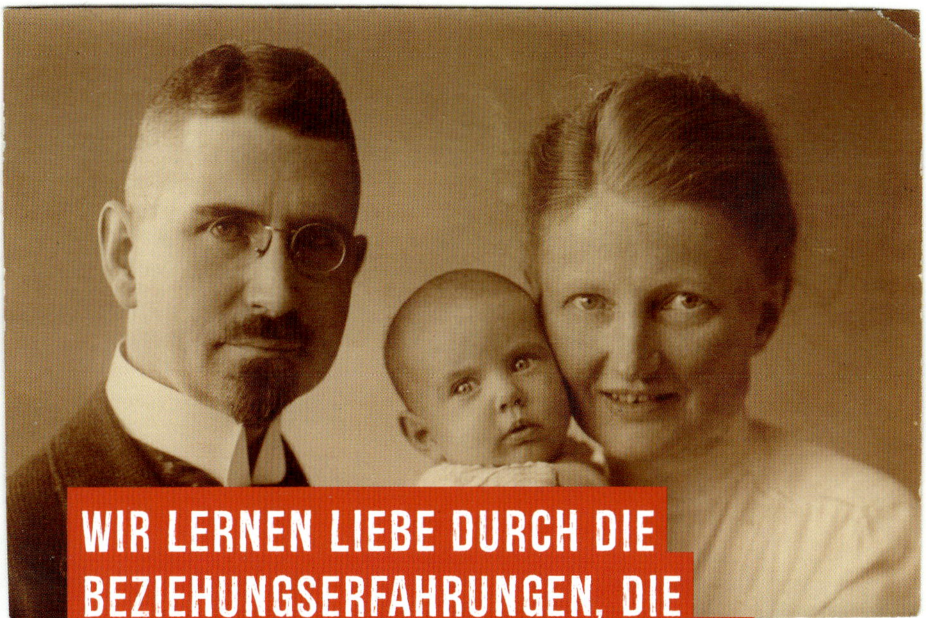

WIR LERNEN LIEBE DURCH DIE BEZIEHUNGSERFAHRUNGEN, DIE WIR VON UNSEREN ELTERN HABEN.

Viele Verhaltensmuster, die wir Menschen im Erwachsenenalter an den Tag legen, lassen sich bis in unsere früheste Kindheit zurückverfolgen. Auch wie wir eine Beziehung eingehen, oder ganz einfach gesagt, wie wir lieben, hängt oft davon ab, was wir im Kindesalter von unseren Eltern gelernt oder mit unseren Eltern erlebt haben. Mit Hilfe eines „Adult Attachment Interviews" können Psychologen herausfinden, welche Art von Beziehung zu Mutter bzw. Vater bestanden hat und daraus schließen, wie Beziehungen zum Partner im späteren Leben geführt werden. Ob nun in der Kindheit sichere oder unsichere Bindungsstile vorherrschten, meist lässt sich die Entsprechung im Gefühlsleben der Erwachsenen wiederfinden. Die gute Nachricht ist aber, dass die Art, wie wir Beziehungen führen, nicht in Stein gemeißelt ist. Das eigene Beziehungsmodell kann sowohl mit dem Partner als auch mit der professionellen Hilfe eines Psychologen verändert werden.

85 PROZENT DER MÄNNER, ABER NUR NOCH 79 PROZENT DER FRAUEN SAGEN, IN EINER ERNSTHAFTEN BEZIEHUNG ZU SEIN SEI IHNEN WICHTIG.

Diese Zahlen stammen aus der Umfrage „Investigating the Men of Britain Today“, die 2014 in Großbritannien durchgeführt wurde. Früher war das Klischee eindeutig: Frauen wollten unbedingt heiraten; Männer wollten sich erst austoben, schwafelten häufig etwas von „noch nicht bereit für eine ernsthafte Beziehung“. Klar, das gibt es immer noch. Aber in dem Zuge, in dem die Frauen generell mit den Männern gleichzogen – was z. B. Jobs, Bezahlung, gerechtere Aufteilung von Kindererziehung und Hausarbeit angeht –, fordern jetzt auch mehr Frauen ihre Unabhängigkeit ein und sagen „Nö, ich brauch keinen Ehemann.“ Hinzu kommt, dass Frauen sich mit dem Kinderkriegen immer mehr Zeit lassen oder gar keine Kinder wollen, was sie natürlich auch unabhängiger macht. Vielleicht stimmt es ja auch, was Studien behaupten: dass Männer von einer festen Beziehung eher profitieren (der Kühlschrank ist voll, es gibt immer Beistand …) und Frauen eher nicht (unter anderem schlafen sie schlechter). Oder die Männer sind ganz einfach verantwortungsvoller geworden ….

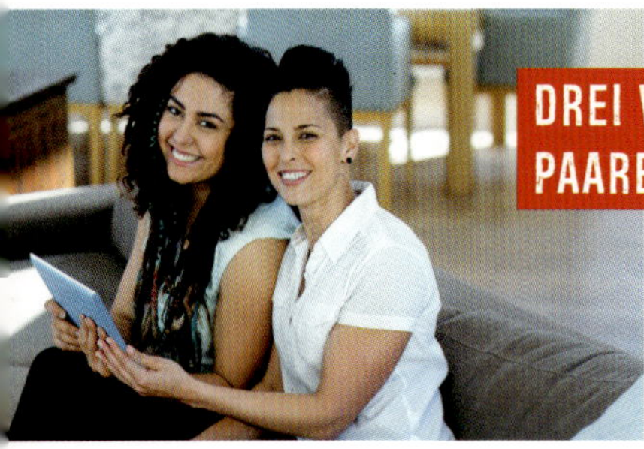

DREI VON FÜNF GLEICHGESCHLECHTLICHEN PAAREN HABEN SICH ONLINE KENNENGELERNT.

Die grafische Darstellung der neuesten Umfrageergebnisse zum Thema „Online-Dating“ zeigt ein deutliches Bild: Bei der Frage „Wie haben Sie Ihren Partner kennengelernt?“ gehen sowohl bei hetero- als auch bei homosexuellen Paaren die Kurven „durch die Familie“, „durch Freunde“ und besonders „durch die Kirche“ immer weiter nach unten. Steil nach oben zeigt dagegen die Kurve „online“. Besonders bei homosexuellen Paaren ist das auffällig – bei Heteropaaren lernte sich bisher erst eines von fünf im Internet kennen. Woher kommt diese schwul-lesbische Vorliebe fürs Online-Dating? Es gibt Statistiken, die besagen, dass Homosexuelle generell internetaffiner und in prozentual größerer Zahl in sozialen Netzwerken zu finden sind. Sie sind es gewöhnt, aktiv nach Partnern zu suchen, denn anders als bei Heteros gibt es die nicht an jeder Ecke, schon gar nicht in ländlichen Gegenden. Im Internet fühlt man sich als Vertreter einer Minderheit auch vielleicht auch manchmal besser aufgehoben als in der harschen echten Welt …

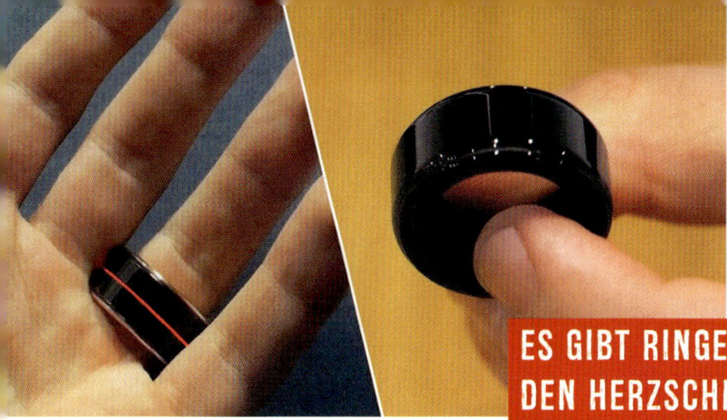

ES GIBT RINGE, MIT DENEN MAN DEN HERZSCHLAG DES ANDEREN FÜHLEN KANN, EGAL, WIE WEIT MAN VONEINANDER ENTFERNT IST.

Die Ringe sind unter der Markenbezeichnung „HB Ring“ von der Firma „The Touch“ entwickelt worden und werden nur über deren Website vertrieben. Es gibt sie nur in streng limitierter Anzahl; die ersten Exemplare wurden im Dezember 2016 ausgeliefert (und bei Redaktionsschluss konnte man bis auf weiteres keine mehr bestellen). Die soliden, breiten Ringe aus Stahl oder Roségold haben ein ausgeklügeltes Innenleben: Denkt man an seinen – womöglich weit entfernt lebenden – Partner und tippt zweimal an den Ring, wird der eigene Herzschlag mittels Bluetooth und über eine App am Smartphone in Echtzeit an den Ring des Partners übertragen, wo er als aufblinkende Linie erscheint. Der Partner kann dann – vorausgesetzt, er ist gerade online – seinen eigenen Herzschlag umgehend zurückschicken. Ist das die neue, romantische Art des Verlobungsringes? Auf jeden Fall muss man für die billigste Variante 600 Dollar anlegen.

EINSAME UND ISOLIERTE MENSCHEN HABEN HÄUFIG EIN SCHWÄCHERES IMMUNSYSTEM.

Einsamkeit kann das Leben ähnlich verkürzen wie Rauchen oder starkes Übergewicht. Warum das so ist, erforscht der Psychologe John Cacioppo von der Universität Chicago. Seine Untersuchungen zeigten zunächst, dass Menschen die Zeit, die sie in Gesellschaft verbringen, positiver bewerten als die Stunden, die sie allein waren. Dabei ist allerdings das subjektive Empfinden entscheidend, denn einerseits fühlt sich nicht jeder einsam, der sich allein mit etwas beschäftigt, und andererseits kann man sich in großen Menschenmengen sehr einsam fühlen. Cacioppo hat das subjektive Empfinden seiner Probanden mit ihrer körperlichen Konstitution verglichen und festgestellt, dass Einsamkeit einhergeht mit hohem Blutdruck und erhöhter Ausschüttung des Stresshormons Cortisol – beides ein Zeichen dafür, dass das limbische System im Gehirn auf Kampf oder Flucht geschaltet hat. Eine evolutionsbiologisch durchaus sinnvolle Reaktion, wenn man sich vorstellt, was es in der Urzeit bedeutet hätte, in einer gefährlichen Umwelt den Schutz der Gruppe verloren zu haben. Beide Faktoren sind allerdings auf Dauer nicht gut für die Immunabwehr. Gestresste Menschen schlafen außerdem schlechter, was sich wiederum negativ auf das Immunsystem auswirkt.

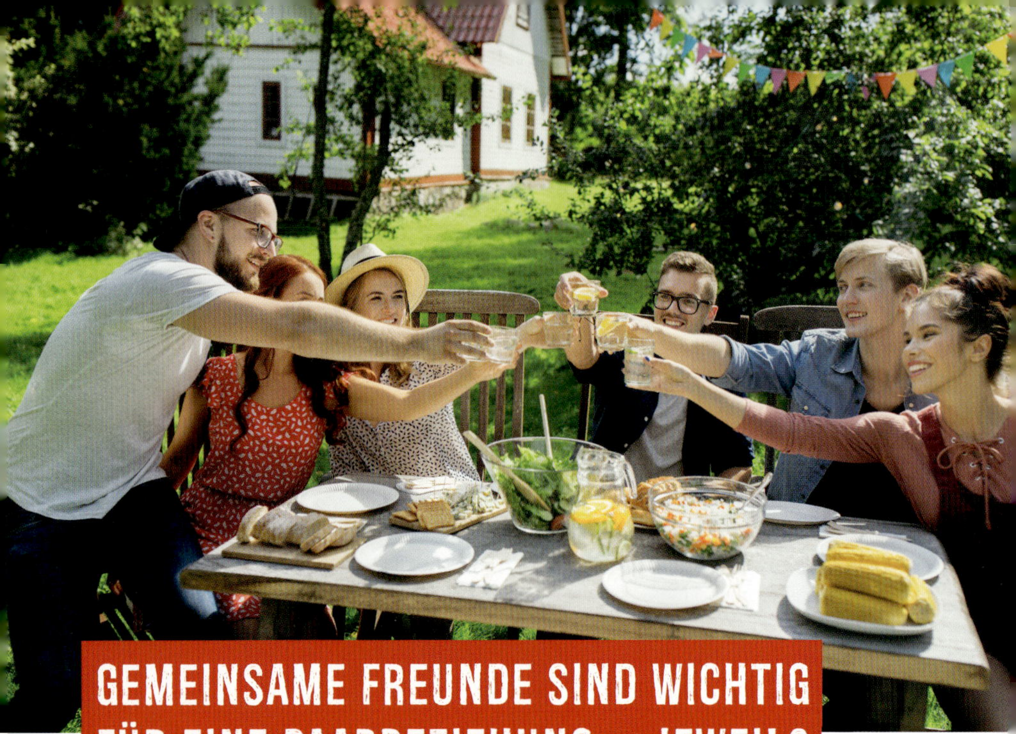

GEMEINSAME FREUNDE SIND WICHTIG FÜR EINE PAARBEZIEHUNG – JEWEILS EIGENE FREUNDE ABER AUCH.

Meine Freunde, deine Freunde, unsere Freunde – so sieht es in den meisten Beziehungen aus, und das ist auch gut so. Die meisten Menschen bringen einen Freundeskreis mit in die Beziehung, den der Partner/die Partnerin dann auch kennenlernt, sodass er vielleicht irgendwann zum gemeinsamen Freundeskreis wird. Andere haben von vornherein ein paar gemeinsame Freunde oder lernen im Verlauf der Partnerschaft welche kennen. Auf jeden Fall sind diese Freunde wichtig, denn durch gemeinsame Aktivitäten mit ihnen wird man als Paar von außen bestärkt. Genauso wichtig sind aber für jeden der Partner ganz eigene Freunde, mit denen er/sie sich allein trifft. Spätestens wenn die Beziehung in die Brüche geht, sind diese Freunde ein unverzichtbarer Rettungsanker, aber auch während einer gesunden Beziehung ist es schön, auch mal etwas ohne den Partner zu unternehmen. Es ist auch gar nicht schlimm, wenn der/die PartnerIn einen oder mehrere Freunde des anderen nicht leiden kann – schließlich muss man nicht jedes Mal mitkommen. Mag man allerdings den kompletten Freundeskreis des Partners nicht, sollte man sich schon fragen, ob in der Beziehung alles stimmt, denn im Normalfall haben die Freunde mit dem Partner ja Vieles gemeinsam …

JA, ICH WILL!
HOCHZEIT & EHE

Jetzt wird es ernst: Der Bund fürs Leben wird geschlossen. Doch wer macht den Antrag? Wo und wie feiert man, und was passiert in der Hochzeitsnacht? Und wie lange, glaubst du, hat die bisher längste Ehe gedauert?

SAGE UND SCHREIBE 0 PROZENT DER FRAUEN WÄREN BEREIT, IHREN MÄNNERN EINEN HEIRATSANTRAG ZU MACHEN.

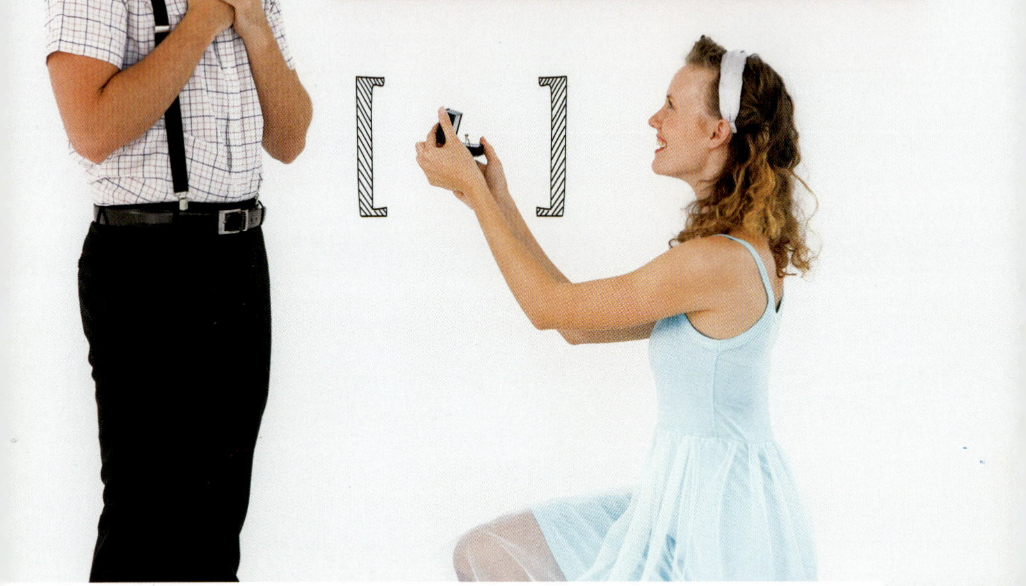

Diese erstaunliche Zahl kam gleich bei mehreren Studien heraus: 2010 sagten 0 Prozent der befragten Frauen in einer Untersuchung der University of California, dass sie ihrem Partner einen Heiratsantrag machen würden, und auch nur 2,8 Prozent würden das Thema von sich aus ansprechen. 2012 fanden in einer Umfrage von ElitePartner.de 75 Prozent der Frauen und 57 Prozent der Männer, es sei auf jeden Fall Sache des Mannes, den Antrag zu machen. Den restlichen Befragten war es egal – aber keine Frau sagte explizit, dass sie sich vorstellen könnte, ihrem Partner einen Heiratsantrag zu machen. Auch in einer Umfrage der Versicherung CosmosDirekt von 2015 fand sich keine einzige Frau, die einen Heiratsantrag machen würde. Immerhin etwas weniger als 2012, nämlich 62 Prozent der Frauen und 33 Prozent der Männer, meinten, der Antrag sei Sache des Mannes; 37 bzw. 65 Prozent war es egal. Bei allen Umfragen ist interessant, dass die Frauen stets mehr der klassischen Rollenverteilung zuneigen als Männer: Sie warten auf den Antrag. Das kann entweder daran liegen, dass Männer fortschrittlicher denken als Frauen … oder dass sie einfach faul sind und hoffen, dass ihnen die Partnerin die „Arbeit“ eines Antrages abnimmt …

IM MITTELALTERLICHEN DEUTSCHLAND KONNTEN VERHEIRATETE PAARE IHRE KONFLIKTE PRÜGELND IN „EHE-DUELLEN“ AUSTRAGEN.

Im Mittelalter gab es bereits Gerichtsurteile, die aber nicht von einem Richter oder Geschworenen gesprochen wurden, sondern es waren Gottesurteile. Um zu erfahren, welches Urteil Gott gefällt hatte, wurden Zweikämpfe ausgetragen, bei denen davon ausgegangen wurde, dass Gott bei so einem Kampf dem Richtigen zum Sieg verhelfen würde. Ein Irrtum war dabei ausgeschlossen, denn Gott irrte nicht. Für ein gerechtes Gottesurteil musste bei dem Zweikampf aber unbedingt Chancengleichheit hergestellt werden, denn auch ein unfehlbarer Gott war auf geordnete Verhältnisse angewiesen, um ein gerechtes Urteil zu fällen. Bei einem Zweikampf zwischen Mann und Frau wurde ein gerechter Ausgleich dadurch geschaffen, dass der Mann nur mit einem Arm kämpfen durfte und in einem Loch stand, das er nicht verlassen konnte. Die Frau dagegen durfte sich frei bewegen und bekam als Waffe einen Sack voller Steine in die Hand. Frauen und Männer hatten allerdings auch das Recht, jemand anderen stellvertretend für sich kämpfen zu lassen. Dies geschah natürlich gegen Bezahlung.

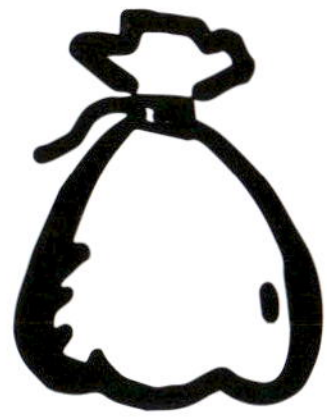

2013 BEGANNEN 16,4 PROZENT ALLER EHEN IM INTERNET.

Das Internet ist heute auch im Bereich des Datings und der Paarvermittlung nicht mehr wegzudenken. Klassische Orte der Partnerfindung wie Kneipe, Disco, Arbeitsplatz usw. treten mehr und mehr in den Hintergrund. Obwohl viele Trendstudien immer noch vermelden, dass ein eher geringer Anteil von Paaren über das Internet zusammenkommt – gemäß einer vielzitierten Allensbach-Trendstudie seien das nur 2 Prozent – macht der Singlebörsen-Vergleich darauf aufmerksam, dass bei diesen Studien Fehler unterlaufen sind. Denn die Online-Paarvermittlung gibt es erst seit ca. zwölf Jahren, befragt wurden aber auch viele ältere Paare, die schon viel länger zusammen sind und sich daher gar nicht online kennenlernen konnten. Der Online-Vergleichsdienst hat genauere empirische Studien durchgeführt, indem u.a. zahlreiche Standesämter befragt wurden. Die Studie „Vom Online-Dating zum Traualtar“ verrät, dass sich von den im Jahr 2013 getrauten Paaren ganze 16,4 Prozent online kennengelernt haben. Interessanterweise handelt es sich bei den Online-Paaren oft um Zweitehen, da es im Alter schwieriger scheint, jemanden im realen Leben kennenzulernen.

FRAUEN SUCHEN SICH EHEMÄNNER, DIE IHREN VÄTERN ÄHNELN.

Laut einer ungarischen Studie haben Männer häufig eine große Ähnlichkeit mit den Vätern ihrer Ehefrauen; das gilt selbst für Adoptivtöchter. Bei dem Versuch mussten Studenten verschiedene Fotos von Ehepaaren mit Adoptivtöchtern zuordnen, um eine genetische Verwandtschaft auszuschließen. Es gab beispielsweise Fotos von vier potenziellen Ehemännern (darunter auch der echte) und Fotos des Adoptivvaters, verjüngt dargestellt. Es stellte sich heraus, dass die Studenten den wirklichen Ehemann sehr häufig zuordneten und dass es eine große Ähnlichkeit zwischen Ehemännern und Adoptivvätern gab. Des Weiteren verblüffte die Tatsache, dass Väter, deren Töchter sie als warmherzig beschrieben, deren Ehemännern besonders stark ähnelten. Laut den Forschern liegt die Erklärung dieser Ergebnisse in der kindlichen Bindung, die sich auf die spätere Wahl des Ehepartners auswirkt. Es wird vermutet, dass Menschen sich als Kinder eine Art Bild des andersgeschlechtlichen Elternteils bilden, an dem sie sich später orientieren.

?! **SCHON GEWUSST?** Homogamie bezeichnet das Auswählen von Sexualpartnern von Menschen und Tieren aufgrund von Ähnlichkeiten. Während sich das bei Tieren meist auf die Färbung und Musterung von Federn und Fell bezieht, achtet der Mensch auf Kriterien wie Alter, Religion, Bildung, Beruf, Hobbys oder Weltanschauung. Aber auch das umgekehrte Phänomen ist bekannt: Das Gegenteil der Homogamie ist die Heterogamie, also die Wahl eines möglichst andersartigen Partners.

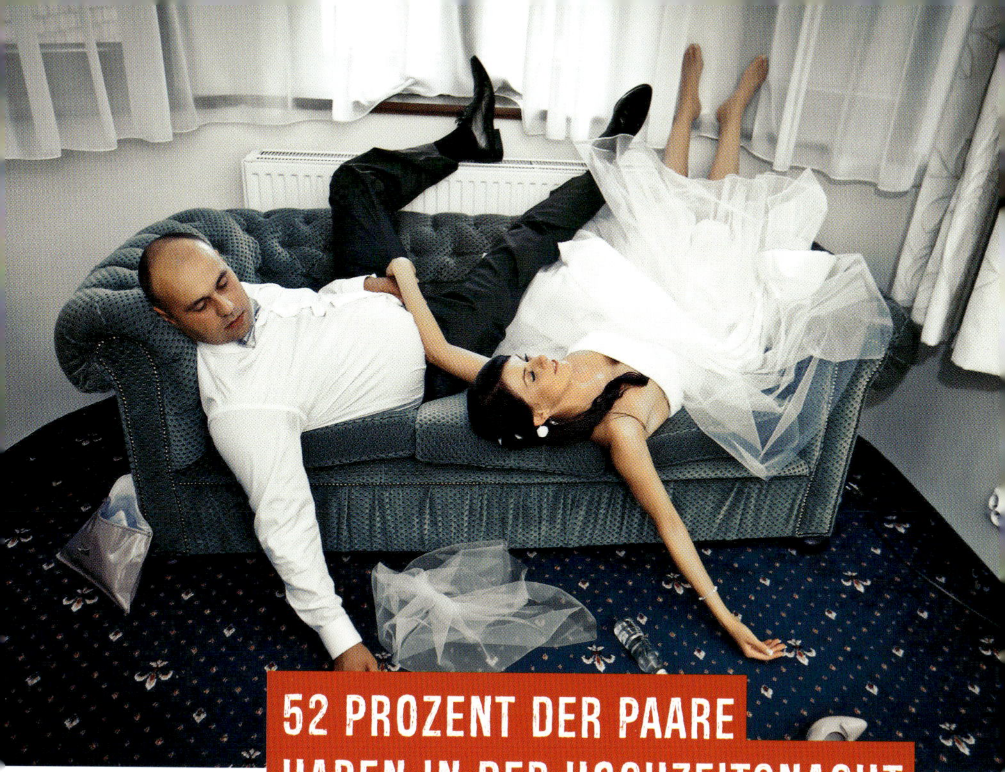

52 PROZENT DER PAARE HABEN IN DER HOCHZEITSNACHT KEINEN SEX.

Stundenlanges Schminken und Frisieren, dann Hochzeitszeremonie, Sektempfang und Händeschütteln, Hupkonzert, Posieren ür den Fotografen, ein üppiges Festessen, Tanz und launige Spiele ... kein Wunder, dass mehr als die Hälfte der frischvermählten Paare auf den Sex in der Hochzeitsnacht verzichten, wie eine britische Umfrage ergeben hat. Und zwar aus den unterschiedlichsten Gründen. 24 Prozent der Paare gaben an, der Bräutigam sei zu betrunken gewesen. Auf Platz 2: Die Braut sei orher eingeschlafen (16 Prozent). Bei 9 Prozent der Paare verdarb Streit den Start ins Eheleben. Andere hatten keine Zeit: 9 Prozent brachen noch in der Hochzeitsnacht in die Flitterwochen auf; 7 Prozent feierten die ganze Nacht durch. 4 Prozent waren einfach nicht in Stimmung. Das liegt sicher auch daran, dass heutzutage die meisten Hochzeitspaare sowieso schon vor der Ehe Sex haben. Heiße Liebe in der Hochzeitsnacht ist dadurch nicht mehr so wichtig. Das belegt auch eine weitere Zahl aus der Statistik: 11 Prozent der Paare mussten sich nach der Feier erst einmal um den Nachwuchs kümmern.

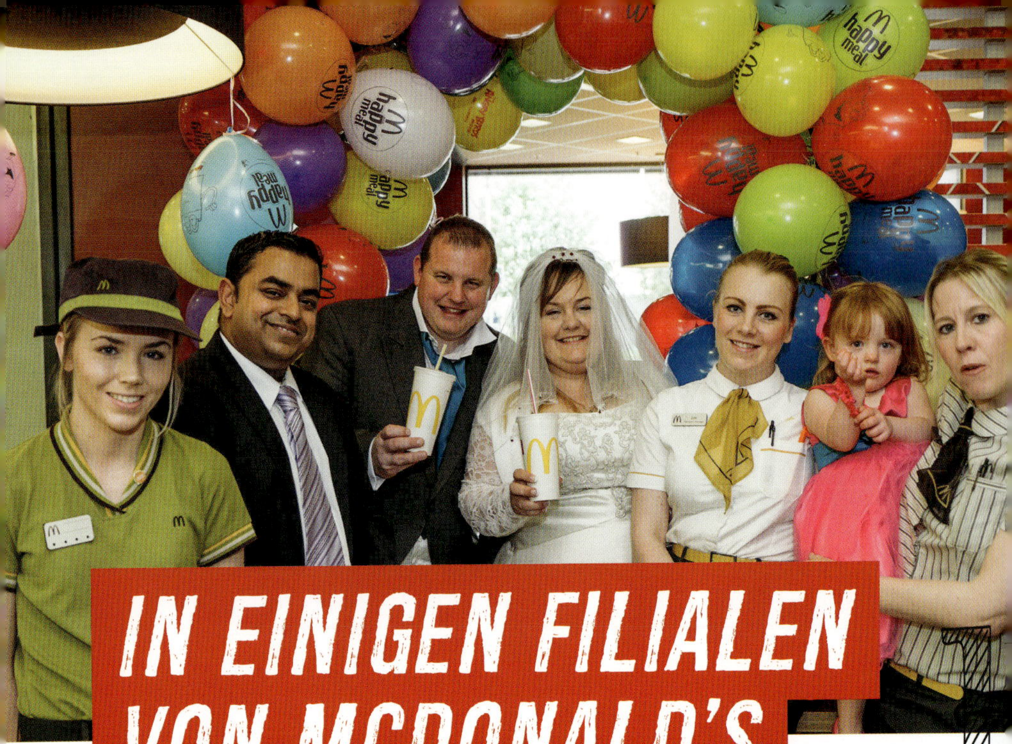

IN EINIGEN FILIALEN VON MCDONALD'S KANN MAN HEIRATEN.

Kindergeburtstage bei McDonald's gibt es ja schon lange … aber Hochzeiten? Dieser Service wurde in Hongkong 2011 eingeführt – weil immer wieder Kunden danach fragten. McDonald's-Sprecherin Jessica Lee sagte, viele Paare hätten sich eben bei McDonald's kennengelernt oder als Frischverliebte viel Zeit dort verbracht, da läge es doch nahe, auch die Hochzeit dort zu feiern. Louise und Joe Shapton auf dem Foto sind eines der ersten Hochzeitspaare, die als Nicht-Angestellte in einer McDonald's-Filiale in Großbritannien ihre Hochzeit feiern durften, nachdem sie sich auf dem Standesamt haben trauen lassen. Seither bieten einige Filialen einen Hochzeitsservice an, den man buchen kann. Das billigste Pauschalpaket gibt es schon für umgerechnet 300 Euro, das teuerste kostet ab 1200 Euro. Enthalten sind neben dem üblichen McDonald's-Essen und Softdrinks (kein Alkohol!) für 50 Gäste auch knallbunte Ballondekorationen, Musikbeschallung, Einladungskarten und kleine (Plastik?-)Geschenke für die Gäste. Nach zwei Stunden Feier zwischen 18 und 22 Uhr wird man herausgekehrt – McDonald's ist eben immer noch ein Schnellrestaurant.

EIN DRITTEL DER MÄDCHEN IN DRITTE-WELT-LÄNDERN IST VOR DEM 18. GEBURTSTAG VERHEIRATET, EIN MÄDCHEN VON NEUN SOGAR VOR DEM 15.

Jedes Jahr müssen weltweit 14.2 Millionen Mädchen vor ihrem 18. Geburtstag heiraten – das sind 39.000 täglich. Jungen sind auch von Kinderheirat betroffen, aber in viel geringerem Ausmaß: So sind in Niger 77 Prozent der Mädchen mit 18 verheiratet, aber nur 5 Prozent der Jungen. Sehr oft hat so eine frühe Heirat mit Armut zu tun (man weiß die Tochter dann gut versorgt) und mit Regeln, die schon immer so waren. Mädchen als Kinder zu verheiraten ist immer noch „normale" Praxis in den meisten Ländern Afrikas südlich der Sahara (Beispiel Tschad: 68 Prozent der Mädchen heiraten vor dem 18. Geburtstag, 29 Prozent vor dem 15.) und in einigen Ländern Südasiens (Indien: 47/18 Prozent, Bangladesch 52/18 Prozent, Nepal: 37/10 Prozent). Die Rate geht weltweit langsam zurück, aber es werden viele Anstrengungen unternommen, damit der Prozess sich beschleunigt. Denn wer als junges Mädchen heiratet, muss meist die Schule abbrechen und bleibt ungebildet, bekommt früh Kinder (und mehr davon – alles ein Gesundheitsrisiko) und wird häufig von ihrer Herkunftsfamilie isoliert.

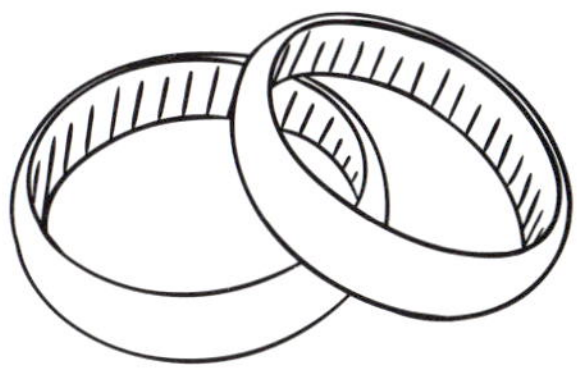

EINE EHE IN DEUTSCHLAND HÄLT DURCHSCHNITTLICH 14,8 JAHRE.

Das klingt nicht allzu optimistisch, ist jedoch länger als die meisten Hollywood-Ehen. Die Chancen für eine lange Ehe erhöhen sich, je älter die Partner sind und je länger sie vor der Ehe schon zusammen waren. Für die Deutschen ist das ein positiver Fakt, denn hierzulande lässt man sich mit dem Heiraten gerne etwas Zeit: Bei Männern liegt das durchschnittliche Heiratsalter bei 33,6 Jahren, bei den Frauen bei 30,9. Während die ersten beiden Jahre die schönsten sind, sorgt das sogenannte verflixte siebte Jahr für Unruhe. Um diese Zeit erreicht die Zufriedenheit mit der Beziehung oft ihren Tiefpunkt. Wird dieser aber überwunden, stehen die Chancen gut für eine lebenslange Beziehung. Grund für eine Trennung ist häufig Untreue (21,3 Prozent), aber auch getrennte Haushalte können dafür verantwortlich sein. Es fehlen dann gemeinsamer Besitz, gemeinsame Verantwortung und Aufgaben. Optimistisch stimmt aber eine Statistik aus dem Jahr 2012, wonach 72 Prozent der Deutschen an die Liebe fürs Leben glauben.

90 PROZENT ALLER 60-JÄHRIGEN SIND VERHEIRATET, ABER DER PROZENTSATZ DER VERHEIRATETEN GEHT WELTWEIT IMMER WEITER ZURÜCK.

Es wird vorhergesagt, dass viele der Menschen, die heute unter 35 und Single sind, niemals heiraten werden, sodass der bisher relativ konstante Prozentsatz der 60-jährigen Verheirateten auf etwa 75 Prozent zurückgehen dürfte. Natürlich heiraten die Leute auch noch mit 40 oder 50, aber das sind ziemlich wenige. Besonders in den USA ist die Zahl der Hochzeiten stark zurückgegangen. Das liegt zum einen daran, dass die Biografien heute andere sind als früher – alles ist instabiler, man hat vielleicht keinen unbefristeten Job oder muss öfters umziehen, und überhaupt denkt man viel später als früher daran, sich niederzulassen –, zum anderen halten viele die Institution der Ehe auch einfach für überholt. Schließlich kann man auch einfach so zusammenleben und Kinder bekommen. Tatsächlich ist aber auch die Zahl der Singles stark gestiegen: In den USA hat sie 2014 erstmals die Zahl der verheirateten Erwachsenen überholt. Einer von sieben Menschen lebt dort allein – 31 Millionen, verglichen mit 4 Millionen im Jahr 1950. Natürlich sind nicht alle überzeugte Singles, aber für viele hat das Single-Leben unschlagbare Vorteile gegenüber dem Verheiratetsein: Man muss sich auf niemanden einlassen, kann mehr Zeit mit seinen Freunden verbringen, sich engagieren oder einfach das tun worauf man Lust hat. In Großbritannien, Australien und vielen anderen Ländern sieht das Bild ähnlich aus. Auch in Deutschland sagen mehr Menschen als früher, die Ehe sei überholt, aber die Zahl der Eheschließungen ist hier relativ konstant und lag 2015 sogar auf einem zehnjährigen Hoch von 400.115.

DER DURCHSCHNITTSMENSCH VERLIEBT SICH SIEBEN MAL, BEVOR ER HEIRATET.

Über sieben Brücken musst du gehen, verkündeten dereinst Karat. Womöglich meinten sie damit die Anzahl der gescheiterten Beziehungen, die ein Mensch im Lauf seines Lebens hinter sich bringt, bevor er die wahre Liebe findet. Denn die amerikanischen Neuropsychologen Thomas Lewis, Fari Amini und Richard Lannon haben festgestellt, dass man sich im Durchschnitt sieben Mal verliebt, bevor man den Bund fürs Leben schließt. So steht es in ihrer „Allgemeinen Theorie der Liebe". Für eine einzelne Person ist diese Zahl natürlich total egal. Ein Durchschnitt von sieben kann schließlich heißen, dass bei der Hälfte der Menschen schon der erste Partner der Richtige war, während die andere Hälfte erst nach 13 Beziehungen bereit für die Ehe ist. Wer also noch nicht sieben Mal verliebt war, aber trotzdem schon übers Heiraten nachdenkt, ist nicht unbedingt zu eilig. Und wer länger nach dem Partner fürs Leben sucht, sollte die Hoffnung auch beim hundertsten Mal nicht aufgeben. Liebe lässt sich eben nicht in Zahlen fassen. Alles andere wäre pure Theorie.

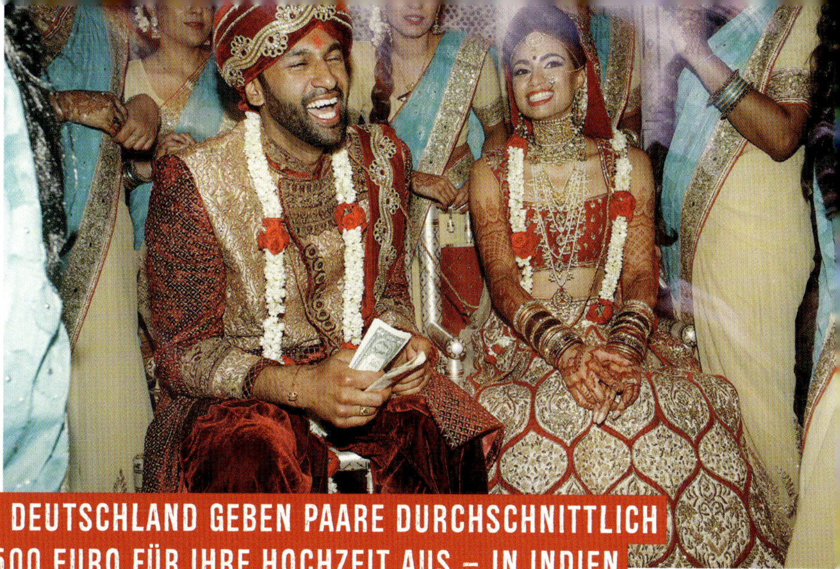

IN DEUTSCHLAND GEBEN PAARE DURCHSCHNITTLICH 6500 EURO FÜR IHRE HOCHZEIT AUS – IN INDIEN SIND ES 25.800 EURO.

Die Deutschen scheinen (zusammen mit den Schweden) so ziemlich die Sparsamsten zu sein, wenn es ums Heiraten geht. Für manche Heiratswilligen mögen schon 6500 Euro viel klingen – aber auch bei einer ganz schlichten Hochzeit im kleinen Kreis kommen eben viele kleinere Kosten zusammen, die sich läppern: Kosten fürs Standesamt, für Einladungskarten, Kleid, Schuhe, Ringe, Blumen, vielleicht ein Auto … Am teuersten ist natürlich die Hochzeitsfeier; hier gilt es, Saalmiete, einen DJ, eine Hochzeitstorte und natürlich Essen und Getränke der Gäste zu bezahlen. Die Endsumme hängt stark von der Zahl der eingeladenen Gäste ab, und hierdurch lassen sich auch die landesspezifischen Unterschiede erklären: Während die Deutschen auch gern mal im kleineren Kreis feiern, gelten in Indien 500 Gäste als unterstes Minimum. Da sind 25.800 Euro ja fast noch geschenkt! Übrigens geben auch Amerikaner, Australier und Briten im Schnitt über 20.000 Euro für ihre Hochzeiten aus – bei den Amerikanern schlägt allein ein Verlobungsring schon mit 3100 Euro zu Buche (in Deutschland: 307 Euro). Nun ja, dort ist halt alles etwas großzügiger …

?! **SCHON GEWUSST?** Schon in Deutschland gibt es viele Hochzeitsbräuche, die mal mehr, mal weniger befolgt werden – vom Reiswerfen bis zum Braut-über-die-Schwelle-Tragen. International sind der Fantasie keine Grenzen gesetzt: Bei jüdischen Hochzeiten muss der Bräutigam ein Weinglas zertreten. Im Iran wird das Paar mit Zucker bestreut; in Polen errichten Freunde Straßensperren auf dem Weg zur Trauung, aus denen sich der Bräutigam mit Wodka freikaufen kann. In China wird die Braut von einer Sänfte abgeholt. In Finnland geht die Braut vor der Hochzeit mit einem Kissenbezug von Haus zu Haus, um Geschenke einzusammeln. Später beim Tanzen legt die Schweigermutter der Braut einen Porzellanteller auf den Kopf. Wenn dieser zerbricht, werden die Scherben gezählt: So viele Kinder wird das Paar bekommen.

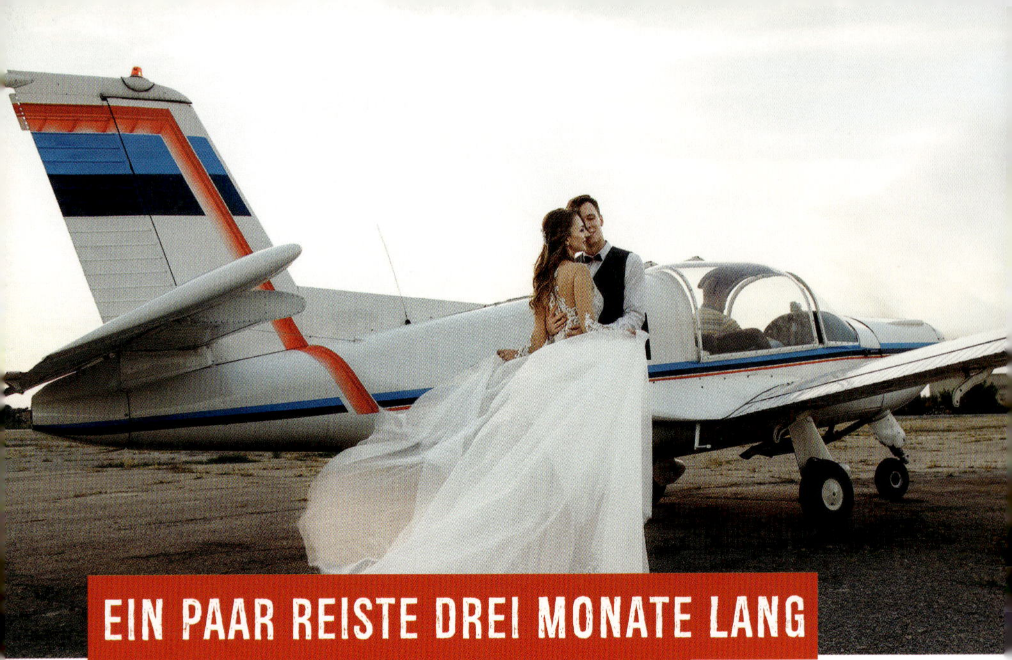

EIN PAAR REISTE DREI MONATE LANG UM DIE WELT, UM 48 MAL AUF SECHS KONTINENTEN ZU HEIRATEN.

Cheetah Platt und Rhiann Woodyard sind Artisten, die sich bei der Arbeit am Trapez kennengelernt haben. Als sie beschlossen zu heiraten, stellten sie fest, dass es in ihrer Heimat Los Angeles extrem teuer war, einen Raum für ihre Hochzeit zu buchen. 10.000 Dollar hätten sie mindestens für alles ausgeben müssen. Als sie dann davon hörten, dass man schon für 3000 Dollar pro Person ein „Round-the-World"-Ticket kaufen kann, kam ihnen die Idee, drei Monate lang um die Welt zu reisen und in so vielen Ländern wie möglich zu heiraten. Auf ging's – unter anderem nach Kolumbien, Irland, Ägypten, Kenia und Thailand. Die beiden hatten sich bei der „Church of Spiritual Humanism" ordinieren lassen, sodass sie sich quasi selbst verheiraten und ihre eigenen Gelübde sprechen konnten. Zum Schluss heirateten sie ganz legal in Kalifornien – und in New York vor Fernsehkameras mitten am Times Square, denn inzwischen waren die schönen Fotos ihrer zahlreichen Hochzeiten (Rhiann immer im Brautkleid, von ihrem Mann emporgehoben) zum Internet-Hit geworden. Nur in der Antarktis sind sie nicht gewesen – zu teuer.

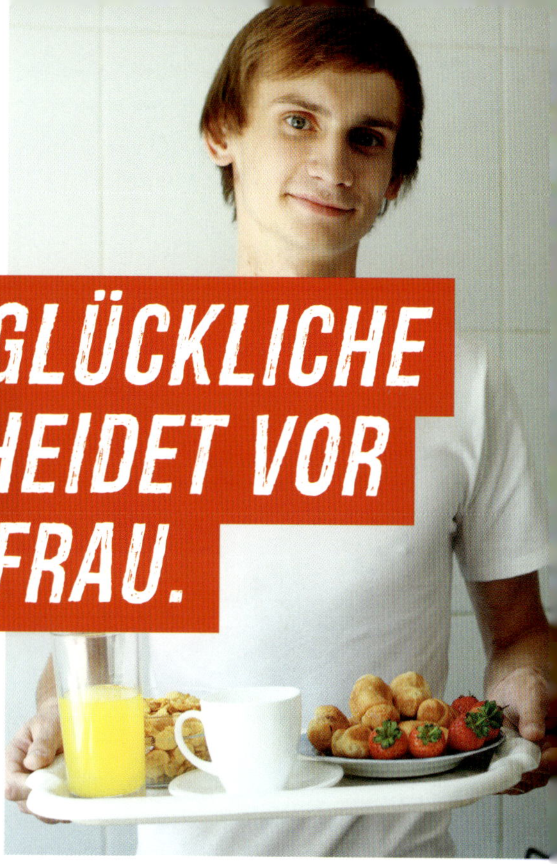

ÜBER EINE GLÜCKLICHE EHE ENTSCHEIDET VOR ALLEM DIE FRAU.

Ein beliebtes Sprichwort im englischsprachigem Raum lautet: „Happy Wife – Happy Life“. Was bisher als eher scherzhaft gemeinter Rat an die Männerwelt gedacht war, scheint nun wissenschaftlich belegt worden zu sein. Eine Studie der Rutgers University in New Jersey hat belegt, dass Ehemänner sich meist glücklicher fühlen, wenn ihre Ehefrauen zufrieden sind. Die Forscher führen dies unter anderem darauf zurück, dass eine glückliche Frau mehr für ihren Mann tut, was wiederum seine Zufriedenheit steigert. Ist die Ehefrau unglücklich oder unzufrieden, überträgt sich das oft auf den Partner. Männer hingegen äußern sich seltener zu ihren Gefühlen oder eventuellen Unstimmigkeiten. So übertragen sie ihre Unzufriedenheit nicht auf die Ehefrauen. Prinzipiell gilt für beide, dass sie die eigene Lebensqualität höher einstufen, wenn sie sich in einer glücklichen Ehe befinden bzw. ihre Ehe als glücklich bewerten. Darüber hinaus hat eine glückliche Ehe großen Einfluss auf die Gesundheit im Alter.

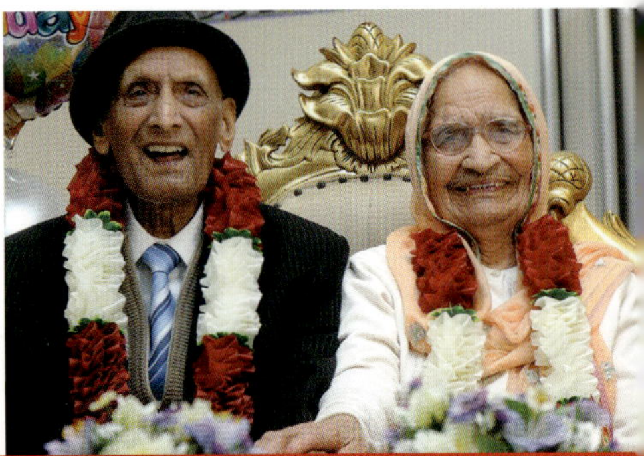

DIE BISHER LÄNGSTE EHE DAUERTE 90 JAHRE.

Silberhochzeit (25 Jahre verheiratet), Goldhochzeit (50 Jahre) und vielleicht noch Diamantene Hochzeit (60 Jahre), das hat man schon mal gehört oder vielleicht selbst geschafft. Aber die Marmorhochzeit? Das sind 90 Ehejahre. Bisher hat das erst ein Paar auf der Welt geschafft: Karam und Kartari Chand stammten aus Nordindien und heirateten schon, wie in Indien üblich, als Teenager. Das ist schon mal eine Voraussetzung, um eine 90 Jahre währende Ehe führen zu können. Die andere ist, sehr, sehr alt zu werden – und das haben die beiden ebenfalls geschafft. 2016 starb Karam mit 110 Jahren; seine Frau Kartari, die 104 Jahre alt ist, lebt immer noch. Die beiden, die in den 1960er Jahren ins englische Bradford zogen, hatten acht Kinder, 27 Enkel und zahllose Urenkel. Sie liebten sich zeit ihres Lebens, standen früh auf, lebten bescheiden und aßen gerne Joghurt. Die Himmelshochzeit (100 Ehejahre) zu erleben, war ihnen leider nicht vergönnt …

MAN BRAUCHT ETWA ZWEI JAHRE, UM JEMANDEN WIRKLICH KENNENZULERNEN. DESHALB IST ES GUT, MIT DEM HEIRATEN SO LANGE ZU WARTEN.

Natürlich gibt es auch viele Fälle, in denen ein Paar schon drei Wochen nach dem ersten Date geheiratet hat und nach 40 Jahren immer noch glücklich zusammen ist. Aber Ausnahmen bestätigen die Regel ... Es gibt verschiedene Gründe, dem Partner/der Partnerin nicht gleich in der ersten Phase des Verliebtseins einen Heiratsantrag zu machen. Zunächst mal ist es im Leben überhaupt fast immer eine gute Idee, nichts zu überstürzen und sich nicht alles sofort zu gönnen, sondern auch mal ein bisschen auf etwas warten zu können. In der Psychologie gilt diese Fähigkeit als sehr wichtig für ein gelingendes Leben. Außerdem hat man erst nach zwei Jahren so viele verschiedene Dinge mit dem Partner erlebt, dass man sagen kann „Ich kenne ihn/sie nun in den meisten Lebenslagen“: gemeinsame Urlaube, Krankheiten, Familienfeiern, vielleicht eine Hochzeit oder eine Beerdigung, vielleicht Krisen im Job ... Zudem ist nach zwei Jahren die allererste Verliebtheitsphase vorbei und so etwas wie Alltag stellt sich ein: Wer kauft die Butter, wer hat wieder das nasse Handtuch auf den Boden geworfen usw. Wer sich dann immer noch sicher ist, hat gute Chancen auf eine erfolgreiche Ehe. Zu lange sollte man aber auch nicht mit dem Antrag warten: Wer sich nach sechs Jahren noch unsicher ist, sollte mal ganz ehrlich prüfen, ob er oder sie den richtigen Partner hat ...

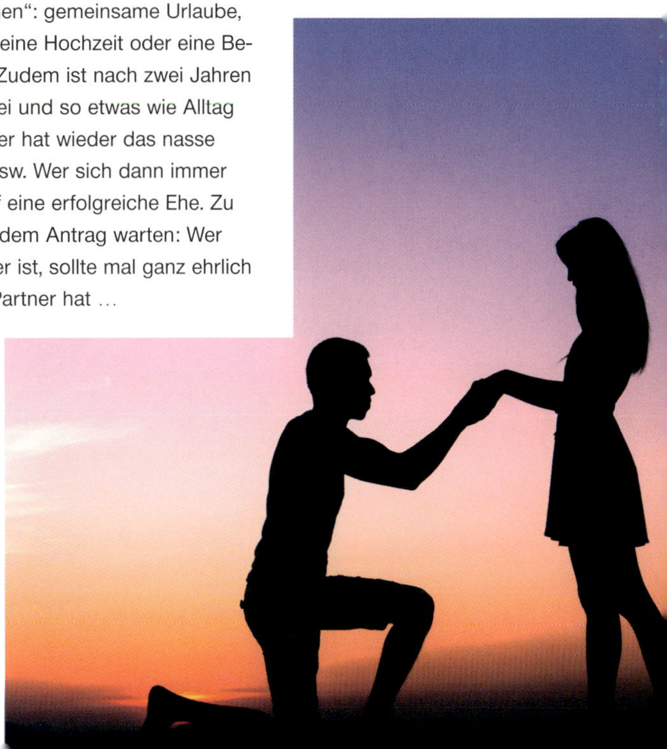

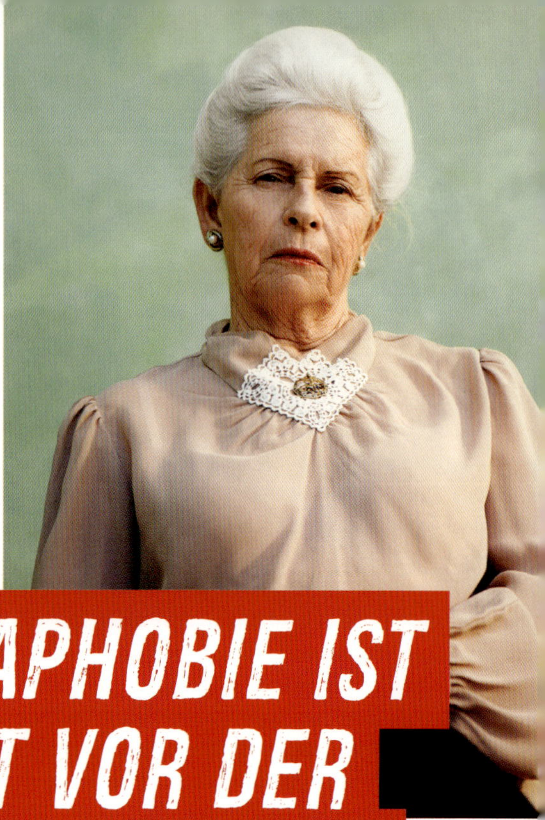

PENTHERAPHOBIE IST DIE ANGST VOR DER SCHWIEGERMUTTER.

Wie die meisten Phobien (griech. *phobia,* Angst, *penthera,* Schwiegermutter) wird auch diese häufig durch ein traumatisches Erlebnis ausgelöst. Irgendwann wird die Angst dann so übermächtig, dass man versucht, Begegnungen mit dem angstauslösenden Objekt – hier also der Schwiegermutter – zu vermeiden. Da das auf Dauer nicht gut geht, sollte man, wie bei jeder Phobie, eine Therapie machen. Oft ist das eine Therapie, bei der man sich nach und nach der Sache, vor der man Angst hat, aussetzen muss, eine Konfrontationstherapie. Diese hat aber normalerweise gute Erfolgsaussichten. Pentheraphobie ist allerdings ziemlich selten. Weitaus häufiger ist weniger Angst, sondern eine Abneigung gegenüber der Schwiegermutter. Die kommt bei Frauen häufiger vor, da es häufig die Mütter der Männer sind, die sich (bewusst oder unbewusst) nicht von ihrem geliebten Sohnemann abgrenzen können. Dass dies aber sehr wichtig ist, sollten die Mütter am besten vom eigenen Kind gesagt bekommen – dazu gehört auch, dass ständiges Einmischen und Alles-besser-Wissen nicht angesagt sind. Kleinen Schwiegermutter-Marotten sollte man mit einem Augenzwinkern begegnen.

MÄNNER HEIRATEN WELTWEIT MEIST FRAUEN, DIE DURCHSCHNITTLICH DREI JAHRE JÜNGER SIND ALS SIE SELBST.

Was die Partnerwahl angeht, so empfinden wir uns – jedenfalls in Deutschland – heute als ganz frei und ungezwungen: Wir können uns in jede beliebige Person verlieben, und niemand (schon gar nicht das Gesetz!) verbietet es uns. Ob Mann oder Frau, jung oder alt, mit oder ohne Kinder: Fast alles ist möglich. Doch wenn man genauer hinschaut, gibt es auf der ganzen Welt ähnliche unausgesprochene Normen bei Partnerschaften, die ziemlich festgelegt sind und sich nur langsam verändern. Eine davon ist, dass die Frau in einer Ehe meistens um die drei Jahre jünger ist als der Mann. Je älter die Männer dann werden, umso weiter geht die Altersschere auseinander, und es kommt zum altbekannten Phänomen „Alter Mann – junge Frau". Das liegt zum Teil daran, dass mit zunehmendem Alter einfach nicht mehr so viele Menschen des eigenen Alters „frei" sind. Warum junge Frauen sich mit älteren Männern einlassen, dazu gibt es viele Hypothesen. Die meisten haben mit „Beschützer", „Vaterersatz" und „Geld" zu tun. Übrigens sind nur bei 17 Prozent der deutschen Paare die Frauen älter als ihre Männer.

FINNLAND IST DAS URSPRUNGSLAND DER INTERNATIONALEN MEISTERSCHAFTEN IM EHEFRAUENTRAGEN.

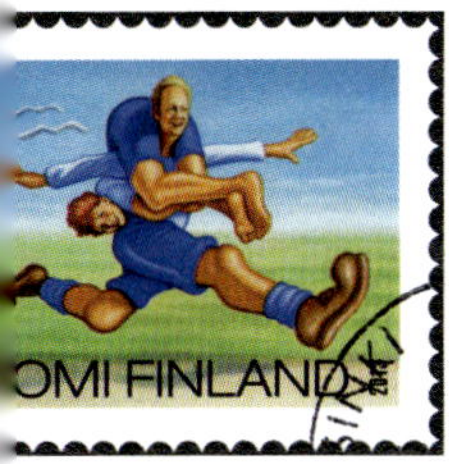

Das Ganze geht auf eine Legende zurück: Ende des 19. Jahrhunderts gab es im mittelfinnischen Dorf Sonkajärvi einen Räuber namens Herkko Rosvo-Ronkainen, der damals auf seinen Beutezügen nicht nur Essen, sondern auch Frauen davongetragen haben soll. Seit 1992 wird nun in Sonkajärvi die alljährliche Weltmeisterschaft im Frauentragen ausgetragen (es muss nicht mehr zwingend die eigene Ehefrau sein). Dabei soll man Spaß haben, aber doch auch die Regeln ernst nehmen: Auf einem 253,50 Meter langen abwechslungsreichen Parcours muss der Mann die Frau, die mindestens 49 Kilo wiegen muss, die ganze Zeit tragen. Als bester Tragestil hat sich dabei die estnische Technik erwiesen, bei der die Frau kopfüber am Rücken des Mannes herunterhängt und die Beine vor seiner Brust verschränkt hat. Der Rekord liegt bei 55,5 Sekunden. Der Gewinner der Meisterschaft erhält das Gewicht seiner Frau in Bier. Häufig gewonnen hat der Finne Taisto Miettinen, der im Hauptberuf Rechtsanwalt ist.

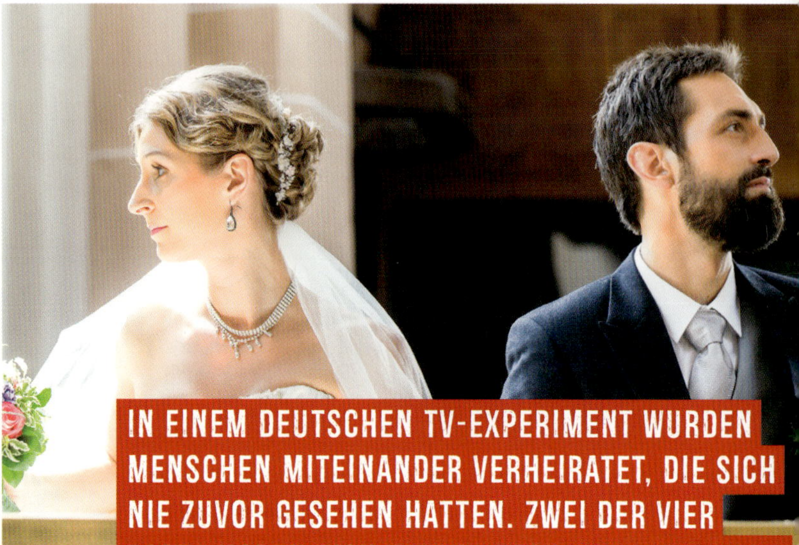

IN EINEM DEUTSCHEN TV-EXPERIMENT WURDEN MENSCHEN MITEINANDER VERHEIRATET, DIE SICH NIE ZUVOR GESEHEN HATTEN. ZWEI DER VIER PAARE HABEN SICH DIREKT NACH ENDE DER SHOW WIEDER SCHEIDEN LASSEN.

In der Show *Heirat auf den ersten Blick* werden sämtliche Schritte der Anbandelung übersprungen und die Kandidaten direkt zum Standesamt geschickt. Gibt es die Liebe auf den ersten Blick, wie uns der Sender mit seiner Show weismachen will? Und gibt es Kandidaten, die sich für dieses Experiment zur Verfügung stellen? Ja, es gibt sie: Von über 7000 Bewerbern waren am Ende mehr als 200 Freiwillige bereit, in der Show zu heiraten. Die Paare wurden direkt getraut und anschließend während der Flitterwochen begleitet und gefilmt. Ausgewählt wurden sie von einem Expertenteam, bestehend u.a. aus einem Pastor und einer Paartherapeutin. Ein Computer wertete DNA-Tests und psychoanalytische Fragebögen aus und stellte die Paare zusammen, die am besten zusammenpassten. Allerdings hat die Wissenschaft ziemlich versagt: So waren zwei Kandidaten dabei, die von den „Experten" nicht verpaart wurden, sich aber nach der Show kennen und lieben lernten. Von den bisher vermählten Paaren ist heute wohl nur noch eins zusammen. Böse Stimmen werden sagen, diese Quote sei auch nicht viel schlechter als der Schnitt aller ganz normal Verheirateten. Aber das wäre wohl doch zu zynisch. Mögliche Scheidungen werden übrigens nicht vom Sender bezahlt, lassen sich aber bestimmt für eine Folge-Show gut vermarkten.

ALLES HAT EIN ENDE, NUR DIE WURST HAT ZWEI

TRENNUNG

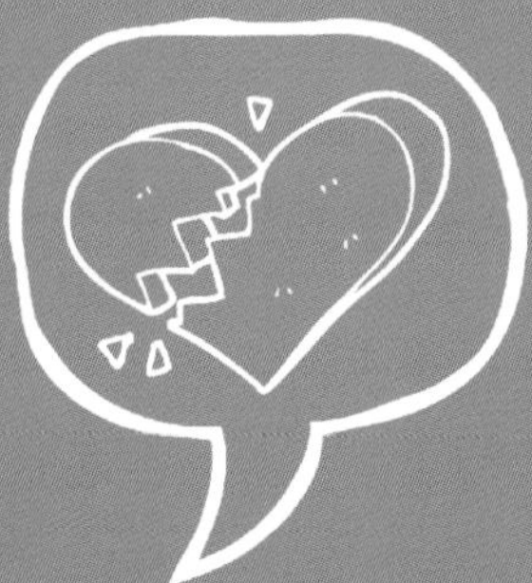

Manchmal ist dann eben doch alles wieder vorbei. Was nach einer Trennung passiert (Männer werden dick, Frauen geben Geld aus), was bei Liebeskummer hilft und in welchem Land es noch immer verboten ist, sich scheiden zu lassen, steht in diesem Kapitel.

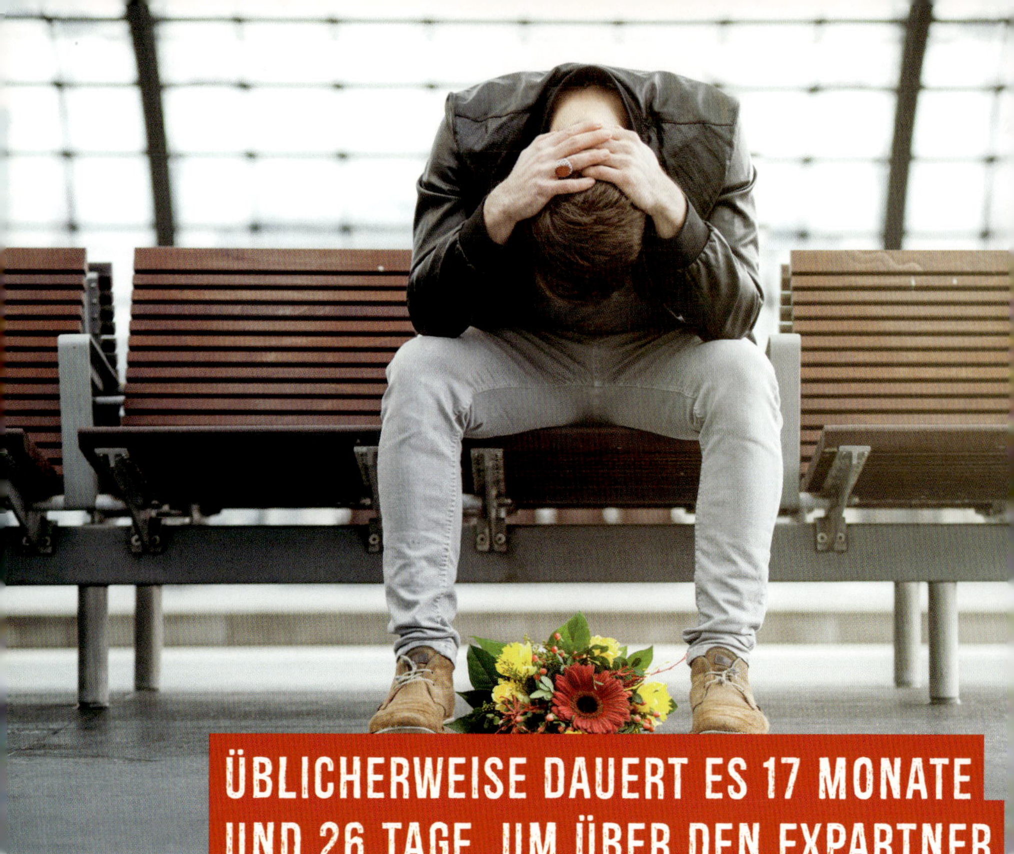

ÜBLICHERWEISE DAUERT ES 17 MONATE UND 26 TAGE, UM ÜBER DEN EXPARTNER HINWEGZUKOMMEN.

Trennungen sind mit großem Schmerz verbunden. Nach einem Beziehungsende haben Männer im Schnitt 17 Monate Liebeskummer, Frauen sogar 20 Monate. Das ergab eine Studie der Partneragentur Parship, die 2500 Personen zum Thema Trennung befragt hat. Demnach sind anderthalb Jahre die Zeit, die frischgebackene Singles brauchen, um eine vergangene Beziehung zu verarbeiten und sich auf einen neuen Menschen einzulassen. Allerdings gab jeder zehnte Mann an, dass er sich gar nicht vorstellen könne, jemals wieder für eine neue Liebe bereit zu sein. Bei den Frauen glaubten dies 6 Prozent. Trauerphasen sind normal und wichtig, um den Trennungsschmerz zu verarbeiten, aber sie sollten nicht zu lange dauern und werden am besten ganz bewusst beendet. Andernfalls wird man sich nie ganz auf eine neue Partnerschaft einlassen können, und es ist, als wäre der Verflossene immer noch anwesend. Oft werden Ex-Partner idealisiert. Der Single-Coach und Psychologe Markus Ernst rät deshalb dazu, sich auch die schwierigen Situationen der vergangenen Beziehung vor Augen zu führen, dann fällt die Verarbeitung leichter und der Weg ist frei für das neue Liebesglück.

BEI LIEBESKUMMER HILFT ES, ÜBER DIE TRENNUNG ZU SPRECHEN.

Wenn eine Beziehung beendet wird, folgt auf die Trennung meist eine längere Phase des Liebeskummers. Diese Zeit ist wichtig, denn um eine Trennung aufzuarbeiten, muss man trauern dürfen. Dabei hilft es zu reden. Das bestätigt eine psychologische Studie, die untersucht hat, wie unterschiedlich junge Erwachsene mit ihrem Trennungsschmerz umgegangen sind. Dafür wurde an 210 Menschen getestet, ob es besser ist, über den Liebeskummer mit einem Psychologen zu reden oder nicht über die Belastungen der Trennung zu sprechen. 120 der Teilnehmer wählten eine intensive Form der Betreuung, sie gingen neun Wochen lang viermal in der Woche zu einem Therapeuten und sprachen über ihren Liebeskummer, die Trennung und ihre Gefühle. Die anderen 90 Teilnehmer der Studie füllten lediglich einen Fragebogen aus. Eindeutiges Ergebnis: Die intensiver betreuten Probanden kamen viel schneller über ihren Liebeskummer hinweg. Ihnen gelang es durch eine erhöhte Selbstwahrnehmung, ihr Leben schneller wieder zu ordnen und den psychischen Stress zu reduzieren. Reden hilft also dabei, eine Trennung zu akzeptieren und zu verarbeiten. Das muss gar nicht unbedingt mit einem Therapeuten sein; oft reichen gute Gespräche mit der besten Freundin.

EIN COMPUTER-ALGORITHMUS AUS DEN USA KANN EINE SCHEIDUNG VORAUSSAGEN, INDEM ER DIE STIMMEN VON PAAREN ANALYSIERT.

Mit einer Trefferquote von 79 Prozent kann ein Computer per Stimmenanalyse herausfinden, ob eine Beziehung gut funktioniert oder eher zum Scheitern verurteilt ist. Den Algorithmus für dieses Computerprogramm entwickelten Forscher der University of Utah. Das Programm analysiert akustische Merkmale wie die Intensität oder das Flattern der Stimme. Der Algorithmus wurde im Wettbewerb gegen Psychologen der empirischen Verhaltensforschung getestet. Die Forscher der Universität zeichneten über 100 Gespräche von Paartherapiesitzungen auf und überprüften fünf Jahre später den Ehestatus. Die Prognosen des Computerprogramms erwiesen sich als zuverlässiger als die der Paartherapeuten. Nun plant das Forscherteam die Entwicklung eines Programms, das gesprochene und nonverbale Informationen verarbeiten kann, um damit den Erfolg von Behandlungen zu verbessern.

SCHEIDUNGEN LIEGEN AUCH IN DEN GENEN. BEI EINER HEIRAT SPIELEN GENE HINGEGEN KEINE ROLLE.

Der Hang, sich scheiden zu lassen, liegt auch in den Genen begründet. Um diese These zu beweisen, untersuchten Forscher von der Boston University die Heirats- und Scheidungsraten von eineiigen männlichen Zwillingen. Deren Gene sind völlig identisch. Als Kontrollgruppe stellten die Wissenschaftler eine Gruppe zweieiiger Zwillinge zusammen. Deren Gene entsprechen einander nur zu rund 50 Prozent. Nachdem das Forscherteam das Verhalten von 8000 Zwillingspaaren untersucht hatte, kam es zu dem Ergebnis, dass das Scheidungsverhalten bei den eineiigen Zwillingen eine größere Übereinstimmung hatte als bei den zweieiigen Zwillingspaaren. Daraus folgerten sie, dass Gene bei der Scheidung eine Rolle spielen. Anders war das Ergebnis beim Heiraten. Hier spielten Umwelteinflüsse und Erlebnisse bei dem Wunsch zu heiraten eine größere Rolle. Einen gewichtigen Einfluss, ob junge Menschen sich für das Heiraten entscheiden, hat die Ehe der eigenen Eltern. Ist diese gut, wird eher geheiratet. Erfahrungen verdrängen genetische Veranlagungen also zunächst, später, bei einer möglichen Scheidung, kommen diese dann wieder zur Geltung.

FREMDGEHEN IST HÄUFIG EIN ZEICHEN FÜR UNSICHERHEIT, SCHWACHES SELBSTBEWUSSTSEIN UND UNZUFRIEDENHEIT MIT DEM EIGENEN LEBEN.

Beim Fremdgehen geht es nicht allein um Spaß und Sex. Viele Fremdgeher brauchen den Seitensprung, um sich selbst und ihre Attraktivität bestätigt zu sehen. Solche Menschen haben ein sehr geringes Selbstbewusstsein; ohne ständige Bestätigung von außen sind sie unsicher und schwach. Nach Aussage des renommierten französischen Psychologen Gérard Decherf sind diese Fremdgeh-Typen Narzissten; die Entwicklung zum Erwachsenen ist bei ihnen noch nicht abgeschlossen, und sie leben das kindliche Bedürfnis aus, sich alles nehmen zu können. Diese Menschen werden immer wieder fremdgehen – da hilft in den meisten Fällen nur eine Therapie, um den wahren Ursachen für ständige Seitensprünge auf den Grund zu gehen. Andere Fremdgeh-Typen haben notorische Angst vor Nähe. Ein Mensch, der als Kind in der Familie keine schützende Sicherheit erfahren hat, wird auch später in der eigenen Beziehung nicht in der Lage sein, Nähe zuzulassen. Solche Menschen flüchten in die Arme eines oder einer Geliebten. Das reguliert die Distanz zur Beziehung und hilft, sich wieder auf sie einzulassen.

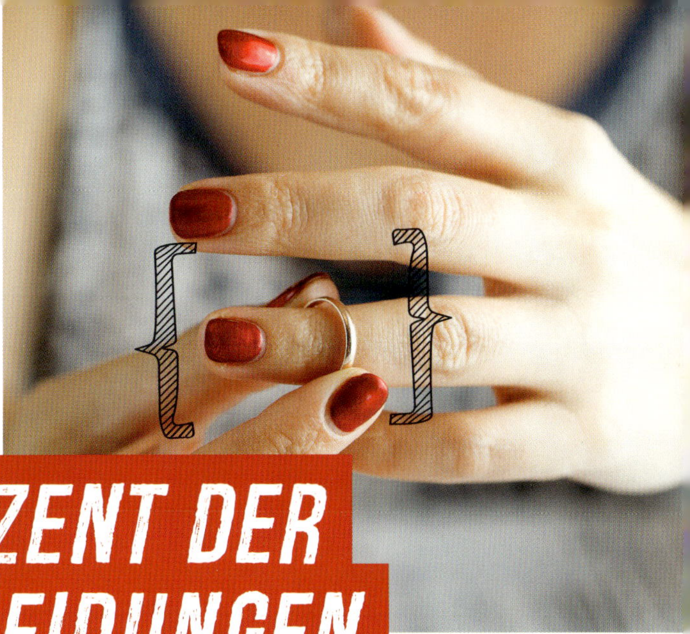

69 PROZENT DER EHESCHEIDUNGEN GINGEN 2009 VON FRAUEN AUS.

Ehescheidungen gehen meistens von Frauen aus. Das ist das Ergebnis einer Studie der Stanford University in den USA. Interessanterweise ist die Trennungsrate bei unverheirateten Paaren zwischen Männern und Frauen ausgewogen. Erst bei Verheirateten geht die Initiative zur Trennung zu 69 Prozent von Frauen aus. Den Grund dafür sehen die Wissenschaftler in der Institution Ehe, die mit Rollenverteilungen verknüpft wird, die das Leben der Frau nach der Eheschließung eher verschlechtern. Das des Mannes wird dagegen angenehmer. So würde ein Ehemann häufig immer noch erwarten, dass der Hauptanteil der Hausarbeit und der Kinderversorgung von der Frau übernommen wird. Die Teilnehmerinnen der Studie stuften die Qualität ihrer Ehe geringer ein als die verheirateten Männer. Ähnliche Untersuchungen in Europa und Australien kamen übrigens zu den gleichen Ergebnissen. Die Vorstellungen der Institution Ehe müssen sich also dringend ändern, um den Erwartungen an ein gleichberechtigtes Leben gerecht zu werden.

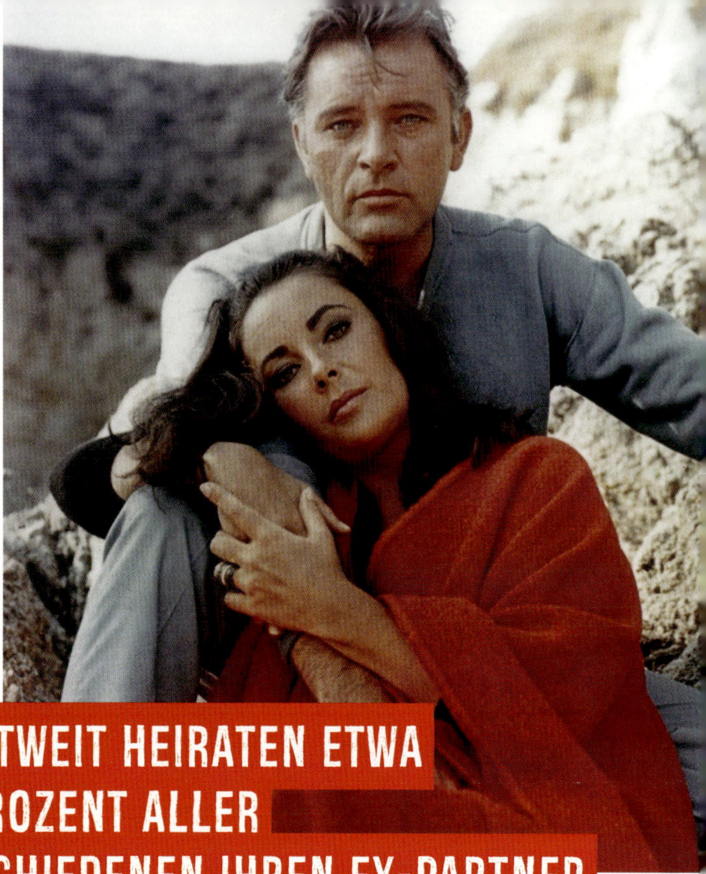

WELTWEIT HEIRATEN ETWA 6 PROZENT ALLER GESCHIEDENEN IHREN EX-PARTNER EIN ZWEITES MAL.

Heutzutage heißt es „On-Off-Beziehung" oder „Es ist kompliziert": Dass man sich trennt und dann doch wieder zusammenkommt – vielleicht sogar mehrmals –, ist gar nicht so selten. Die Gründe dafür sind enorm vielfältig: Vielleicht war man noch nicht bereit für die Beziehung, wollte sich erst noch woanders „umschauen" und hat dann gemerkt, dass der ursprüngliche Partner doch der beste war. Oder man kann dem Partner, der einen betrogen hat, irgendwann doch vergeben, weil er beteuert, sich gebessert zu haben. Nicht jeder heiratet jedoch auch gleich zweimal – aber immerhin sechs Prozent aller Geschiedenen. Da muss man sich beim zweiten Mal wirklich sehr sicher sein; schließlich ist eine Scheidung vergleichsweise aufwändig und teuer, und eine neue Hochzeit eventuell auch. Besonders Promis scheinen für diese Art der On-Off-Beziehung sehr anfällig zu sein. Das bekannteste doppelte Hochzeitspaar waren Elizabeth Taylor und Richard Burton, verheiratet von 1964 bis 1974 und von 1975 bis 1976.

AUF REVENGE PORN VERÖFFENTLICHEN MENSCHEN INTIME AUFNAHMEN DES EX-PARTNERS IM NETZ.

Bei Revenge Porn, also Rache-Pornos, werden intime Fotos oder Videos von Menschen ins Internet hochgeladen, um sich an ihnen zu rächen. Dabei veröffentlicht meist der verlassene Partner das Bildmaterial der oder des Ex – in den allermeisten Fällen sind Frauen zu sehen, natürlich ohne deren Wissen oder gar Einverständnis. Der Ursprung des Revenge-Porn geht zurück in die 1980er Jahre, als im Pornomagazin *Hustler* in einer monatlichen Kolumne Bilder nackter Frauen zusammen mit bloßstellenden Details aus ihrem Privatleben abgedruckt wurden. Häufig wussten die betroffenen Frauen nichts von diesen Veröffentlichungen. Um die Jahrtausendwende setzten sich ähnliche Praktiken in den frühen digitalen Sphären, den Usenet-Gruppen, fort. Erst in den letzten Jahren wuchs das Bewusstsein für die Folgen von Revenge-Porn für die Opfer. Viele Website-Betreiber erleichterten es den betroffenen Frauen, das Bild- und Datenmaterial entfernen zu lassen. Inzwischen haben viele Länder ihre Gesetzgebung geändert, um Revenge-Porn als sexuellen Missbrauch ahnden zu können.

MÄNNER NEHMEN NACH EINER SCHEIDUNG DEUTLICH ZU, FRAUEN HINGEGEN NACH DER HOCHZEIT.

Ein böses Klischee behauptet, dass Frauen zunehmen, sobald sie verheiratet sind. Schließlich müssten sie dann nicht mehr schlank für die Partnersuche sein. Forscher der Universität von Ohio sagen, dass an dem Klischee tatsächlich etwas dran ist. Mit der Partnersuche habe das aber nichts zu tun. Denn Männer nehmen zwar auch nach der Hochzeit, besonders häufig aber nach einer Scheidung zu – obwohl sie doch gerade dann attraktiv sein sollten, um eine neue Freundin zu finden. Wahrscheinlicher ist laut Professor Zhenchao Qian, dass Frauen in festen Beziehungen weniger Zeit für Fitness haben. Auch das Kinderkriegen sorge für zusätzliche Pfunde, die viele Frauen hinterher nicht mehr loswerden. Dafür seien es in vielen Beziehungen die Frauen, die für eine ausgewogene und gesunde Ernährung sorgen. Das würde auch erklären, warum die Männer nach der Scheidung so stark zunehmen: Sie ernähren sich ungesünder. Wäre es Kummerspeck, müsste er beide Geschlechter betreffen.

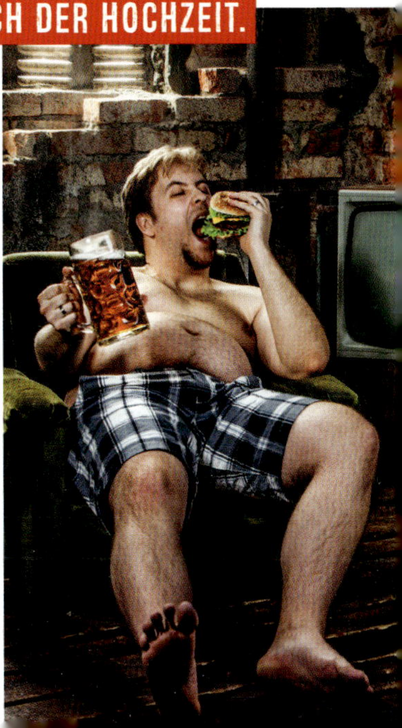

SCHEIDUNGEN BELASTEN DIE UMWELT.

Scheidungen sind ein echter Klimakiller – zu diesem Schluss kommt eine Studie der Universität Michigan. Wären alle Paare zusammengeblieben, die sich bislang haben scheiden lassen, hätte man 2,4 Billionen Liter Wasser einsparen können und 38 Milliarden zusätzlicher Zimmer nicht beheizen und beleuchten müssen. Allein in den USA verbrauchen Haushalte von Geschiedenen pro Person etwa 46 Prozent mehr Strom und 56 Prozent mehr Wasser als die Haushalte von Paaren. Das macht allein für das Jahr 2005 ungefähr 73 Milliarden Kilowattstunden an Strom. Ein Kühlschrank etwa verbraucht die gleiche Menge an Strom, egal ob er in einem Singlehaushalt steht oder eine mehrköpfige Familie versorgt. Professor Jianguo Liu, der die Studie leitete, ist der Auffassung, dass im Zusammenhang mit dem Klima- und Umweltschutz auch das Scheidungsverhalten der Menschen in den Blick genommen werden muss. Betroffen sind nicht nur die USA, sondern ebenso andere westliche Länder und China. Zwischen 1998 und 2002 hätte es in den USA und weiteren elf untersuchten Ländern 7,4 Millionen Haushalte weniger geben können, wenn man sich nicht hätte scheiden lassen. Professor Liu empfiehlt deshalb, sich – allein schon wegen des Klimaschutzes – wieder zu verlieben.

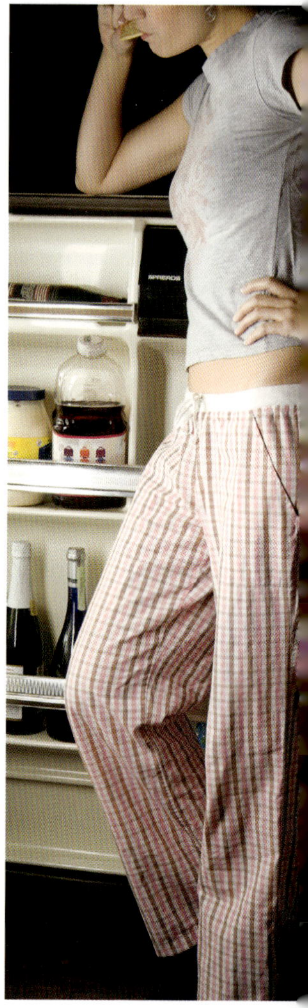

FRAUEN EMPFINDEN IM GEGENSATZ ZU MÄNNERN HÄUFIGER NEBEN SEXUELLEN AUCH EMOTIONALE HANDLUNGEN ALS UNTREUE.

Bei der Eifersucht gibt es deutliche Unterschiede zwischen Männern und Frauen. Während Männer besonders auf sexuelle Untreue eifersüchtig reagieren, wird die Eifersucht bei Frauen eher durch emotionale Bindungen ihres Partners an andere Frauen entfacht. Grund für diese unterschiedlichen Reaktionen sind die Erwartungen, die an das jeweils andere Geschlecht gerichtet werden. Männer gehen davon aus, dass bei Frauen Sex mit Liebe gekoppelt ist, daher sehen sie bei sexuellen Abenteuern ihrer Partnerin sofort ihre Felle wegschwimmen und reagieren entsprechend heftig. Frauen dagegen sind bei sexueller Untreue noch nicht so beunruhigt; Sex ohne Liebe können sie sich bei ihren Männern gut vorstellen. Anders bei emotionaler Bindung – in dem Fall schrillen bei Frauen alle Alarmglocken. Sexuelle Untreue wird im Fall von emotionalen Seitensprüngen vorausgesetzt. Einer neuen Studie zufolge treten diese geschlechtsspezifischen Unterschiede aber nur auf, wenn die Studienteilnehmer zwischen sexueller und emotionaler Untreue wählen konnten. Gab es diese Wahl nicht, fanden sowohl Frauen als auch Männer emotionale Untreue belastender als sexuelle.

FRAUEN REAGIEREN AUF EMOTIONALE UNTREUE EMPFINDLICHER ALS AUF SEXUELLES FREMDGEHEN – UND MANCHE MÄNNER EBENSO.

Forscher gingen früher davon aus, dass Frauen meist mehr Wert auf emotionale Treue legen als auf körperliche. Männer hingegen hatten mutmaßlich ein größeres Problem mit sexueller Untreue. Man erklärte sich dieses Verhalten vom evolutionären Standpunkt aus: Männer mussten sich ihre Frauen für die Fortpflanzung sichern, während Frauen eher einen Versorger und emotionale Stabilität suchten. Eine neuere Studie der Pennsylvania State University kam allerdings zu einem anderen Ergebnis. Von den 411 Befragten gaben sowohl Männer als auch Frauen an, von emotionaler Untreue schwerer getroffen zu werden als von körperlicher. Offenbar liegt dies eher an der Veranlagung der Menschen – egal ob Mann oder Frau. Partner, die mehr Wert auf Selbständigkeit legen, nehmen einen sexuellen Betrug schwerer hin als solche, die emotionale Nähe zu ihrem Partner suchen.

DAS SEITENSPRUNGRISIKO VON FRAUEN IST WÄHREND IHRER FRUCHTBAREN TAGE AM GRÖSSTEN.

Wie stark Hormone auf unser Leben und unsere Gefühle einwirken, zeigt sich Monat für Monat: Frauen spüren eine zunehmende innere Unruhe, die Lust auf Sex steigt an und die Anziehungskraft des anderen Geschlechts nimmt rapide zu. Die fruchtbaren Tage und der Eisprung rücken näher. Jetzt ist bei Frauen die Gefahr eines Seitensprungs besonders groß, denn die Östrogen- und Testosteronwerte steigen an und die Frauen fühlen sich mehr als sonst von starken und durchsetzungsfähigen Männern angezogen. Ihr biologisches Programm zielt darauf ab, genetisch gesunde und leistungsstarke Kinder zu zeugen, daher sehnen sie sich nach dem Mann, der das aussichtsreichste genetische Material zu vererben verspricht. Das kann plötzlich ein ganz anderer Typ Mann sein als der, den sie normalerweise attraktiv findet. Denn auch Frauen, die sonst eher Eigenschaften wie Humor, Intelligenz und Zuverlässigkeit mögen, werden während der fruchtbaren Tage mitunter bei Männern, die Stärke und Leistungsfähigkeit ausstrahlen, ganz schwach. Kein Wunder, dass nicht nur Frauen anfangen ihre Fühler auszustrecken, auch bei ihren Partnern schrillen jetzt die Alarmglocken. Zu Recht, denn fruchtbare Frauen sind besonders attraktiv und ziehen Männer an. Glücklicherweise ist nach fünf bis sechs Tagen der Spuk wieder vorbei. Bis zum nächsten Mal.

ERFOLGREICHERE MENSCHEN TENDIEREN EHER ZU UNTREUE ALS UNSICHERE MENSCHEN.

Erfolgreiche Menschen sind selbstsicher und mit sich im Reinen. Das wirkt auf andere Menschen sehr anziehend. Erfolgreichen Menschen wird es also zunächst einmal viel leichter gemacht, untreu zu sein. Erfolgreiche Menschen können aus dem Vollen schöpfen, müssen scheinbar nur zugreifen, wenn es sie nach einem Seitensprung gelüstet. Und es gelüstet sie tatsächlich öfter als weniger erfolgreiche Frauen und Männer. Das hängt mit ihrer inneren Zufriedenheit zusammen, die sie nicht nur für andere begehrenswert macht, sondern diese Menschen werden von einer Selbstsicherheit getragen, die ihnen jegliche Angst davor nimmt, in ihren Beziehungen zu scheitern. Sollte es mit der einen mal nicht mehr klappen, wartet sicher schon die nächste. Und selbst, wenn nicht, was soll's, erfolgreiche Menschen ruhen so in sich selbst, dass sie sich auch ohne Partnerschaft nicht einsam fühlen. Und je weniger sie auf der Suche sind, umso schneller werden sie gefunden. So gesehen, sind sie im Fall von eventueller Untreue eigentlich total unschuldige Opfer.

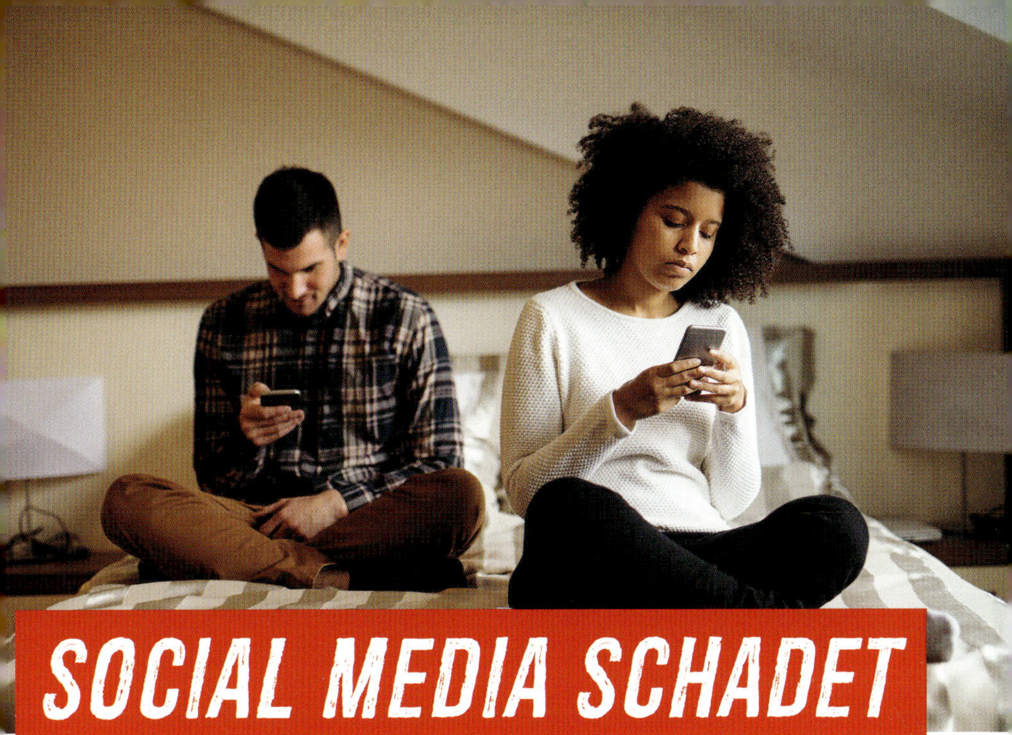

SOCIAL MEDIA SCHADET DER BEZIEHUNG.

Im Café liegt das Smartphone jederzeit griffbereit auf dem Tisch, der Laptop kommt mit ins Bett, Menschen in Bus und Bahn sehen nur auf ihre Smartphones, anstatt miteinander zu kommunizieren, und bei Ausflügen ist das perfekte Foto für Facebook oder Instagram oft wichtiger, als den Moment zu genießen. Eine beunruhigende Tendenz. Eine Studie der Zeitschrift *Cyberpsychology, Behavior and Social Networking* fand einen direkten Zusammenhang zwischen der ständigen Nutzung von Social Media und Untreue bis hin zu Trennung und Scheidung. Hinzu kommt, dass es durch die sozialen Netzwerke und die zahlreichen Online-Singlebörsen und Dating-Apps deutlich leichter geworden ist, eine Affäre zu beginnen. Wer dem entgegenwirken möchte, sollte sich ganz bewusst regelmäßig eine Auszeit von Laptop, Smartphone und Co gönnen, um die reale Welt und besonders den Partner nicht ganz aus den Augen zu verlieren.

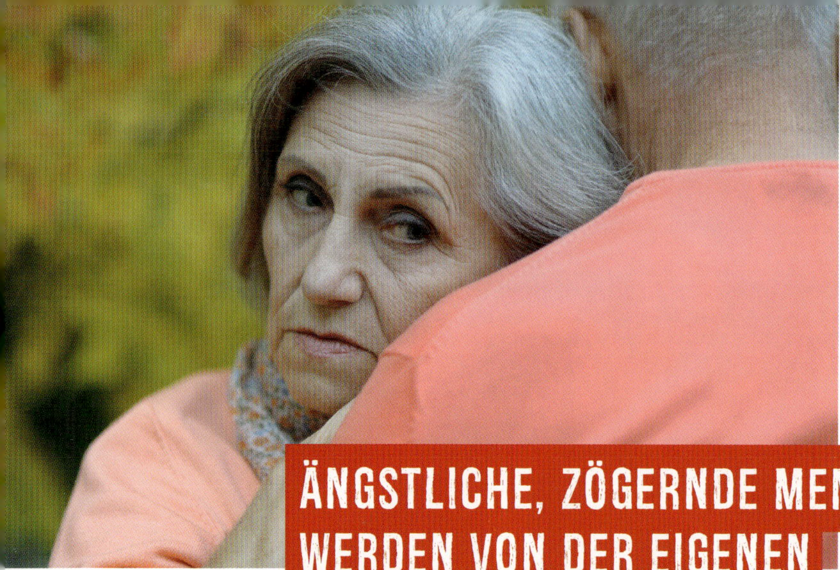

ÄNGSTLICHE, ZÖGERNDE MENSCHEN WERDEN VON DER EIGENEN UNSICHERHEIT IMMER WIEDER ZU NEUEN PARTNERN GETRIEBEN.

Welche Menschen sind eigentlich dafür geschaffen, langfristige und stabile Partnerschaften einzugehen? Frühen Bindungserfahrungen kommt dabei eine entscheidende Rolle zu. Wer als Kind Sicherheit und Geborgenheit erlebt hat, wird sich später seltener trennen. Solche Menschen setzen einfach das Leben fort, wie sie es kennengelernt haben. Außerdem haben sie gelernt, mit den Wünschen ihrer Partner aufmerksam umzugehen. Allerdings kommen nur wenige Menschen aus solchen Verhältnissen, und da sie sich eben selten trennen, sind sie fast immer schon vergeben. Aber auch weniger gefestigte Menschen haben gute Chancen, silberne oder gar goldene Hochzeit zu feiern. Es kann dabei nämlich sogar von Vorteil sein, sich einen unsicheren Partner zu suchen, denn die haben zwar aus Unsicherheit zunächst viele wechselnde Partner, weil sie sich so die Bestätigung holen, attraktiv und begehrenswert zu sein, aber wenn sie sich einmal fest gebunden haben, bleiben sie meist zusammen. Horte des Glücks sind diese Beziehungen jedoch selten. Was sie zusammenhält, sind Dinge wie gemeinsame Kinder, Hausbau und finanzielle Abhängigkeiten.

IN EINER STUDIE DER UNIVERSITÄT GÖTTINGEN VON 2008 GABEN 55 PROZENT DER BEFRAGTEN FRAUEN UND 49 PROZENT DER MÄNNER AN, BEREITS EINMAL UNTREU GEWESEN ZU SEIN.

Fremdgehen ist für die meisten der schlimmste Vertrauensbruch in einer Beziehung, und doch, 55 Prozent der Frauen und 49 Prozent der Männer nehmen es mit der Treue in ihrer Beziehung nicht so ernst. Und offensichtlich sind Fremdgänger Wiederholungstäter: 20 Prozent der Frauen und 17 Prozent der Männer haben es bereits öfters getan. Bei knapp der Hälfte der befragten Frauen und Männer lief die Affäre mindestens einen Monat, bei einem Viertel der Studienteilnehmer länger als ein halbes Jahr. Laut dem Psychologen Ragnar Beer, der die Studie geleitet hat, steigt das Fremdgehrisiko ab dem dritten Jahr der Beziehung an und sinkt nach zehn gemeinsamen Jahren wieder ab. Männer gehen gerne fremd, wenn ihre Frauen schwanger sind, Frauen sind besonders in den Tagen um ihren Eisprung anfällig für Fehltritte. Gleichermaßen gefährlich für beide Geschlechter ist der Wonnemonat Mai. Verhindern lässt sich das Fremdgehen kaum: Monogamie ist ein gesellschaftliches Konzept, das in der Biologie so nicht vorgesehen ist. Die neuronalen Schaltkreise, die für romantische Liebe zuständig sind, liegen in ganz anderen Hirnregionen als die, die für unsere Lust verantwortlich sind.

JE LÄNGER DER RINGFINGER IST, UMSO HÖHER WAR DIE TESTOSTERONKONZENTRATION IM MUTTERLEIB UND DESTO EHER NEIGT MAN ZUR UNTREUE.

Ist Untreue angeboren? Eine Studie der Universität Oxford scheint das zu bestätigen. Schuld daran ist das Hormon Testosteron. Deshalb neigen Männer eher zur Untreue – und alle Menschen, die schon im Mutterleib einer höheren Testosteronkonzentration ausgesetzt waren. Diesen Untreuefaktor soll man sogar an den Händen erkennen können: Ist der Ringfinger länger als der Zeigefinger, hat man in der Gebärmutter eine erhöhte Dosis Testosteron abgekriegt. Das mache Seitensprünge wahrscheinlich. Soll man also schon beim ersten Date die Finger vermessen, um herauszufinden, ob sich die Sache lohnt? Das verneinen die britischen Forscher. Das menschliche Verhalten sei viel zu komplex, um sich auf einen einzigen Faktor herunterrechnen zu lassen. Viel Testosteron mache Untreue wahrscheinlicher, aber nicht unausweichlich. Es gibt hormonelle Gegenspieler. Und auch das Umfeld und die Lebenserfahrungen spielen eine große Rolle. Wer Treue vorgelebt bekommt, entscheidet sich oft auch selbst dafür. Selbst, wenn der Ringfinger unverhältnismäßig lang ist.

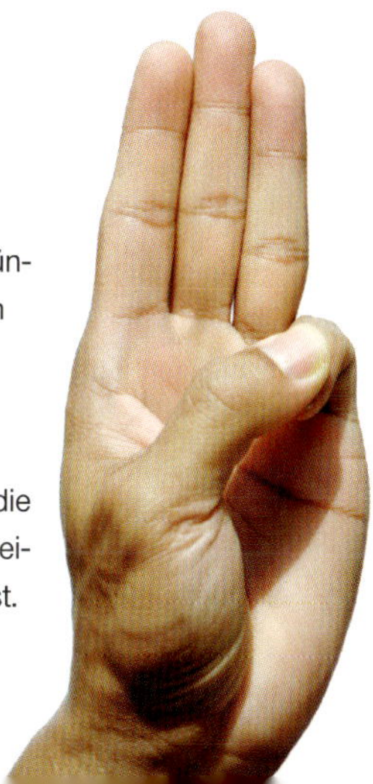

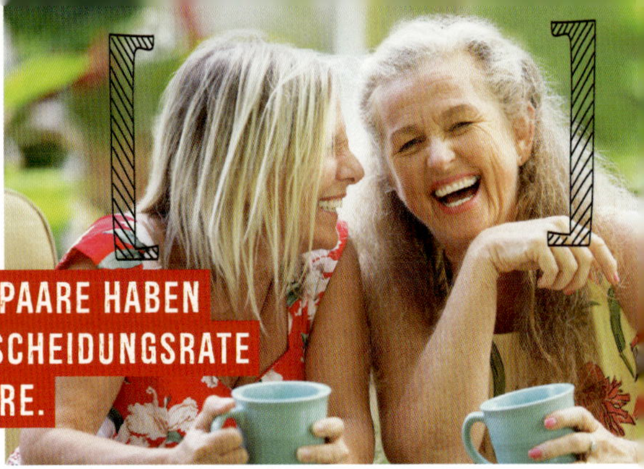

GLEICHGESCHLECHTLICHE PAARE HABEN BISHER EINE NIEDRIGERE SCHEIDUNGSRATE ALS HETEROSEXUELLE PAARE.

Es wäre schön, schreibt dazu die *Huffington Post,* wenn das daran läge, dass gleichgeschlechtliche Paare sich ernsthafter auf ihre Ehe einlassen als heterosexuelle. Dem ist aber nicht unbedingt so. Vielmehr gibt es die sogenannte „Homo-Ehe“ oder ihre Äquivalente wie eingetragene Lebenspartnerschaften ja noch gar nicht so lange; es ist also generell zu früh, Langzeit-Entwicklungen zu erkennen. Und zweitens waren die ersten Homosexuellen, die sich trauten, auf der ganzen Welt häufig Paare, die schon seit Jahren oder gar Jahrzehnten zusammen waren, also die größten Stürme einer Partnerschaft schon hinter sich hatten. Klar, dass die sich so schnell nicht scheiden lassen! Momentan lassen sich jedes Jahr etwa 1 Prozent der gleichgeschlechtlichen Paare scheiden (bzw. ihre Lebenspartnerschaft auflösen) und 2 Prozent der heterosexuellen. In zehn oder 20 Jahren werden sich die Zahlen sicher etwas angeglichen haben.

NACH EINER TRENNUNG GEBEN FRAUEN IM SCHNITT 600 EURO FÜR SCHÖNHEITSPRODUKTE AUS.

Mehrere Studien beschäftigen sich mit der Frage, wie Männer und Frauen eine Trennung verarbeiten. Während Männer sich zurückziehen oder aber gleich losziehen und sich in One-Night-Stands stürzen, weinen Frauen sich meistens als Erstes bei einer Freundin aus und sprechen über das Erlebte. Doch spätestens dann beginnen sie – typisch Frau, möchte man sagen –, an sich zu arbeiten. Denn das ist auch eine Art, die Trennung zu verarbeiten: Indem man sich verändert und etwas für sich selbst tut. Der Klassiker ist die neue Frisur, aber Beauty-Treatments, neue Fitnesskurse, neue Schuhe und Klamotten sowie Kosmetik stehen auch hoch im Kurs. Vielleicht hofft man ja unbewusst, den Ex-Partner auf der Straße zu treffen und dabei so toll auszusehen, dass er die Trennung bereut. Die meisten Frauen wollen mit der Schönheitsoffensive nicht gleich den nächsten Mann anlocken – sie machen das nur für sich selbst. Eine britische Studie hat die durchschnittlichen Kosten eines solchen Makeovers zusammengerechnet und kommt auf etwa 500 Pfund, was ca. 600 Euro entspricht.

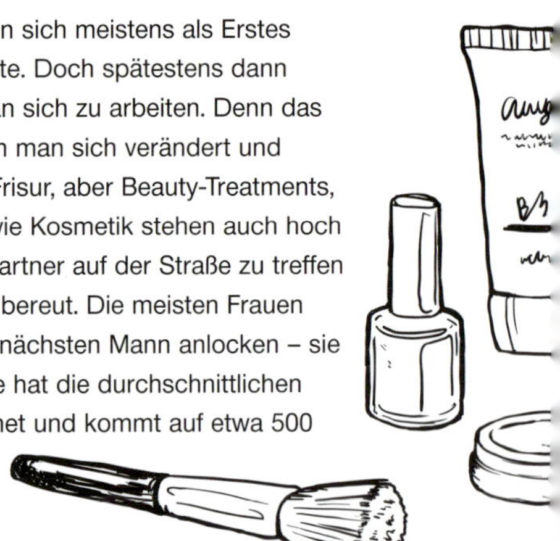

DIE PHILIPPINEN SIND DAS EINZIGE LAND, IN DEM EINE SCHEIDUNG IMMER NOCH ILLEGAL IST.

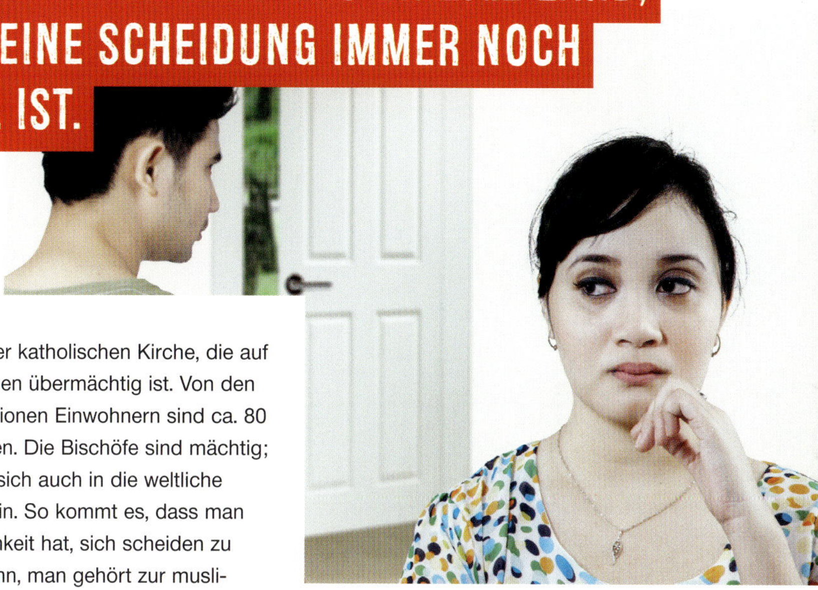

Das liegt an der katholischen Kirche, die auf den Philippinen übermächtig ist. Von den rund 100 Millionen Einwohnern sind ca. 80 Millionen Katholiken. Die Bischöfe sind mächtig; die Kirche mischt sich auch in die weltliche Rechtsprechung ein. So kommt es, dass man kaum eine Möglichkeit hat, sich scheiden zu lassen – es sei denn, man gehört zur muslimischen Minderheit, ist mit einem Ausländer verheiratet oder lässt die Ehe annullieren. Dann muss man aber nachweisen, dass die Ehe schon von Anfang an zum Scheitern verurteilt war. Die Philippinen sind das letzte Land, in dem die Kirche es noch schafft, dieses Verbot aufrecht zu erhalten. In den letzten Jahrzehnten ist es in vielen anderen erzkatholischen Ländern aufgehoben worden: Malta (2011), Irland (1997), Argentinien (1987), Spanien (1981) und Italien (1970). So bald wird sich die Lage nicht ändern, denn die mächtigen Männer des Landes sind ganz zufrieden damit: Sie haben meist eine Frau und zahllose Geliebte mit den dazugehörigen unehelichen Kindern.

?! **SCHON GEWUSST?** Wie so oft ging es in der Antike liberaler zu als im Mittelalter, auch was Scheidungen anging. In Griechenland und Rom waren Scheidungen erlaubt und konnten sowohl vom Mann als auch von der Frau ausgehen. Mit dem wachsenden Einfluss der Kirche ging die Scheidungsrate in Europa ab dem 9. Jahrhundert drastisch zurück. Nach der Reformation und der Aufklärung stieg sie wieder an, denn viele Länder erlaubten es spätestens ab dem 18. Jahrhundert zumindest den nicht-katholischen Paaren, sich scheiden zu lassen. Heute ist dieser Prozess meist problemlos möglich; oft muss man Gründe angeben und ein oder mehrere Trennungsjahre einhalten.

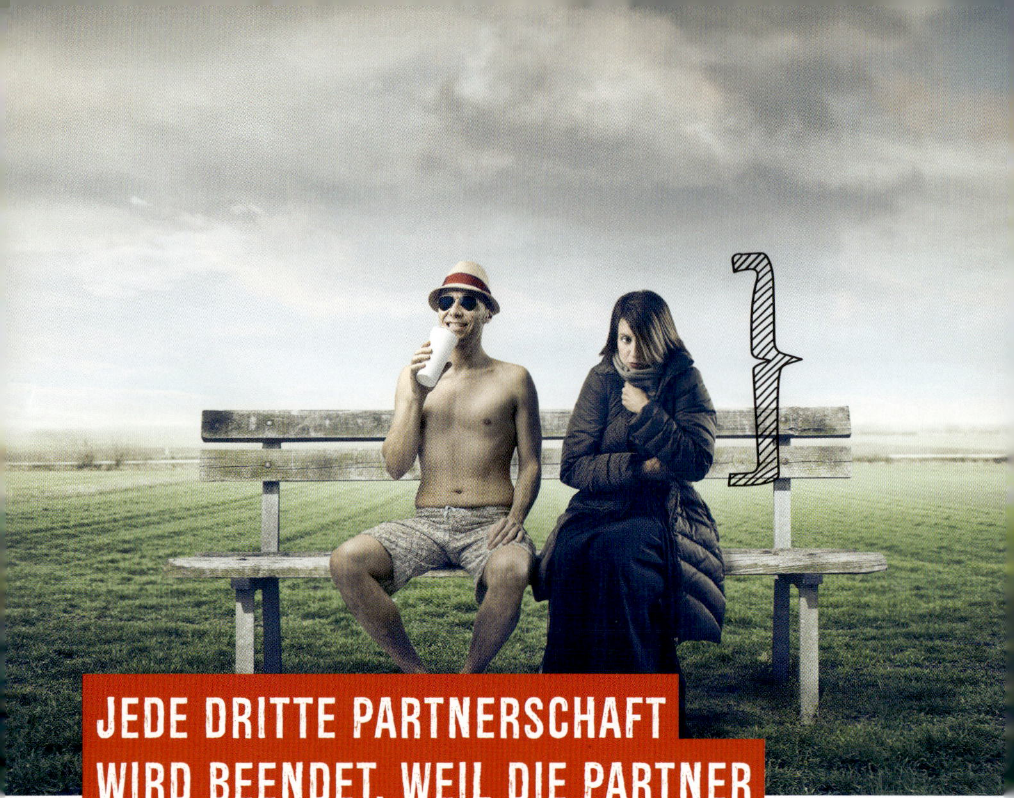

JEDE DRITTE PARTNERSCHAFT WIRD BEENDET, WEIL DIE PARTNER ZU UNTERSCHIEDLICH SIND.

Trennungsgründe gibt es viele und die Ehe ist schon lange nicht mehr der Bund fürs Leben. In Deutschland hält sie im Schnitt sogar nur noch 14,8 Jahre, dann folgt die Scheidung. Dabei kann es so einfach sein, das Liebesglück zu nähren und bis ans Lebensende zu sichern. Jedenfalls glauben das Wissenschaftler von der University of Virginia. Nach ihrer Überzeugung soll es reichen, wenn Paare sich dreimal am Tag für 90 Sekunden Zeit füreinander nehmen. Forscher wie der Psychologe John Gottman gehen davon aus, dass das Verhältnis von positiven zu negativen Umgangsformen innerhalb der Partnerschaft stimmen muss: Auf fünf positive darf nur eine negative Paarinteraktion kommen. Mit Trennungsvorhersagen aufgrund dieser Formel lag Gottman zu mehr als 90 Prozent richtig. Als besonders schädlich für Partnerschaften gelten Respektlosigkeit, ständige Schuldzuweisungen und häufiges Herumkritisieren. Jede dritte Beziehung scheiterte, weil die Partner zu unterschiedlich waren und deshalb ständig aneinander herumnörgelten, anstatt die Eigenheiten des anderen zu schätzen oder wenigstens zu tolerieren.

FRAUEN VERZEIHEN EINEN SEITENSPRUNG EHER ALS MÄNNER.

Gehen Männer und Frauen unterschiedlich mit Untreue um? Eindeutig, sagt Professor Brian Boutwell. Auf der Suche nach den Notfallprogrammen, die nach dem Ende einer Beziehung in Männern und Frauen ablaufen, konnte er belegen, dass Männer eine Beziehung nach einem Seitensprung ihrer Partnerin eher beenden, als das umgekehrt der Fall ist. Der Grund dafür: Männer wollen sich ganz sicher sein, dass sie nur die eigenen Kinder aufziehen. Historisch betrachtet konnten sie das nur sein, wenn sie der einzige Sexualpartner ihrer Frau waren. Weil Untreue also ihre genetische Nachkommenschaft bedroht, ist sie für Männer ein schwerwiegender Grund, die Frau zu verlassen – auch heute noch, wo man im Zweifelsfall einen Vaterschaftstest durchführen kann. Frauen nehmen dafür emotionale Untreue besonders übel. Auch das erklärt der Psychologe mit dem Nachwuchs: Männer, die anderen Frauen nachsteigen, kümmern sich nicht mehr ausreichend um die Kinder aus ihrer ursprünglichen Beziehung. Selbst wenn es zweifelsfrei die eigenen sind.

?! **SCHON GEWUSST?** Oxytocin sorgt nicht nur zwischen Mensch und Mensch für Liebe und Treue, sondern auch zwischen Mensch und Hund. Beim Blickkontakt zwischen Hundehaltern und ihren Tieren stieg bei beiden der Oxytocin-Spiegel deutlich an. Die Beziehung lässt sich also mit der Beziehung zwischen Eltern und Kind vergleichen, meinen japanische Forscher. Vermutlich hat sich der Effekt im Lauf der gemeinsamen Geschichte entwickelt. Zum Vergleich untersuchten die Wissenschaftler Wölfe, die von Menschen aufgezogen wurden und deshalb ebenfalls eine enge Beziehung zu den Zweibeinern aufgebaut hatten. Hier wurde jedoch nur auf der menschlichen Seite Oxytocin ausgeschüttet, bei den Wölfen blieb die Bildung des Bindungshormons aus. Für Menschen ist Oxytocin mit dem wunderbaren Gefühl des Geliebtwerdens verbunden. Deshalb kümmern wir uns so gern um die Menschen, die uns einen Oxytocin-Schub verabreichen. Hunden ist es gelungen, das Bindungshormon selbst zu nutzen. Das ist es wohl, was sie zum besten Freund des Menschen gemacht hat.

DEN TIEFPUNKT EINER BEZIEHUNG ERREICHEN VIELE PAARE ZWISCHEN DEM FÜNFTEN UND ACHTEN JAHR.

Das verflixte siebte Jahr gilt spätestens seit Billy Wilders Komödie als besonders beziehungsgefährdend. Das Statistische Bundesamt bestätigt, dass in diesem Zeitraum die meisten Ehen geschieden werden. Zwar dauert eine Ehe in Deutschland durchschnittlich 14,8 Jahre. Die große Mehrzahl der Ehen wird jedoch zwischen dem fünften und achten Ehejahr geschieden. Allerdings gibt es auch berechtigte Zweifel an der Geschichte vom verflixten siebten Jahr. So haben viele Ehepaare bereits vor der Hochzeit einige Jahre zusammengelebt. Das bildet die Statistik aber nicht ab. Außerdem ist am Scheidungszeitpunkt nicht erkennbar, wie lange die Beziehung bereits zerrüttet war. Denn einer Scheidung geht ein langer Prozess voraus. Die zwischen dem fünften und achten Jahr geschiedenen Ehen sind also vermutlich schon im dritten bis sechsten Jahr gescheitert. Nach dem zehnten Ehejahr flacht die Scheidungsrate aber deutlich ab. Der Wendepunkt scheint also tatsächlich im achten Jahr zu liegen. Wer seinen Partner danach immer noch liebt, bleibt womöglich lebenslang mit ihm zusammen.

LIEBESKUMMER IST IN DEN USA EINE ANERKANNTE KRANKHEIT, DIE SICH „BROKEN HEART SYNDROM“ NENNT.

Seit einiger Zeit beschäftigen sich Wissenschaftler verschiedener Disziplinen mit den Folgen von Trennungen. Emotionaler Schmerz, der ohne Vorwarnung einsetzt, entzieht dem Gehirn ganz plötzlich die Glückshormone, die normalerweise dort wirken. Das kann schwere Depressionen auslösen, neurobiologisch erkennbar am Rückgang des Nervenbotenstoffes Serotonin und an unrhythmischen Ausschlägen des Hirnstroms. Menschen mit Liebeskummer zeigen beim Kardiologen ähnliche Symptome wie Herzkranke. Stresshormone können den Herzmuskel schädigen und in Extremfällen sogar lähmen. Das sprichwörtliche gebrochene Herz lässt sich also medizinisch nachweisen; Ärzte sprechen vom „Broken Heart Syndrome“. Der tagelange Schub an Stresshormonen schädigt die Pumpkapazität des Herzens. Laut der amerikanischen Anthropologin Helen Fisher handelt es sich bei Liebeskummer um eine wichtige Funktion der Evolution. Der Versuch, den Partner zurückzugewinnen, Trauer und Depressionen sowie Wut und Resignation sind Ausdrucksformen eines Selbsterhaltungstriebes. Die Biochemie unterstützt diese These: Die vermehrte Ausschüttung von Stresshormonen erzeugt suchtartige Zustände; wir meinen, den verlorenen Partner noch mehr zu lieben als zuvor. Helen Fisher hält das für eine überlebenswichtige Reaktion auf das Ende einer sozialen Bindung. Wut und Aggressionen setzen uns zwar extrem unter Stress, aber so bleiben wir am Leben.

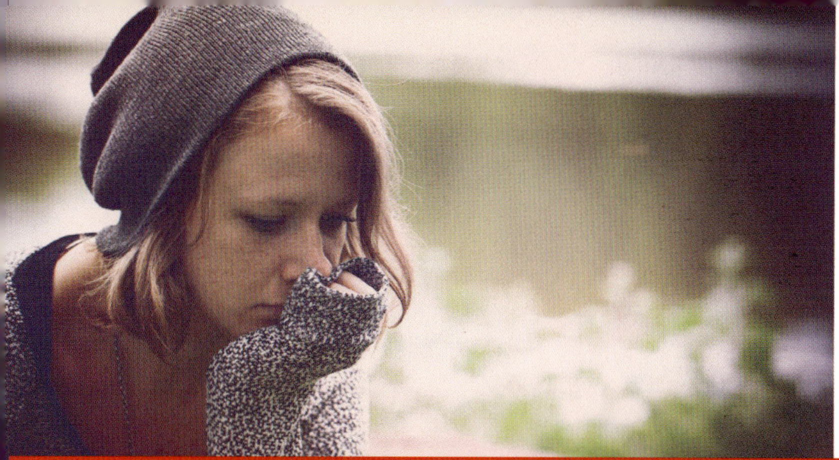

EINE TRENNUNG IST WIE EIN DROGENENTZUG.

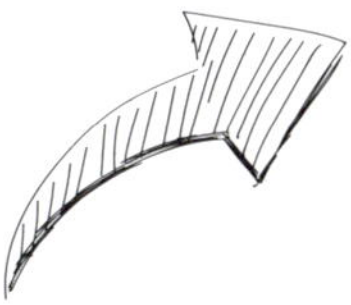

Das liegt unter anderem daran, dass Verliebtsein häufig etwas von einer Drogensucht hat. Dr. Brian Boutwell erklärt, dass Verliebtheit und Drogen auf die gleichen Regionen im Gehirn ansprechen. „Das überrascht nicht, wenn man bedenkt, wie groß bei frisch Verliebten die Sehnsucht ist. Kommt es dann zur Trennung, hört das nicht auf", so der Kriminalpsychologe. Liebeskummer wird auch mit Depressionen verglichen, denn bei aktuellem Liebeskummer versiegt nicht nur die Produktion von Serotonin, sondern auch die Anzahl anderer Glückshormone wie Dopamin nimmt spürbar ab. Stresshormone wie Adrenalin, Noradrenalin und Cortisol werden dagegen im Überfluss gebildet. Gerade bei Trennungsschmerz können sich solche Stresszustände über einen längeren Zeitraum hinziehen und immer weiter aufschaukeln. Ob wir in einer Trennung eher zu Depressionen oder Aggression neigen, scheint geschlechtsspezifisch zu sein: Während Frauen eher depressiv werden, verstärkt sich bei Männern ein Hang zur Aggressivität. Bei ihnen treten dann Verhaltensweisen wie Stalking auf, berichtet der Darmstädter Kriminalpsychologe Jens Hoffmann.

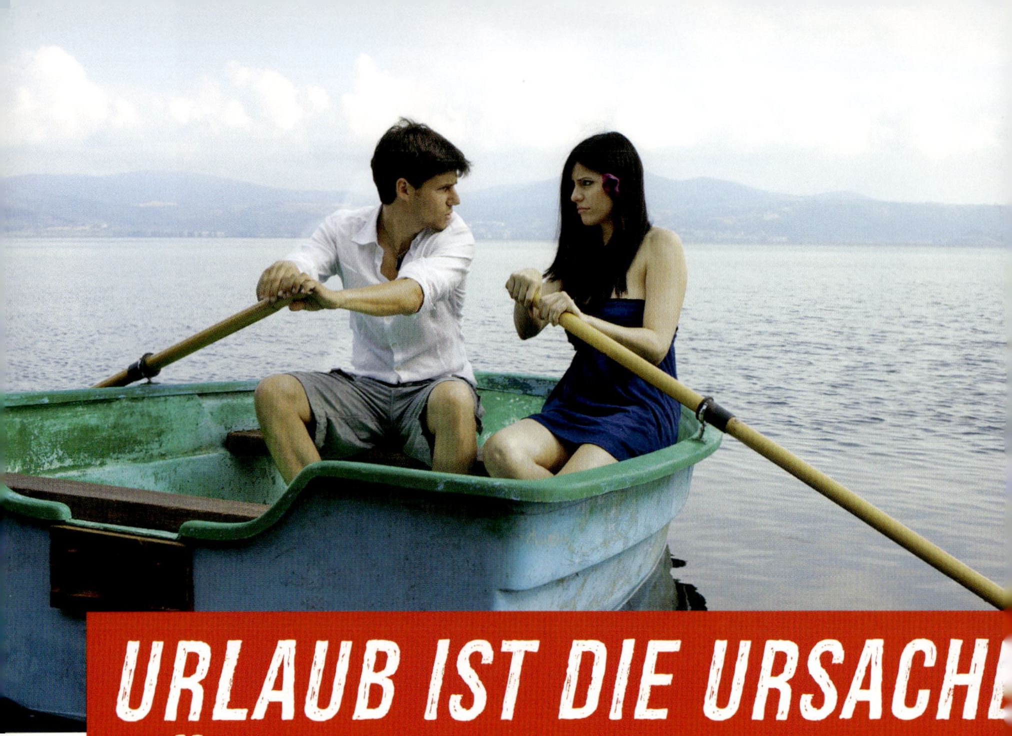

URLAUB IST DIE URSACHE FÜR VIELE TRENNUNGEN.

Viele Menschen haben an die Weihnachtszeit oder die Sommerferien hohe Erwartungen. Die Ferien sind emotional aufgeladen und der Erwartungsdruck kann schnell in Stress umschlagen. Gerade Beziehungen, in denen es schon eine Weile gekriselt hat, setzen viel Hoffnung in gemeinsame freie Zeit; man fährt zusammen weg oder verbringt die Weihnachtsfeiertage im Kreise der Familie. Wenn sich die hohen Erwartungen dann nicht erfüllen, können sie umschlagen in eine Enttäuschung, die so groß ist, dass am Ende der Ferien der Gang zum Scheidungsanwalt ansteht. Besonders kritisch sind die ersten Urlaube allein, wenn die erwachsenen Kinder nicht mehr mitfahren. Inzwischen werden in den USA 40 bis 50 Prozent der Ehen wieder geschieden, besonders häufig nach den Sommer- und Winterferien. In Deutschland ist die Scheidungsrate in den letzten Jahrzehnten auf einen ähnlich hohen Wert, nämlich 45 Prozent, angestiegen. Die Statistik erfasst bei uns die Scheidungen aber nur jährlich, deswegen lassen sich ähnliche saisonale Scheidungs-Hochs wie in den USA nicht nachweisen.

Quellenverzeichnis

S. 8 oben: www.spiegel.de/gesundheit/sex/flirten-ungewissheit-stei-
gert-die-anziehungskraft-a-844028.html; http://pss.sagepub.com/
content/22/2/172; **unten:** www.mopo.de/ratgeber/gesundheit/studien-da-
rum-stehen-maenner-auf-frauen-in-rot-3897084; http://psp.sagepub.com/
content/early/2014/06/20/0146167214539709.full; **S. 9:** www.auto.de/ma-
gazin/frauen-bevorzugen-maenner-mit-dicken-autos/; **S. 10:** FOCUS; Nr.
37 (2008), www.focus.de/gesundheit/gesundleben/partnerschaft/partner-
suche/tid-11995/flirten-teil-20-koerperliche-spiegelung_aid_336996.html;
www.lerne-flirten.de/flirtgespraeche/spiegeln-der-koerpersprache.html;
www.landsiedel-seminare.de/nlp-bibliothek/practitioner/p-01-03-rap-
port-pacing-und-leading.html; **S. 11 oben:** wikipedia „Albert Mahrabian“;
www.kaaj.com (Homepage von Prof. Mehrabian); flirtuniversity.de, http://
flirtuniversity.de/richtige-koerpersprache-beim-flirten-prof-samy-molcho/;
unten: www.datingsitesreviews.com/article.php?story=new-study-re-
veals-trend-in-photo-retouching-among-online-daters; **S. 12 oben:** www.
focus.de/wissen/natur/evolutionsbiologie-liebe-auf-den-ersten-duft_
aid_154188.html; **unten:** Walker, Drew/Vul, Edward: “Hierarchical
Encoding Makes Individuals in a Group Seem More Attractive”, in:
Psychological Science, 2013, pdf Stand 16. Dezember 2014; **S. 13:** www.
welt.de/wissenschaft/article108668287/Was-die-Pupille-des-Menschen-
wirklich-verraet.html; **S. 14:** Neil Strauss, „Die perfekte Masche“, List Ver-
lag, 2006; www.faz.net/aktuell/feuilleton/buecher/rezensionen/sachbuch/
der-maul-aufreisser-1307259.html; **S. 15 oben:** www.parship.de/pics/
downloads/de_DE/Media_Summary_2007_I.pdf; **unten:** de.statista.com/
statistik/daten/studie/245181/umfrage/umfrage-zum-monat-in-dem-ver-
liebte-mit-ihrem-partner-zusammenkamen; **S. 16 oben:** www.welt.de/
welt_print/lifestyle/article4193775/Wenn-Liebe-in-der-Luft-liegt.html; www.
match-patch.de/ratgeber/dating/brueckenexperiment-aufregung-foer-
dert-anziehung/; **unten:** Lindsay Shaw Taylor, Andrew T. Fiore, G. A.
Mendelsohn, Coye Cheshire, “‘Out of My League‘: A Real-World Test
of the Matching Hypothesis“, in: Personality and Social Psychology
Bulletin37(7) 942 –954© 2011; wikipedia „Matching-Hypothese“; **S. 17
oben:** http://dgkz.com/japan-schiefe-zaehne-als-schoenheitsideal/; www.
stylebook.de/beauty/Trend-aus-Tokio-Vampir-Zaehne-sind-jetzt-der-
letzte-Schrei-32116.html; http://jpgames.de/2012/04/culture-slot-zahn-
fehlstellung-als-niedlicher-trend-in-japan/; **unten:** http://goboiano.com/
original/3220-flirting%252C-sex%252C-and-the-terror-of-no-rules-in-
japan; http://supacat.tumblr.com/post/33332873/sex-and-flirting-in-ja-
pan-originally-from-lj-user; **S. 18 oben:** Arthur Aaron: „The Experimental
Generation of Interpersonal Closeness“, www.stafforini.com/txt/Aron%20
et%20al%20-%20The%20experimental%20generation%20of%20interper-
sonal%20closeness.pdf; www.focus.de/reisen/zeit-fuer-uns/liebe-als-ex-
periment-36-fragen-um-sich-in-einen-fremden-zu-verlieben_id_4406449.
html; **unten:** www.dailymail.co.uk/femail/article-419040/Women-talk-
times-men-says-study.html; http://dradiowissen.de/nachrichten/bezie-
hungen-frauen-reden-mehr-%C3%BCber-m%C3%A4nner-als-umgekehrt;
www.elitepartner.de/forum/frage/frauen-beklagen-sich-ueblicherwei-
se-mehr-ueber-das-verhalten-von-maennern-als-umgekehrt.17980/; **S. 19:**
www.welt.de/vermischtes/article137453349/So-wichtig-ist-der-Name-
beim-Online-Dating.html; www.sueddeutsche.de/digital/vornamen-be-
einflussen-online-flirts-lieber-alleine-als-ein-date-mit-kevin-1.1246886;
S. 20: Studie ElitePartner, www.elitepartner.de/magazin/frauen-wol-
len-grosse-maenner.html; Studie Universität Breslau, www.presseportal.
de/pm/7515/454846; **S. 21 oben:** „The Hierarchy Of Date Nights: What
Each Night Of The Week Means“, www.thedatereport.com/dating/
advice/1574-what-the-night-of-the-week-says-about-your-date/; **unten:**
www.scinexx.de/wissen-aktuell-9932-2009-05-19.html; www.n-tv.de/
wissen/Der-Geschmack-des-Verliebtseins-article783496.html; wikipedia
„Serotonin“ **S. 22:** www.brigitte.de/beauty/make-up/studie--make-up-
oder-kein-make-up---das-ist-hier-die-frage-10228556.html; www.bangor.
ac.uk/news/news/-the-nomakeupselfie-phenomenon-18157; **S. 23:** www.
glamour.de/liebe/beziehung/fremdgehen-der-seitensprungreport/fremd-
gehen-chweeting-virtuelle-untreue; wikipedia „Anthony Weiner Skandal
und Rücktritt 2011“, „Huma Abedin“; **S. 24 oben:** www.alltagsforschung.
de/signale-im-subtext-frauen-erhohen-ihre-stimme-um-attraktiver-zu-wir-
ken/; unten: http://zeitjung.de/studie-bruenette-typen-haben-mehr-er-
folg-beim-daten/; **S. 25:** wikipedia „Polari“; www.worldwidewords.org/
articles/polari.htm; www.theguardian.com/world/2005/jan/17/gayrights.
comment; **S. 26:** http://link.springer.com/article/10.1007%2Fs10508-014-
0422-z#page-1; www.psychologytoday.com/blog/the-attraction-doc-
tor/201412/the-surprising-power-women-in-high-heels; **S. 27 oben:**
http://confessionsofalabel-peeler.blogspot.de/2008/04/myth-or-reality.
html; http://boards.straightdope.com/sdmb/showthread.php?t=311481;
www.urbandictionary.com/define.php?term=Peeling%20the%20Label;
unten: wikipedia „Fraternities“, Toga party“; http://janagoesusa.tumblr.
com/post/59340795047/erster-kulturschock-collegeparty; http://cory-
cides.de/college-leben-in-den-usa/; **S. 28** oben: www.oktoberfest-live.
de/trachtenmode/dirndl-schleife-verraet-geheimen-code-1364280.
html; wikipedia „Visual_markers_of_marital_status“; http://blog.tripwolf.
com/de/blog/2010/08/16/fremde-lander-fremde-liebenssitten/; **S. 29
oben:** http://abcnews.go.com/Health/MindMoodResourceCenter/
sexually-arousing-smells-pumpkin/story?id=12226715; **unten:**
EMNID-Studie “Geschlecht und Finanzen”, 2005; www.postbank.de/
postbank/docs/Postbank_1_2013.pdf; **S. 30 oben:** www.21china.de/
kultur/ich-liebe-dich-520-chinesische-zahlencodes-im-internet/; http://
interculturecapital.de/chinesische-zahlensymbolik-superzahl-8-im-mar-
keting-2; **unten:** Joan Kellerman, James Lewis und James D. Laird,
„Looking and loving: The effects of mutual gaze on feelings of romantic
love“, in: Journal of Research in Personality, 23/2, Juni 1989; http://
psycnet.apa.org/psycinfo/1989-39906-001; **S. 31:** www.prweb.com/
releases/2013/7/prweb10895991.htm; **S. 32 oben:** http://tierneylab.
blogs.nytimes.com/2007/04/13/single-female-seeking-same-race-ma-
le/?_r=0; www.quora.com/Why-do-caucasian-women-less-often-date-
outside-their-race-than-caucasian-men-do; **unten:** www.sciencedaily.
com/releases/2015/03/150309211523.htm; **S. 33:** www.welt.de/icon/
article156674557/Jemanden-hinhalten-heisst-nun-Benching-warum.html;
www.heute.de/dating-verhalten-benching-und-ghosting-sind-nichts-
neues-bei-der-suche-nach-dem-richtigen-partner-44395780.html; www.
huffingtonpost.com/2014/10/30/ghosting-dating-_n_6028958.html;
https://today.yougov.com/news/2014/10/28/poll-results-ghosting/; **S: 34
oben:** http://link.springer.com/article/10.1007%2Fs10919-010-0087-9;
www.muenchen-heilpraktiker-psychotherapie.de/blog-2/liebe-sex-part-
nerschaft/maenner-mit-humor-warum-stehen-frauen-auf-lustige-maenner.
html; www.psychologytoday.com/articles/200509/humors-sexual-side;
unten: www.wissenschaft.de/home/-/journal_content/56/12054/1143879/;
www.lifeline.de/news/leben-und-familie/warum-frauen-softies-und-
machos-moegen-id124541.html

S. 36: C.A. Hendrie und G. Brewer, „Kissing as an evolutionary
adaptation to protect against Human Cytomegalovirus-like teratoge-
nesis“, in: Medical Hypotheses 74, 2010; www.academia.edu/1145758/
Kissing_as_an_evolutionary_adaptation_to_protect_against_Hu-
man_Cytomegalovirus-like_teratogenesis; www.shortnews.de/
id/556357/zungenkuss-knapp-40-000-parasiten-und-bakterien-wer-

den-jedes-mal-uebertragen; **S. 37 oben:** William Cane, The Art of Kissing, St. Martin's Griffin, New York 2010, http://us.macmillan.com/books/9780312615802; **unten:** www.faz.net/sonntagszeitung/wissenschaft/kussforschung-drum-kuesse-wer-sich-ewig-bindet-1626567.html; http://dradiowissen.de/beitrag/philematologie-die-wissenschaft-vom-küssen; **S. 38 oben:** www.crn.de/software-services/artikel-96197.html; **unten:** Knigge Online, „Begrüßungs-comme il faut", www.knigge.de/archiv/artikel/begruessungs-comme-il-faut-6541.htm; **S. 39:** www.freiepresse.de/RATGEBER/FAMILIE/Wer-richtig-kuesst-hat-den-besten-Sex-artikel7354113.php; www.tagesspiegel.de/weltspiegel/gesundheit/auch-beim-kuessen-gilt-rechts-vor-links-wie-das-gehirn-verhindert-dass-die-nasen-zusammenstossen/389506.html; **S. 40 oben:** www.travelbook.de/service/Skurrile-Gesetze-Wo-Kuessen-Gefaengnis-bedeuten-kann-297763.html; **unten:** http://india.blogs.nytimes.com/2013/02/25/kissing-is-on-the-rise-in-india-but-not-because-of-bollywood-author-say/?_r=0; www.mid-day.com/articles/why-is-kissing-in-bollywood-films-such-a-big-deal/16060173; http://timesofindia.indiatimes.com/home/sunday-times/Why-Bollywood-gave-the-kiss-a-miss/articleshow/45085156.cms; **S. 41:** centuryfilmproject.org/2015/05/08/the-kiss-1896; **S. 42:** Sally F. Bloomfield et al., „The effectiveness of hand hygiene procedures in reducing the risks of infections in home and community settings including handwashing and alcohol-based hand sanitizers", in: American Journal of Infection Control, 35/10, Dezember 2007, www.ajicjournal.org/article/S0196-6553(07)00595-0/abstract?; **S. 43 oben:** www.presseportal.de/pm/19470/1216175; www.focus.de/gesundheit/gesundleben/partnerschaft/news/tag-des-kusses-franzosen-kuessen-besser_aid_315963.html; **unten:** William Cane, The Art of Kissing, St. Martin's Griffin, New York 2010; Andrea Hudson, „How men actually feel about lipstick", in: The Universe, 14. Mai 2013, http://universe.byu.edu/2013/03/14/how-men-actually-feel-about-lipstick1/; **S. 44:** http://whenonearth.net/hookers-lips-central-south-americas-kissable-flower/; https://de.wikipedia.org/wiki/Brechstr%C3%A4ucher; **S. 45 oben:** Brigitte, http://m.brigitte.de/liebe/sex-flirten/kuss-fakten--kuessen-in-zahlen-10096252.html; **unten:** wikipedia „Pfeiffer-Drüsenfieber"; www.netdoktor.de/magazin/kusskrankheit-macht-dauerschlapp/; **S. 46 oben:** www.bostonmedicalgroup.com/blog/view/pucker-up-a-kiss-a-day-can-keep-the-doctor-away; **unten:** https://bessergesundleben.de/kuessen-ist-gesund-2; http://www.krone.at/city4u/Szene/11-gute-Gruende-warum-wir-jeden-Tag-kuessen-sollten-Lasst-uns-schmusen-Story-465706; **S. 47 oben:** wikipedia „Kirk and Uhura's kiss"; www.startrek-index.de/tv/tos/tos3_10.htm; **unten:** www.neon.de/artikel/kaufen/produkte/die-angst-vorm-kuessen-heisst-philemaphobie/1476375; https://hypnosekrohn.de/osculaphobie-philemaphobie-philematophobie; **S. 48 oben:** www.scientificamerican.com/article/affairs-of-the-lips-2012-10-23/; **unten:** www.stern.de/gesundheit/toedlicher-schlaganfall-durch-knutschfleck--geht-das-ueberhaupt--7038806.html; http://rtlnext.rtl.de/cms/17-jaehriger-julio-macias-gonzalez-stirbt-durch-knutschfleck-seiner-freundin-4000006.html;
S. 49: www.wenz.de/westyle/kuessen_erlaubt/; www.gesundheit.de/medizin/psychologie/gesunde-seele/kuessen-ist-gesund; **S. 50 oben:** www.bbc.com/news/world-asia-pacific-12462447; www.welt.de/newsticker/dpa_nt/starline/leben/article113655061/Mehr-als-58-Stunden-Lippenkontakt.html; **unten:** www.sueddeutsche.de/wissen/reaktion-auf-disney-film-macht-es-krank-froesche-zu-kuessen-1.78526

S. 52: Holger Bertrand Flöttmann: Angst. Ursprung und Überwindung. 6., überarbeitete Auflage. Kohlhammer, Stuttgart 2011; Horst Dilling, Werner Mombour, Martin H. Schmidt, E. Schulte-Markwort (Hrsg.): Internationale Klassifikation psychischer Störungen. ICD 10 Kapitel V (F) klinisch-diagnostische Leitlinien. 5., durchgesehene und ergänzte Auflage unter Berücksichtigung der Änderungen entsprechend ICD-10-GM 2004/2005. Huber, Bern u. a. 2004; **S. 53 oben:** Medical Daily, www.medicaldaily.com/science-dirty-talk-and-why-it-increases-sexual-pleasure-349854; **unten:** Feinberg, M., Willer, R., & Keltner, D.: „Flustered and faithful: Embarrassment as a signal of prosocial behavior", in: Journal of Personality and Social Psychology; Issue: 102; 2012; Pages: 81-97; Daily Mail; www.dailymail.co.uk/femail/article-2044467/Blushing-New-research-shows-sign-youll-great-lover.html; **S. 54 oben:** www.volkerbeck.de/wp-content/uploads/2015/12/GA-LGBTI-weltweit.pdf; https://justdavesblog.wordpress.com/2014/05/23/in-diesen-landern-steht-homosexualitat-unter-strafe/; www.gaystarnews.com/article/and-country-watches-most-gay-porn041114/#gs.prKolx4; **unten:** Onmeda, www.onmeda.de/teenager/das_erste_mal.html; **S. 55:** Robert F. Schmidt, Florian Lang, Gerhard Thews: Physiologie des Menschen. Springer, Berlin 2004; www.intimatemedicine.de/interessant/welchen-naehrwert-hat-sperma-wirklich/; **S. 56 oben:** menscore.de; www.menscore.de/penis-potenz/allgemeines/item/618-schrumpft-der-penis-im-alter; Robert Schleip, Johanna Bayer: "Faszien-Fitness", Riva Verlag; **unten:** http://news.softpedia.com/news/How-to-Drink-Sperm-to-Become-a-Strong-Man-67804.shtml; wikipedia „Etoro"; **S. 57:** http://science.lu/de/content/wie-viele-menschen-k%C3%B6nnte-ein-mann-seinem-leben-mit-seinem-sperma-erzeugen); **S. 58:** International Journal of Medicinal Mushrooms, Spontaneous Female Orgasms Triggered by the Smell of a Newly Found TropicalDictyophora Desv. Species; John C. Holliday, Aloha Medicinals Inc., 2300 Arrowhead Dr., Carson City, NV 89706, USA; Noah Soule, Next Laboratories, 690 Naele Rd. Kula, Hawaii; www.dl.begellhouse.com/journals/708ae68d64b17c52,2e5fc0e3182d70db,6f3ed2921c9f3802.html; www.merkur.de/leben/gesundheit/orgasmus-pilz-stinkmorchel-soll-frau-en-hoehepunkt-bringen-zr-5649780.html; http://aktuell.ruhr-uni-bochum.de/pm2015/pm00049.html.de; **S. 59 oben:** Benedetta Leuner, Erica R. Glasper, Elisabeth Gould, „Sexual Experience Promotes Adult Neurogenesis in the Hippocampus Despite an Initial Elevation in Stress Hormones", in: PLOS One, http://journals.plos.org/plosone/article?id=10.1371/journal.pone.0011597; www.gesundheitundwissenschaft.com/2014/04/sex-macht-schlauer.html; **unten:** www.samariter-grenchen.ch/joomla25/index.php/elearning-spart-zeit-und-geld/11-diverses/47-der-mensch-in-zahlen; **S. 60 oben:** https://fiercebearding.com/2015/04/21/bang-your-way-to-a-better-beard-sex-beard-growth; www.sciencedirect.com/science/article/pii/0031938492904539; **unten:** : www.zeit.de/digital/internet/2013-03/love-palz-cybersex; www.digitaltrends.com/cool-tech/kajimto-lab-develops-ekiss/; http://kissenger.lovotics.com/; **S. 61:** www.ellviva.de/Liebe/Hormone-Power.html; William H. Masters, Virginia E. Johnson: Human sexual response. Little, Braun & Co., Boston 1966; Harold I. Lief: Medical aspects of human sexuality: 750 questions answered by 500 authorities. Williams & Wilkins, Baltimore 1975; **S. 62 oben:** Karl-Wilhelm Weeber, „Hier wohnt das Glück", in: Abenteuer Archäologie, 1/2005; www.spektrum.de/pdf/abarch-05-01-s034-pdf/834419?file; **unten:** www.spiegel.de/spiegel/a-684975.html; **S. 63 oben:** www.n-tv.de/wissen/Tablette-soll-HIV-Infektion-vorbeugen-article18543451.html; www.bento.de/gefuehle/pille-gegen-hiv-warum-sich-maenner-illegal-prep-beschaffen-870577/#refsponi; **unten:** www.nytimes.com/2016/05/17/health/thomas-manning-first-penis-transplant-in-us.html?hp&action=click&pgtype=Homepage&clickSource=story-heading&module=second-column-region&region=top-news&WT.nav=top-news&_r=1; www.spiegel.de/gesundheit/sex/penis-transplantation-in-usa-patient-hofft-auf-neue-liebe-a-1092585.html; www.spiegel.de/wissenschaft/mensch/

transplantations-premiere-penis-erfolgreich-verpflanzt-und-wieder-amputiert-a-437965.html;4www.spiegel.de/gesundheit/diagnose/penis-transplantation-mann-wird-vater-a-1038427.html; **S. 64 oben:** Emotionale Intelligenz. Hanser, München 1996; www.focus.de/gesundheit/ratgeber/sexualitaet/orgasmushaeufigkeit-einfuehlsame-haben-mehr-vom-sex_aid_398907.html; **unten:** Charité-Studie zum weiblichen Sexualerleben, 2004, www.ulrich-wegener.com/zosl/psychotherapie_osl/sexualitaet_osl/frauensex/weibliches_sexualerleben.htm; **S. 65:** 1000 extra/ordinary objects. Köln [u.a.] : Taschen, 2000; Dita von Teese, Rose Apodaca: Beauty und Glamour: Mein Geheimnis für außergewöhnliche Schönheit; thoughtcatalog.com/dan-hoffman/2011/03/the-merkin-a-brief-history-of-the-vag-wig-nsfw/; Oxford Companion to the Body, Oxford University Press, 2002; **S. 66:** www.spiegel.de/gesundheit/sex/intimchirurgie-standards-fuer-korrekturen-fehlen-noch-a-1048614.html; **S. 67 oben:** www.huffingtonpost.de/2014/12/08/orgasmus-hoehepunkt-sex-fakten_n_6289288.html; www.jneurosci.org/content/23/27/9185.full; **unten:** „The Gendered Division of Housework and Couples' Sexual Relationships: A Reexamination", in: Journal of Marriage and Family, August 2016, http://phys.org/news/2016-08-sex-household-chores.html; www.chip.de/news/Tausche-Hausarbeit-gegen-Sex-US-Studie-entdeckt-Unglaubliches_95810766.html; **S. 68 oben:** www.aerzteblatt.de/nachrichten/63844; www.spiegel.de/gesundheit/sex/flibanserin-das-muessen-sie-zum-viagra-fuer-frauen-wissen-a-1048841.html; **unten:** www.nbcnews.com/health/gymnophobics-are-real-life-never-nudes-1C9967792?franchiseSlug=healthmain; wikipedia „Gymnophobie"; **S. 69 oben:** www.emma.de/artikel/malerin-die-andere-frida-kahlo-265111; www.planet-mexiko.com/kultur/kunst/frida-kahlo.html; **unten:** Victoria Glendinning, „Vita", London 1992; **S. 70 oben:** David Weeks, Jamie James, „The Superyoung: The proven way to stay young forever", Hodder Paperbacks, 1999; www.huffingtonpost.com/2013/07/12/sex-make-you-look-younger_n_3586435.html; http://derstandard.at/354893/Regelmaessiger-Sex-laesst-Menschen-juenger-aussehen; **unten:** www.genios.de/fachzeitschriften/artikel/AEZT/20030326/sex-bringt-das-immunsystem-in-schwu/000254124.html; **S. 71 oben:** W.L.Friday, „The Long, Strange History of Sex Toys", in: Alternet.org, 19. Juni 2013, www.alternet.org/sex-amp-relationships/sex-toy; **unten:** dito; **S. 72:** www.rki.de/DE/Content/Service/Presse/Pressemitteilungen/2015/08_2015.html; www.gib-aids-keine-chance.de/wissen/aids_hiv/verbreitung_von_hiv_und_aids.php; **S. 73 oben:** www.bild.de/ratgeber/gesundheit/potenzmittel/so-gefaehrlich-sind-viagra-faelschungen-28321206.bild.html; www.netdoktor.at/therapie/arzneimittelfaelschung-8743; www.test.de/Potenzprobleme-Diese-Mittel-koennen-helfen-1801926-1801932/; **unten:** www.independent.co.uk/news/people/napoleon-s-penis-size-confirmed-channel-4-documentary-calls-the-artifact-very-small-9235101.html; www.washingtonpost.com/news/worldviews/wp/2015/06/19/the-strange-journey-of-napoleons-penis/?utm_term=.983869a82cc4; **S. 74 oben:** Harald Specht, Geschichte(n) der Lust. Zwölf Kapitel über Leidenschaft und Laster, Engelsdorfer Verlag, 2013; **unten:** www.lifeline.de/krankheiten/orgasmuskrankheit-persistent-sexual-arousal-syndrome-psas-id139391.html; www.dailymail.co.uk/health/article-2764872/The-agony-ecstasy-Man-suffered-100-orgasms-A-DAY-past-two-years-slipping-disc-t-enjoy-sex.html; **S. 75:** https://kinobody.com/diet-and-nutrition/low-sex-drive-dieting/; **S. 76:** www.welt.de/newsticker/news1/article155506488/Kondom-Rekord-bei-Olympischen-Spielen-in-Rio.html; www.express.de/sport/100-000-----kondome-so--versext--sind-die-olympia-athleten-3646154; www.sport1.de/olympia/2016/08/sex-welle-im-olympischen-dorf-sport1-macht-den-tinder-check; **S. 77 oben:** C. Davatzikos und S.M.Resnick, „Sex differences in anatomic measures of interhemispheric connectivity: correlations with cognition in women but not men", in: Cerebral Cortex, Oktober/November 1998, www.ncbi.nlm.nih.gov/pubmed/9823484 ; **unten:** Studie der katholischen Universität von Louvain, Belgien; www.glamour.de/liebe/beziehung/hoehepunkt-der-frau-sie-kommt-und-geht; **S. 78 oben:** Michelle Roberts, „Scan spots women faking orgasms", in: BBC News, 20.6.2005, http://news.bbc.co.uk/2/hi/health/4111360.stm; Kate Sullivan, „Sex on the Brain: The Science of Orgasm", in: Nerve.com, 20.6.2005, www.nerve.com/regulars/lifeswork/sexonthebrain, **unten:** Klaus Brodersen, „Quecksilber – ein giftiges, nützliches und ungewöhnliches Edelmetall", in: Chemie in unserer Zeit, 16/1. Februar 1982, http://onlinelibrary.wiley.com/doi/10.1002/ciuz.19820160105/abstract; **S. 79:** www.publishersweekly.com/pw/by-topic/industry-news/libraries/article/55717-the-7-weirdest-sex-stories-of-the-ancient-world.html; **S. 80:** www.freenet.de/lifestyle/frauen/22-skurrile-sexfakten_3566296_4744024.html; www.wochenblatt.de/nachrichten/regensburg/ueberregionales/Maenner-ejakulieren-wie-Meerschweinchen;art5578,155621,PRINT?_FRAME=33; https://de.wikipedia.org/wiki/Samenerguss; **S. 81 oben:** www.livescience.com/19145-exercise-induced-orgasm-sexual-pleasure.html; www.freundin.de/psycho-liebe-sex-sex-trifft-wissenschaft-20-heisse-fakten-45337.html; **unten:** http://archives.sfweekly.com/thesnitch/2009/05/09/masturbate-a-thon-2009-champion-masanobu-sato-speaks; wikipedia „Masturbate-a-thon"; www.youtube.com/watch?v=SNH5EUw7gxk; **S. 82 oben:** www.20min.ch/wissen/history/story/30810006; **unten:** www.apotheken-umschau.de/laborwerte/testosteron; www.freenet.de/lifestyle/frauen/22-skurrile-sexfakten_3566296_4744024.html; wikipedia „Testosteron"; **S. 83:** www.zeit.de/2003/24/Stimmts_P_24; **S. 84:** http://mentalfloss.com/article/32042/corn-flakes-were-invented-part-anti-masturbation-crusade; **S. 85 oben:** www.sexualmedizin.charite.de; www.datenschlag.org/papiertiger/lexikon/fetischismus.html; **unten:** Umfrage Illicit Encounters, www.illicitencounters.com/; www.independent.co.uk/life-style/love-sex/study-suggests-the-ideal-number-of-sexual-partners-to-have-a6826481.html; www.seitensprung-fibel.de/sexualitaet/anzahl-sexualpartner.php; **S. 86 oben:** Studie: Tim Wadsworth,"Sex and the Pursuit of Happiness: How Other People's Sex Lives are Related to Our Sense of Well-Being", University of Colorado, Boulder, www.colorado.edu/today/2013/04/15/sex-happiness-hinges-keeping-joneses-cu-boulder-study-finds; www.tagesanzeiger.ch/leben/gesellschaft/Sex-macht-gluecklich--vor-allem-wenn-man-glaubt-es-oefter-als-die-anderen-zu-tun/story/18537718; **unten:** Vincent Di Marino, Hubert Lepidi: Anatomic study of the clitoris and the bulbo-clitoral organ. Springer, Heidelberg 2014; www.netdoktor.at/gesundheit/frauen/klitoris-5770; **S. 87:** www.jolie.de/sex/ein-fest-fuer-den-penis; **S. 88 oben:** www.news.at/a/ernaehrungsexperte-15-min-sex-30-min-laufen-43506; www.freenet.de/lifestyle/frauen/energiecheck-kalorienverbrauch-bei-sport-sex-schminken--co_706758_4744024.html); **unten:** www.netzsieger.de/ratgeber/internet-pornografie-statistiken; www.welt.de/wirtschaft/webwelt/article153467252/Wie-beim-Tatort-der-Porno-Konsum-kollabiert.html; **S. 89:** www.beate-uhse.ag/index.php/unternehmensgeschichte.html; www.shz.de/lokales/flensburger-tageblatt/der-erste-sex-shop-der-welt-id10656001.html; **S. 90 oben:** Dewaraja, R. (1987), „Formicophilia, an unusual paraphilia, treated with counseling and behavior therapy", in: American Journal of Psychotherapy, 41, 593-597, https://drmarkgriffiths.wordpress.com/2012/04/03/ants-in-your-pants-a-beginners-guide-to-formicophilia/; **unten:** https://de.statista.com/statistik/daten/studie/636/umfrage/durchschnittliche-dauer-des-liebesspiels-nach-ausgewaehlten-laendern/; http://news.psu.edu/story/189340/2008/03/31/research/

good-sexual-intercourse-lasts-minutes-not-hours-therapists-say; www.freundin.de/psycho-liebe-sex-sex-trifft-wissenschaft-20-heisse-fakten-45337.html; **S. 91:** Grace Q. Vicary, „Visual Art as Social Data: The Renaissance Codpiece", in: Cultural Anthropology, 4/1, Februar 1989, http://onlinelibrary.wiley.com/doi/10.1525/can.1989.4.1.02a00010/abstract; **S. 92:** wikipedia „Sex_im_Weltraum"; www.bento.de/future/sex-im-weltraum-warum-maenner-im-all-keinen-hoch-bekommen-754251/; www.spiegel.de/wissenschaft/weltall/sex-in-der-raumstation-koennen-maenner-im-weltall-a-521806.html

S. 94: www.medicaldaily.com/relationship-gut-people-relationships-gain-weight-and-burp-front-their-significant-others-249607; **S. 95 oben:** www.theguardian.com/science/2010/sep/15/price-love-close-friends-relationship; **unten:** www.news.com.au/lifestyle/real-life/taking-workplace-sexism-to-a-whole-new-level/news-story/68744f71dca1fffe4f37bcf8ea3ad9a8; https://kurier.at/wellness/mit-apps-wenn-maenner-die-periode-von-frauen-tracken/219.764.151; https://femgeeks.de/periodentracking-oder-auch-gruselalarm/; **S. 96:** www.spiegel.de/gesundheit/sex/eifersucht-die-dunkle-seite-der-liebe-a-844046-3.html; **S. 97 oben:** Carola Reinsberg: Ehe, Hetärentum und Knabenliebe im antiken Griechenland. C.H. Beck Verlag, München 1989; Elke Hartmann: Heirat, Hetärentum und Konkubinat im klassischen Athen. Campus, Frankfurt am Main 2002; **unten:** www.independent.co.uk/news/world/australasia/woman-who-burned-boyfriends-penis-with-hair-straighteners-as-punishment-for-cheating-gets-suspended-10503035.html; **S. 98 oben:** www.frauenzimmer.de/cms/deshalb-haben-es-intelligente-menschen-schwerer-bei-der-liebe-4013307.html; www.e-fellows.net/HOME/Archiv/Umfragen/Ergebnisse-der-Umfragen/Begabte-und-die-Partnersuche; **unten:** http://feelgoodtime.net/what-is-anuptaphobia-cures-treatment-definition; **S. 99:** www.dkfz.de/de/presse/pressemitteilungen/2016/dkfz-pm-16-12-Oxytocin-doppelt-wirksam-gegen-Schmerz.php; http://derstandard.at/2000033655451/Der-sozio-emotionale-Schalter-im-Menschen; **S. 100 oben:** www.welt.de/lifestyle/article10613965/Das-Geheimnis-ewiger-Liebe-getrennt-wohnen.html; **unten:** forsa-Umfrage 2015, www.presseportal.de/pm/7974/3142767; **S. 101:** Olga A. Wudarczyk, Brian D. Earp, Adam Guastella, Julian Savulescu, „Could intranasal oxytocin be used to enhance relationships? Research imperatives, clinical policy, and ethical considerations", 2013, aufrufbar auf der Seite der US National Library of Medicine, www.ncbi.nlm.nih.gov/pmc/articles/PMC3935449/; **S. 102:** www.forschung-erleben.uni-mannheim.de/index.php?q=node/451; http://pss.sagepub.com/content/early/2010/09/07/0956797610384150.abstract; **S. 103:** https://researchnews.osu.edu/archive/wounheal.htm; **S. 104:** www.swr.de/swr2/wissen/beziehungen-was-paare-zusammenhaelt//id=661224/did=12069512/nid=661224/z7wnpy/index.html; www.dailymail.co.uk/health/article-3341358/The-key-happy-marriage-tall-husband-Couples-biggest-height-differences-best-relationships.html; **S. 105 oben:** sz-magazin.sueddeutsche.de/texte/anzeigen/44352/Der-Schwefelgeruch-der-Liebe; **unten:** oben: www.spiegel.de/wissenschaft/mensch/antikes-liebespaar-selbst-der-tod-konnte-sie-nicht-scheiden-a-794914.html; **S. 106 oben:** Sean Mackey et al., „Viewing Pictures of a Romantic Partner Reduces Experimental Pain: Involvement of Neural Reward System", in: PlosONE , 13. Oktober 2010, http://journals.plos.org/plosone/article?id=10.1371/journal.pone.0013309 ; **unten:** Catherine Meads et al., „Music as an aid for postoperative recovery in adults: a systematic review and meta-analysis", in: The Lancet 386/10004, 24. Oktober 2015, www.thelancet.com/pdfs/journals/lancet/PIIS0140-6736(15)60169-6.pdf; Katja Wiech et al., „An fMRI study measuring analgesia enhanced by religion as a belief system", in: Pain 139/2, 15. Oktober 2008, www.sciencedirect.com/science/article/pii/S0304395908004211; **107 oben:** Joshua M. Ackerman, Vladas Griskevicius und Norman P. Li, „Let's Get Serious: Communicating Commitment in Romantic Relationships", in: Journal of Personality and Social Psychology, 100/6, 2011, http://assets.csom.umn.edu/assets/165677.pdf; **unten:** Robert B. Zajonc et al., „Convergence in the Physical Appearance of Spouses", in: Motivation and Emotion, 11/4, 1987, https://deepblue.lib.umich.edu/bitstream/handle/2027.42/45361/11031_2004_Article_BF00992848.pdf; **S. 108 oben:** Barbara L. Fredrickson, Die Macht der Liebe: Ein neuer Blick auf das größte Gefühl, Campus Verlag, Frankfurt, 2014; **unten:** www.supermed.at/gesundheit/wissenschaft-2-dinge-machen-eine-glueckliche-beziehung-aus; www.gottman.com/; **S. 109:** www.stern.de/panorama/wissen/mensch/phaenomen-kitzeln-lachen-und-leiden-3227132.html; www.spiegel.de/spiegel/print/d-14839766.html; **S. 110:** www.mentalhealthy.co.uk/news/526-take-long-hot-baths-or-showers-you-may-be-lonely.html; www.telegraph.co.uk/news/picturegalleries/howaboutthat/8594643/Having-a-hot-bath-dispels-loneliness.html; **S. 111:** www.indiacelebrating.com/events/childrens-day/; wikipedia „Children's day"; wikipedia „Valentines Day in India"; **S. 112 oben:** www.dailymail.co.uk/sciencetech/article-3787663/Why-Netflix-GOOD-relationships-Couples-watch-TV-shows-happier-committed.html; **unten:** wikipedia „Herz (Symbol)", „Heart (Symbol)"; **S. 113:** www.spektrum.de/magazin/partnerschaft-was-paare-zusammen-haelt/1281460; www.medizin-im-text.de/blog/2014/29852/adult-attachment-interview-aai/; **S. 114: oben:** www.telegraph.co.uk/men/relationships/10624555/Marriage-is-more-important-now-for-men-than-women.html; **unten:** www.bbc.com/news/magazine-35535424?r=1; http://themostcake.co.uk/culture/why-gay-people-love-the-internet-four-reasons/; **S. 115 oben:** www.thetouchx.com; www.brigitte.de/mode/accessoires/dieser-herzschlagring-rettet-deine-fernbeziehung-10835426.html; **unten:** John Cacioppo: "Loneliness. Human Nature and the Need for Social Connection"; www.tagesspiegel.de/wissen/psychologie-einsamkeit-kann-krank-machen/4010322.html; www.stuttgarter-zeitung.de/inhalt.psychologie-soziale-isolation-ist-gefaehrlich.2f879b62-2b3f-4867-aeba-81191f9aadf1.html; **S. 116:** www.aachener-zeitung.de/ratgeber/familie/gemeinsamer-freundeskreis-ist-fuer-paare-kein-muss-1.417003; www.rp-online.de/panorama/deutschland/eigene-und-gemeinsame-freundschaften-pflegen-aid-1.2063669

S. 118: www.cosmosdirekt.de/veroeffentlichungen/heiratsantrag-119106/; www.elitepartner.de/magazin/heiratsantrag-ist-immer-noch-maennersache.html; **S. 119 oben:** https://dasmittelalterderblog.com/2014/04/19/der-gerichtliche-zweikampf-im-mittelalter/; **unten:** www.singleboerse-vergleich.com/partnersuche-partnervermittlung/erfolg-online-partnervermittlung; **S. 120:** Tamas Bereczkei, Petra Gyuris, Glenn E. Weisfeld, „Sexual imprinting in human mate choice", in: Proceedings of the Royal Society, 2004, www.ncbi.nlm.nih.gov/pmc/articles/PMC1691703/pdf/15306362.pdf; **S. 121:** Daily Mail, „More than half don't make love on their wedding night", 10. Oktober 2013, www.news.com.au/lifestyle/relationships/more-than-half-don8217t-make-love-on-their-wedding-night/news-story/509ca638a0482b4a9efaa22610a1202f; **S. 122:** www.cnbc.com/2014/07/11/til-big-mac-do-us-part-mcds-hong-kong-weddings.html; www.mcdonalds.com.hk/en/parties/wedding-party.html; **S. 123 oben:** https://data.unicef.org/wp-content/uploads/2015/12/Child-Marriage-Brochure-HR_164.pdf; www.unicef.org/media/media_68114.html; **unten:** www.welt.de/icon/article137196832/Liebe-in-Zahlen-und-Fakten-der-Leidenschaft.html; **S. 124: oben:** http://time.com/3422624/report-millennials-marriage/; www.csmonitor.com/USA/Society/2015/0614/Singles-nation-Why-so-many-Americans-are-unmarried; www.theguardian.com/lifeandstyle/2015/jul/08/record-number-england-wales-never-wed-marriage; https://de.statista.com/statistik/daten/studie/227/umfrage/anzahl-der-eheschliessungen-in-deutschland/; http://theconversation.com/why-are-fewer-people-getting-married-60301; **unten:** Thomas Lewis et al., A General Theory of Love. Vintage Books, New York 2001; https://books.google.de/books?id=BtmfGBNcYEkC; **S. 125 oben:** www.kartenmacherei.de/magazin/hintergruende/hochzeitskosten-weltweit; www.stern.de/wirtschaft/geld/hochzeit--diese-kosten-kommen-auf-das-brautpaar-zu-6791446.html; www.weddix.de/ratgeber/hochzeit-geld/sparen-bei-der-hochzeitsfeier.html; **unten:** wikipedia „Wedding_customs_by_country"; **S. 126:** www.buzzfeed.com/krystieyandoli/this-couple-is-traveling-the-world-and-getting-married-on-6?utm_term=.wpBvempxa#.nx9qJxzO2; http://abcnews.go.com/Lifestyle/acrobatic-couple-married-world-48th-wedding-gma/story?id=30707908; **S. 127:** www.nydailynews.com/life-style/happy-wife-happy-marriage-study-article-1.1941490; **S. 128** www.bild.de/news/ausland/ehepartner/stirbt-nach-90-ehejahren-48124504.bild.html; wikipedia „Hochzeitstag"; **S. 129:** www.theknot.com/content/hot-topic-how-long-should-you-date-before-getting-engaged; www.psychologytoday.com/blog/the-joint-adventures-well-educated-couples/201210/how-long-wait-getting-married; http://web.archive.org/web/20120718075540/http://texasexes.org/alcalde/feature.asp?p=2058; **S. 130:** www.welt.de/partnerschaft/article4352068/So-halten-Sie-ihre-Schwiegermutter-in-Schach.html; http://common-phobias.com/Penthera/phobia.htm; **S. 131:** oben: Helen Fischer, Why We Love: The Nature and Chemistry of Romantic Love, Macmillan, 2005; www.sueddeutsche.de/leben/altersunterschied-bei-paaren-partnerwahl-ist-keine-privatangelegenheit-1.1800467; www.faz.net/aktuell/gesellschaft/alter-mann-junge-frau-verjuengst-du-mich-beschuetz-ich-dich-11734447-p2.html; unten: wikipedia „Frauentragen", „Wife carrying", „Taisto Miettinen"; **S. 132** www.stern.de/kultur/tv/radikale-kuppelshow-sat-1-verheiratet-wildfremde-maenner-und-frauen-3181818.html; www.noz.de/deutschland-welt/medien/artikel/803080/hochzeit-auf-den-ersten-blick-2016-bea-peter-vanessa-kalman-tim#gallery&61074&0&803080; www.derwesten.de/panorama/heirat-auf-den-ersten-blick-sat-1-macht-eine-show-daraus-id10032227.html

S. 134: Parship-Studie, 2010, www.parship.ch/pics/downloads/de_CH/PMI_Trennungsschmerz_071010.pdf; **S. 135 oben:** Participating in Research on Romantic Breakups Promotes Emotional Recovery via Changes in Self-Concept Clarity Social Psychological and Personality Science1948550614563085, first published on January 6, 2015, http://spp.sagepub.com/content/early/2014/12/18/1948550614563085.fullwww.augsburger-allgemeine.de/wissenschaft/Nach-dem-Ende-einer-Beziehung-sollten-Sie-ueber-Liebeskummer-reden-id32624142.html; **unten:** www.computerwelt.at/news/wirtschaft-politik/forschung-wissenschaft/detail/artikel/113661-sprachanalyse-algorithmus-sagt-scheidung-vor-her/; **S. 136 oben:** www.wissenschaft.de/archiv/-/journal_content/56/12054/1199742/Scheidung-liegt-in-den-Genen---Heirat-nicht/; **unten:** www.t-online.de/lifestyle/partnerschaft/id_42468926/seitensprung-warum-es-beim-fremdgehen-weniger-um-sex-geht.html; https://de.style.yahoo.com/blogs/lifestyle---sex/fremdgehen-das-verhalten-danach-%C3%BCber-den-charakter-verr%C3%A4t-150838545.html; **S. 137:** www.wissenschaft-aktuell.de/artikel/Warum_Frauen_haeufiger_die_Scheidung_wuenschen_als_Maenner_1771015589928.html; **S. 138:** www.swp.de/ulm/nachrichten/vermischtes/die-on-off-ehe_-stars_-die-zweimal-den-gleichen-partner-heiraten-6739336.html; www.abendzeitung-muenchen.de/inhalt.hochzeit-scheidung-hochzeit-wieder-heirat-gluecklich-im-zweiten-anlauf.5268a80a-b694-4268-b4cf-951ed-198ba9f.html; http://articles.chicagotribune.com/2012-10-23/features/sc-fam-1023-divorce-reunite-20121023_1_divorce-process-couples-relationship; **S. 139 oben:** Bates, Samantha (2015-08-04). „Stripped": An analysis of revenge porn victims' lives after victimization (Thesis). Simon Fraser University. Retrieved 2016-01-23; **unten:** Jeff Grabmeier, „Large Weight Gains most likely for Men after Divorce, Women after Marriage", in: Ohio State University, Research News, 22. August 2011, http://researchnews.osu.edu/archive/weightshock.htm; **S. 140:** www.welt.de/wissenschaft/article1424853/Klimakiller-Scheidung-Trennung-belastet-Umwelt.html; **S. 141 oben:** Tagler, M. J. & Gentry, R. H. (2011). „Gender, jealousy, and attachment: A (more) thorough examination across measures amd samples", in: Journal of Research in Personality, 45, 697-701; Forschung erleben, Universität Mannheim, www.aponet.de/aktuelles/kurioses/20160623-untreue-definieren-maenner-und-frauen-verschieden.html, www.forschung-erleben.uni-mannheim.de/?q=node/730; **unten:** wikipedia „Homogamie"; www.spektrum.de/lexikon/biologie/uebereinstimmende-paarung/68259; unten:www.spiegel.de/wissenschaft/mensch/psychologie-warum-maenner-anders-eifersuechtig-sind-als-frauen-a-674408.html; **S. 142 oben:** www.welt.de/gesundheit/psychologie/article133164086/Wer-erfolgreich-ist-der-geht-eher-fremd.html; **unten:** www.welt.de/gesundheit/psychologie/article133164086/Wer-erfolgreich-ist-der-geht-eher-fremd.html; **S. 143:** www.elle.de/liebeskummer-8-wissenschaftliche-fakten; **S. 144:** http://sz-magazin.sueddeutsche.de/texte/anzeigen/37501/; **S. 145 oben:** www.glamour.de/liebe/beziehung/fremdgehen-der-seitensprungreport; **unten:** Rafael Wlodarski, John Manning und R.I.M. Dunbar, „Stay or stray? Evidence for alternative mating strategy phenotypes in both men and women", in: Biology Letters 11/2, 4. Februar 2015, http://rsbl.royalsocietypublishing.org/content/11/2/20140977; **S. 146 oben:** www.huffingtonpost.com/frederick-hertz/divorce-marriage-rates-fo_b_1085024.html; www.welt.de/regionales/hamburg/article4242495/Gleichgeschlechtliche-Ehen-halten-laenger.html; www.quora.com/Does-same-sex-marriage-last-long; **unten:** www.fitforfun.de/sex-soul/partnerschaft/beziehungsende-frauen-shoppen-maenner-suchen-affaere_aid_5747.html; http://newslite.tv/2011/09/28/it-costs-women-500-after-getti.html; **S. 147 oben:** http://foreignpolicy.com/2015/01/19/the-last-country-in-the-world-where-divorce-is-illegal-philippines-catholic-church/; www.welt.de/vermischtes/article136625689/Das-Land-in-dem-Scheidungen-verboten-sind.html; **unten:** wikipedia „Divorce Law by Country"; **S. 148:** https://impulsdialog.de/ueber_uns/blog/liebe-beziehung-sex-ehe-partnerschaft-trennung-fakten-statistik-quote-umfrage-gruende-onlinedating-wissenschaft; **S. 149 oben:** Brian B. Boutwell et al., „When love dies: Further elucidating the existence of a mate ejection module", in: Review of General Psychology, 19/1, März 2015, http://psycnet.apa.org/?&fa=main.doiLanding&doi=10.1037/gpr0000022; **unten:** Takefumi Kikusui, Miho Nagasawa et al., „Oxytocin-gaze positive loop and the coevolution of human-dog bonds", in: Science, 348/6232, 17. April 2015, http://science.sciencemag.org/content/348/6232/333?intcmp=collection-dogs; **S. 150 oben:** Statistisches Bundesamt, www-genesis.destatis.de/genesis/online;jsessionid=DDC1137D49D23CC2918ECBAD301B1523.tomcat_GO_2_2?operation=previous&levelindex=2&levelid=1479898118582&step=2; **unten:** www.blpa.de/pdf/5.pdf; **S. 151:** www.elle.de/liebeskummer-8-wissenschaftliche-fakten; www.welt.de/print-welt/article174166/Liebeskummer-ist-wie-ein-Entzug-von-Drogen.html; **S. 152:** www.spiegel.de/wissenschaft/mensch/ehepaare-trennen-sich-haeufig-nach-sommer-und-winterferien-a-1108847.html

BILDNACHWEIS

shutterstock:
Cover, S. 4, S. 60: Yana Tomashova; S. 7: blueberries; S. 8: chaoss; S. 9: AS Inc; S. 10: Everett Collection; S. 11: Joshua Resnick; S. 12: Daniel M. Nagy; S. 13: Johanna Goodyear; S. 14: g-stockstudio; S. 16: Mauricio Graiki; S. 17: Myskina6; S. 18: Liderina; S. 19: Everett Collection; S. 20: Everett Collection; S. 21: Ljupco Smokovski; S. 22: Vladimir Gjorgiev; S. 23: Kaspars Grinvalds; S. 25: Bikeworldtravel; S. 26: Volodymyr Tverdokhlib; S. 27: Jack Frog; S. 28: Milkovasa; S. 30 unten: nd3000; S. 31: RobinE; S. 32 oben: SFIO CRACHO; S. 33: Voyagerix; S. 34: Ollyy; S. 36: Ioannis Pantzi; S. 38: Odua Images; S. 39: Everett Collection; S. 40: Bookoflura; S. 42: Blaj Gabriel; S. 45: David Tadevosian; S. 46: Monkey Business Images; S. 47: Everett Collection; S. 48: Uber Images; S. 49: bbernard; S. 50 oben: Vector Drago; S. 51: primiaou; S. 52: andrey_l; S. 53: ostill; S. 54: Jürgen Fälchle; S. 55: Vania Zhukevych; S. 57: AlohaHawaii; S. 58: worraket; S. 61: bikeriderlondon; S. 62: Boris Stroujko; S. 65: vladee; S. 66: Koldunov; S. 67: wxin; S. 71: Konstantin Yolshin; S. 72: lovelyday12; S. 73: nito; S. 75: nd3000; S. 76: urusaurus; S. 78: tassh; S. 79: Frank Gärtner; S. 80: kues; S. 81: Jason Stitt; S. 83: sa-nguantrakul mavich; S. 84: yanik88; S. 85: TraseRRR; S. 88: Tatiana_Kost94; S. 90: Manfred Ruckszio; S. 91: Yuri Turkov; S. 92: NikoNomad; S. 93: handini_atmodiwiryo; S. 94: bikeriderlondon; S. 95: Antonio Guillem; S. 96: luanateutzi; S. 99: Tess Mai; S. 100: Darren Baker; S. 101: Image Point Fr; S. 102: violetblue; S. 103: photographee.eu; S. 104: glenda; S. 105: Asier Romero; S. 106: CREATISTA; S. 107 unten: Phovoir; S. 109: David Pereiras; S. 110: Anna Om; S. 111: CatherineL-Prod; S. 112: woodize; S. 113: Roman Nerud; S. 114: wavebreakmedia; S. 116: Syda Productions; S. 117: Ohn Mar; S. 118: wavebreakmedia; S. 121: Patryk Kosmider; S. 125: IVASHstudio; S: 126 oben: Wedding photography; S. 127: Olena Zaskochenko; S. 129 unten: Maxplay photographer; S. 130: Diego Cervo; S. 131: Olga Popova; S. 132: Kzenon; S. 133: lineartestpilot; S. 134: Cara-Foto; S. 137: AndreyCherkasov; S. 139: Andrey Armyagov; S. 140: Christopher Boswell; S. 143: Dusan Petkovic; S. 144: Ruslan Guzov; S. 145: Butterfly Hunter; S. 146 oben: CREATISTA; S. 147: Creativa Images; S. 148: Ollyy; S. 151: Dark Moon Pictures; S. 152: Federico Marsicano

Freepik: S. 29 oben: Nazezhda_grapes/Freepik; S. 30 oben; S. 32 unten; S. 35; S. 37; S. 43; S. 50 unten; S. 59; S. 107 oben; S. 123; S. 126 unten: S. 129 oben; S. 146 unten

DVD Edison: The Invention of the Movies: S. 41

Morley Read/Alamy Stock Photo: S. 44

lovepalz.com: S. 60

Carl Van Vechten/Wikimedia Commons: S. 69

(WT-shared) Shoestring at wts wikivoyage: S. 87

© Beate Uhse PR: S. 89

thetouchx.com: S. 115

Bulls Press/SWNS: S. 122; S. 128

Imago/AD: S. 138

Grafische Elemente: fotolia/lightgirl

FAKTASTISCH

Wer im Internet nach interessanten Fakten sucht, kommt an Faktastisch nicht vorbei. Denn sie veröffentlichen in ihren sozialen Netzwerken Instagram, Facebook, YouTube und Twitter regelmäßig Fakten zu allen möglichen Themengebieten. Faktastisch ist im deutschsprachigen Raum die wichtigste Anlaufstelle für spannende Fakten, unnützes Wissen, Unterhaltung und Wissenswertes. Ende 2016 konnten sie knapp 5 Millionen Follower auf Instagram und 3,4 Millionen Likes auf Facebook verzeichnen und zählen damit zu den reichweitenstärksten Content-Kanälen im deutschsprachigen Raum. Ihre Inhalte werden millionenfach geteilt.

Das vorliegende Buch ist Teil einer Themenreihe.

Folge Faktastisch für noch mehr Fakten:

Instagram.com/faktastisch

Facebook.com/faktastisch

Youtube.com/user/faktastisch

Twitter.com/faktastisch